汉竹编著 • 健康爱家系列

防癌抗癌吃什么：畅销升级版

吴煜 主编

江苏凤凰科学技术出版社
全国百佳图书出版单位
· 南京 ·

图书在版编目（CIP）数据

防癌抗癌吃什么：畅销升级版 / 吴煜主编 . — 南京：江苏凤凰科学技术出版社，2022.01

（汉竹 • 健康爱家系列）

ISBN 978 - 7 - 5537 - 9602 - 4

Ⅰ . ①防… Ⅱ . ①吴… Ⅲ . ①癌 - 食物疗法 Ⅳ . ① R247.1

中国版本图书馆 CIP 数据核字 (2018) 第 201501 号

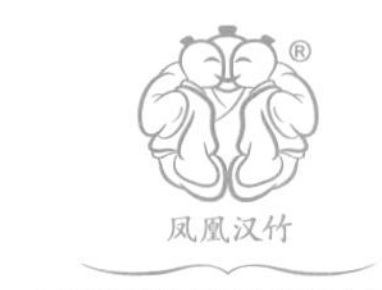

中国健康生活图书实力品牌

防癌抗癌吃什么：畅销升级版

主　　编	吴　煜
编　　著	汉　竹
责任编辑	刘玉锋
特邀编辑	李佳昕　张　欢
责任校对	仲　敏
责任监制	刘文洋
出版发行	江苏凤凰科学技术出版社
出版社地址	南京市湖南路1号A楼，邮编：210009
出版社网址	http://www.pspress.cn
印　　刷	合肥精艺印刷有限公司
开　　本	720 mm × 1 000 mm　1/16
印　　张	14
字　　数	280 000
版　　次	2022年1月第1版
印　　次	2022年1月第1次印刷
标准书号	ISBN 978-7-5537-9602-4
定　　价	39.80元

图书如有印装质量问题，可向我社印务部调换。

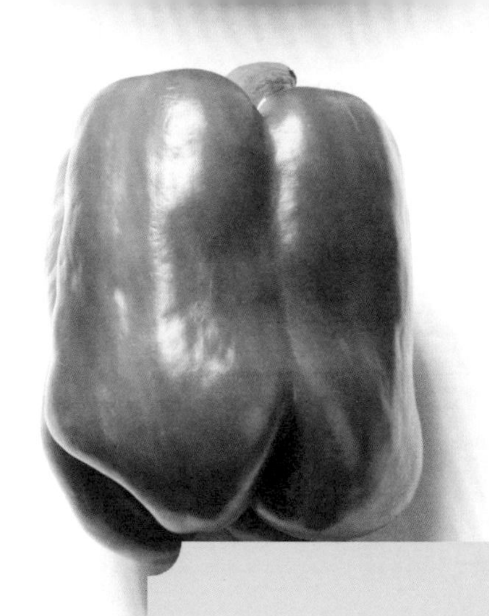
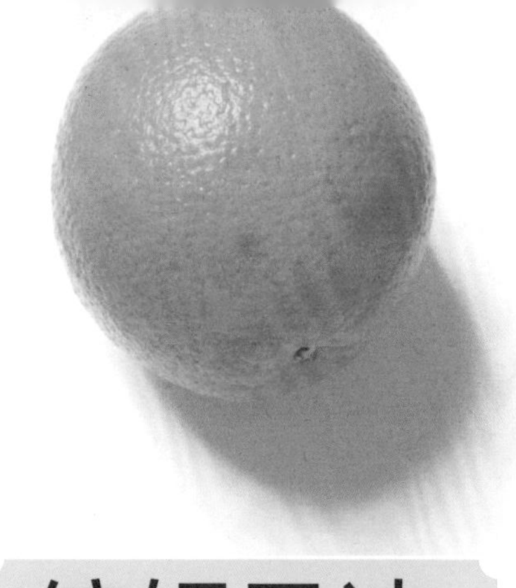

编辑导读

吃什么能预防癌症?

得了癌症能喝咖啡吗?

放疗、化疗期间没食欲，吃什么比较好?

甲鱼能大补元气，癌症患者可以没有顾忌地吃吗?

……

癌症其实离我们并不遥远，雾霾天、食品添加剂、装修污染等，这些都是潜在的致癌因素。而饮食调养是简便又容易做到的日常防癌方式，通过食用有防癌功效的食品，能够帮助我们清除体内的有害物质，达到防癌目的。

得了癌症也不用过分担心，调整好心态，积极配合医生治疗，在饮食上注意调养，就可以帮助患者稳定病情，以防恶化。以食为药，选择常见的抗癌食材，科学食用，养成良好的饮食习惯与饮食方式，调养好身体，积极面对病情，癌症其实不可怕。

目录

第一章 癌症并不可怕

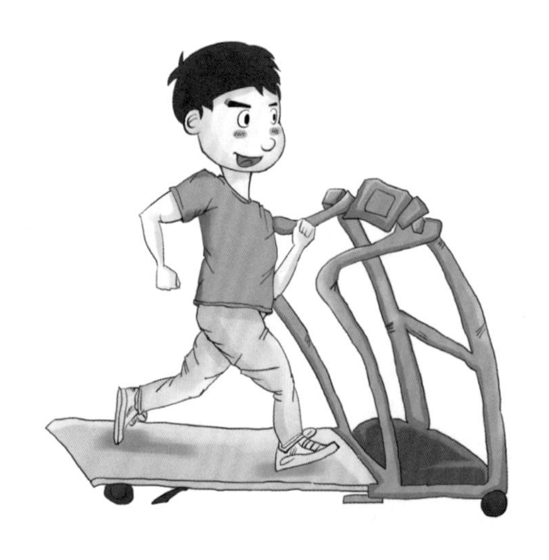

第二章
不同抗癌阶段的对症饮食

第三章
防癌抗癌食材速查

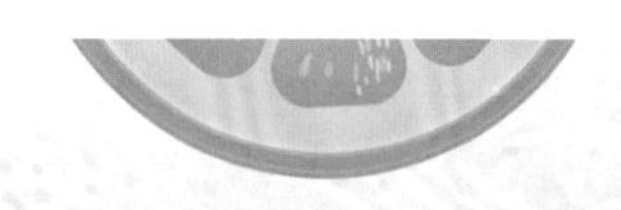

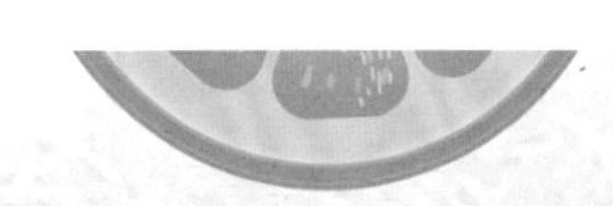

第四章
防癌抗癌特效中药食疗方

第五章
常见癌症对症饮食调养方

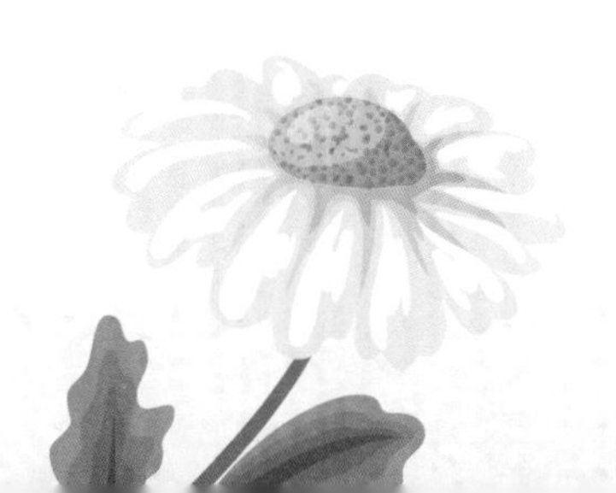
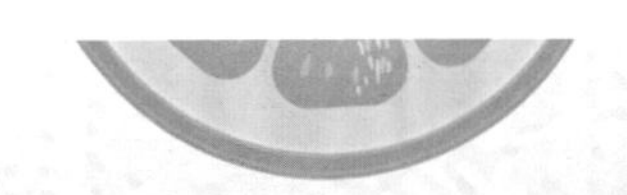

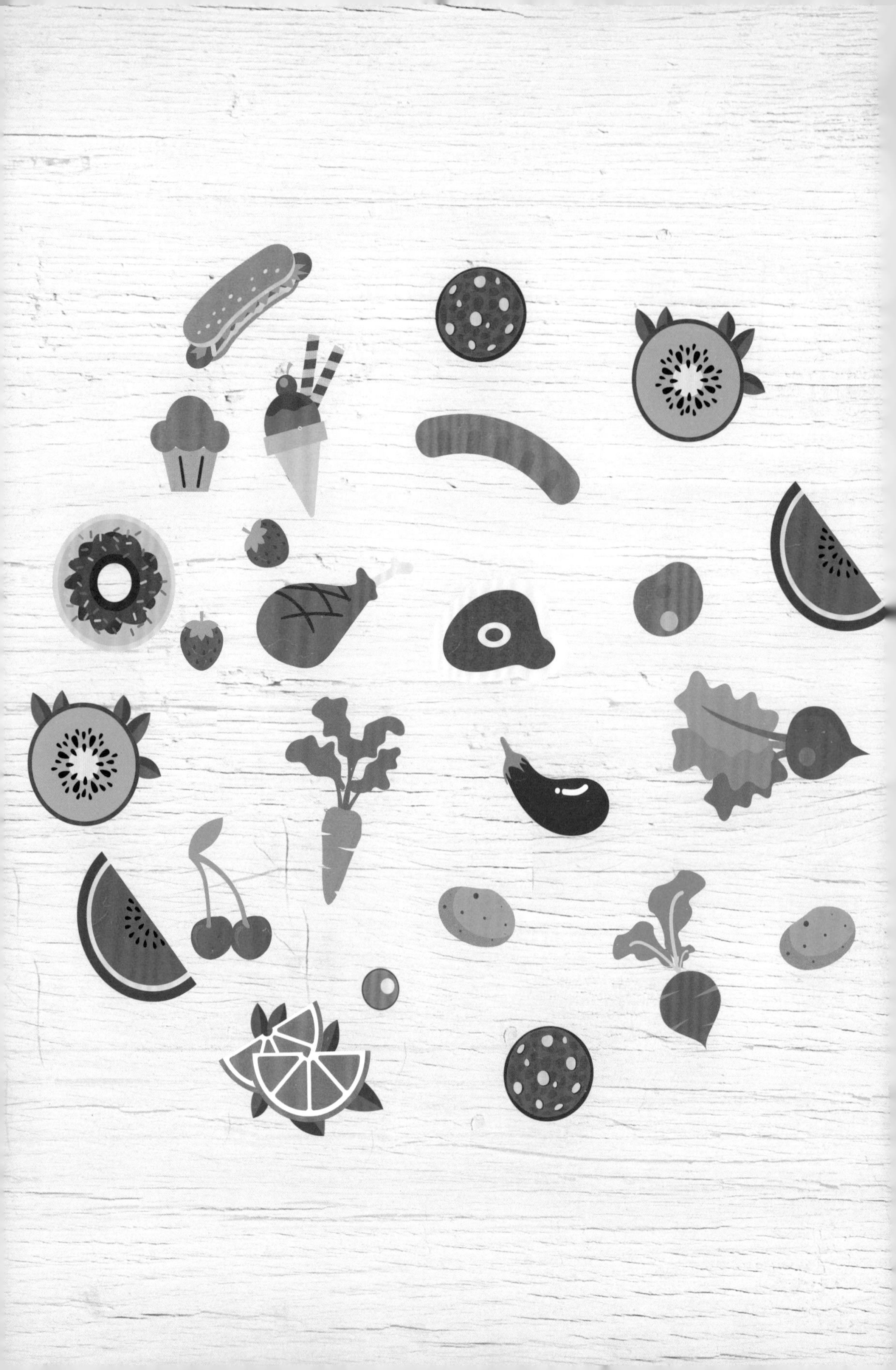

第一章

癌症并不可怕

雾霾天、食品添加剂、不清洁的水，以及巨大的生活压力、积劳成疾的身体……种种不健康的生活方式和污染严重的生活环境使得癌症离我们越来越近。有统计表明，全国每分钟就有 6 人被确诊为癌症，每天有 9 500 多人成为癌症患者，每七八人中就有一人死于癌症。

现在，您还觉得癌症离您很遥远吗？面对来势汹汹的癌症，我们应该做点什么呢？

我们离癌有多远

《2012 中国肿瘤登记年报》对外发布:“全国癌症发病形势严峻,发病率与死亡率呈持续上升趋势,每年新发癌症病例约 312 万例,因癌症死亡约 270 万人。”2009 年,中国人所患最多的癌症依次为肺癌、胃癌、结直肠癌、肝癌和食管癌。分析我国癌症发病的原因,占首位的是由慢性感染导致的,占 29.4%;其次是主动和被动吸烟,占 22.61%;再次是受食用蔬果不足、饮酒、职业暴露与环境污染等各种因素影响。

由此可以看出,我们生活的环境及饮食对癌症发病有很大的影响。在日常生活中,有哪些因素使我们处于患癌边缘?这些因素您是否了解,或者曾经将它忽视?

PM2.5

近年来,雾霾天气对我们生活的影响越来越大,PM2.5 更是大家关注的焦点。PM2.5 又称细颗粒物、细粒、细颗粒,指环境空气中空气动力学当量直径小于等于 2.5 微米的颗粒物。

PM2.5 对人体健康影响巨大。长期暴露于雾霾天气中可导致心血管病和呼吸道疾病增加,我们有理由相信,其也将是肺癌的一个致病因素。2013 年 10 月 17 日,世界卫生组织下属国际癌症研究机构发布报告,首次指认大气污染对人类致癌,并视其为普遍和主要的环境致癌物。

面对雾霾天气,大家应该减少外出和户外运动,减少在外停留的时间。外出时应戴上 N95 级别的防尘口罩,这样才能有效防止吸入细颗粒。外出归来,应立即清洗面部及裸露的肌肤。同时,雾霾天气最好做到不吸烟,否则会增加呼吸道负担,加重对呼吸道及肺的伤害。

油烟

网上曾有传言“炒菜 1 小时 = 吸半包烟”,这个说法是真的吗?

其实,油烟和香烟有很大不同,上述说法并无科学依据,但炒菜时产生的油烟确实对人体健康有不良影响。有实验表明,油加热到 150℃,会产生一种叫丙烯醛的物质。丙烯醛有强烈的辛辣味,对鼻、眼、咽喉黏膜的刺激性比较强,可能引起鼻炎、咽喉炎、气管炎等疾病。一般来说,如果油已经冒烟,说明油温已经达到极限,这时油烟中的有害物质是最多的,可能诱发呼吸道疾病,有潜在的致癌风险。

在日常生活中该如何避免油烟呢?首先,养成良好的烹饪习惯,做饭时厨房一定要通风,尽量避免选择油炸、油煎、爆炒这样的烹饪方式,以蒸、煮等产生油烟量较少的烹饪方式为主,而且不要在厨房待太久。其次,改善厨房的环境,购买油烟机最好选择吸油烟功率大一些的,这样能够尽快将厨房内油烟除尽。

电磁辐射

日本福岛核事故中受核辐射影响的福岛县“县民健康管理调查”显示，2013年11月至2014年2月共确诊33名儿童罹患甲状腺癌。相比离我们较远的核辐射，手机、电脑、X光等带来的电磁辐射，我们一点都不陌生。

面对辐射，大家不用过度恐慌。大家之所以害怕辐射，是因为辐射和人体接触属于非弹性碰撞，大多数都会被人体器官吸收，从而引发细胞组织变化。但是电磁辐射并非想象中那么可怕，正常生活中人体每天都在吸收由手机、电脑、微波炉等家电产生的电磁辐射，只要它被控制在一定范围内，对人体健康就不会有什么伤害。

真正值得注意的是CT、X光、磁共振、核医学检查等电离辐射，长期接触可引起放射病，会造成几乎所有器官、系统发生病理改变，其中以神经系统、造血器官和消化系统的改变最为明显，容易致癌。

预防辐射小妙招：

- ✔ 手机刚接通时辐射最大，应该在铃响过一两秒后再接听；
- ✔ 尽量避免将手机挂在胸前及腰间；
- ✔ 在电脑屏幕上安装防护装置，尽量使电脑背面不对着人；
- ✔ 使用微波炉时，人至少距离1米远；
- ✔ 最好不要在床头安装电器或插头。

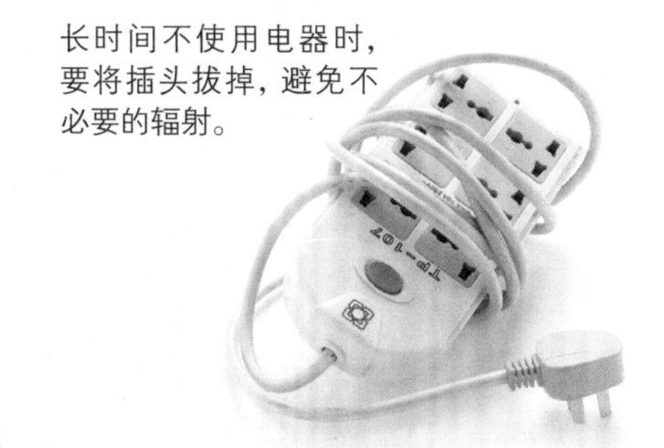

长时间不使用电器时，要将插头拔掉，避免不必要的辐射。

食品添加剂

食品添加剂广泛存在于我们的饮食中，有了食品添加剂可以使食品味道更加丰富，颜色更诱人，保质期也更长。在国家允许的范围内添加食品添加剂对身体是没有太多害处的，但如果人体长期食用含有大量食品添加剂的食品则有害，有些食品添加剂进入人体后会残留在细胞中，损害正常细胞，影响新陈代谢，容易诱发癌变。

我们常见的危害较大的食品添加剂有：

蔗糖聚酯：一种人造脂肪，被广泛用于炸薯条和甜品中。研究发现，长时间食用蔗糖聚酯可能干扰人体对重要营养素——番茄红素和类胡萝卜素的吸收，而这些营养成分可让你远离心脏病、前列腺癌等疾病。

焦糖色素：存在于可乐、咖啡等饮料以及调味酱、蛋糕中。如果它是直接由糖加热获得，危害并不大，但如果制造过程中添加了氨，就会产生致癌物质。

糖精：属于人工甜味剂，存在于饮料、果冻等食品中。研究发现，糖精能促使老鼠患上膀胱癌。我国规定，婴儿食品不允许添加糖精。

氢化脂肪：氢化脂肪属于反式脂肪，哈佛大学的研究称，美国每年因食用反式脂肪导致的心脏病发作案例多达 7 000 例。反式脂肪的使用非常广泛，如制作面包、蛋糕、饼干、薯条及咖啡伴侣、奶昔时均有使用。

那么，哪些食物含有的有害物质较多呢？这些食品究竟有哪些危害？

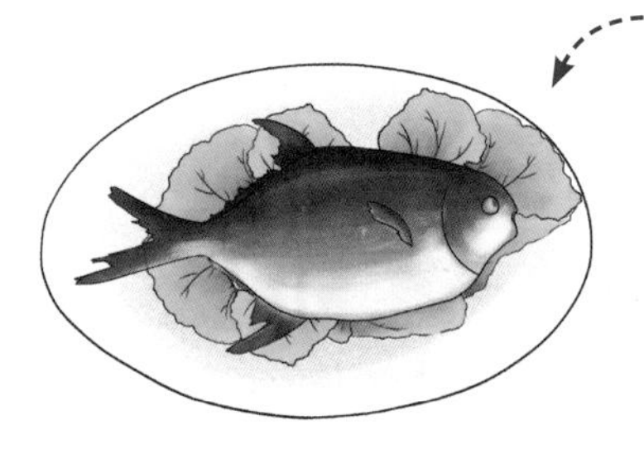

1. 咸鱼。咸鱼在腌制过程中可产生二甲基亚硝酸盐，在进入人体后可以转化为致癌物质二甲基亚硝酸胺。研究表明，一个人如果从出生到 10 岁之间经常食用咸鱼，将来患鼻咽癌的可能性比不食用咸鱼的人高 30~40 倍。鱼露、虾酱、咸蛋、咸菜、腊肠、火腿同样含有较多的亚硝酸胺类致癌物质，应尽量少吃。

2. 烧烤食物。烤牛肉、烤鸭、烤羊肉、烤鹅、烤猪肉等，因含有强致癌物苯并芘，不宜多食。

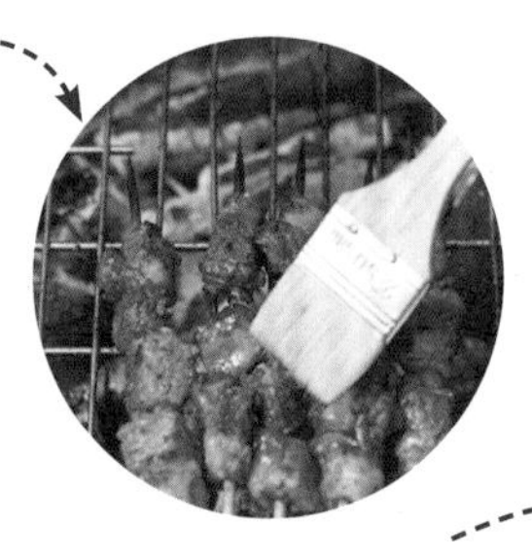

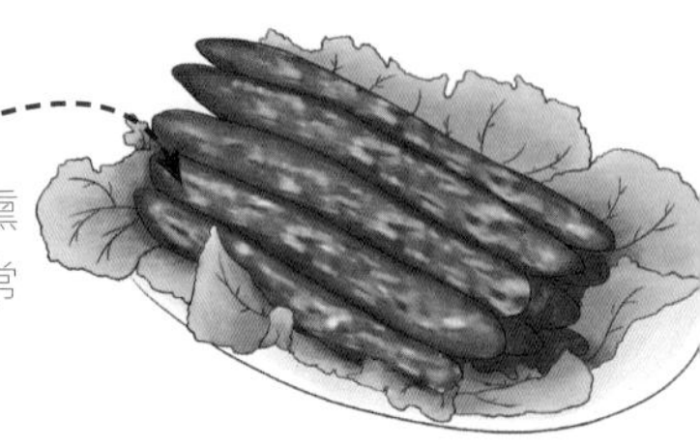

3. 熏制食品。如熏肉、熏肝、熏鱼、熏蛋、熏豆腐干等亦含苯并芘致癌物，常食易患食管癌和胃癌。

4. 油炸食品。食品经过过度煎炸后会产生致癌物质多环芳烃。油饼、油条、臭豆腐、煎炸土豆等，多数是使用反复加热的油，高温下会产生一种致癌分解物，对身体有害。

5. 各种零食和速成食品。这些食物中或多或少都含有一些防腐剂、色素、甜味剂等各种食品添加剂，这些添加剂绝大多数都是人工合成的，对人体健康危害非常大。

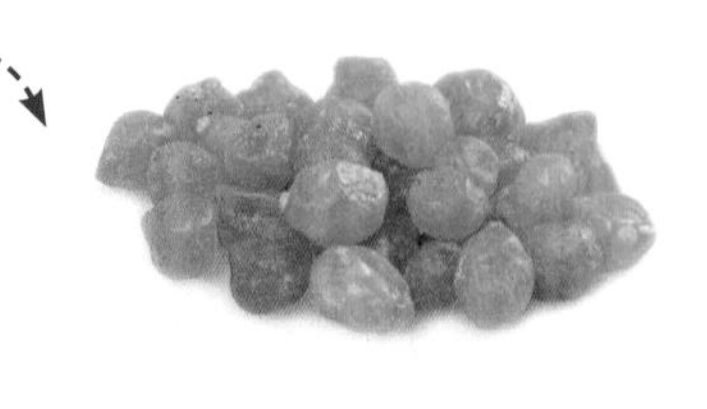

装修时要选用无毒害的环保材料。

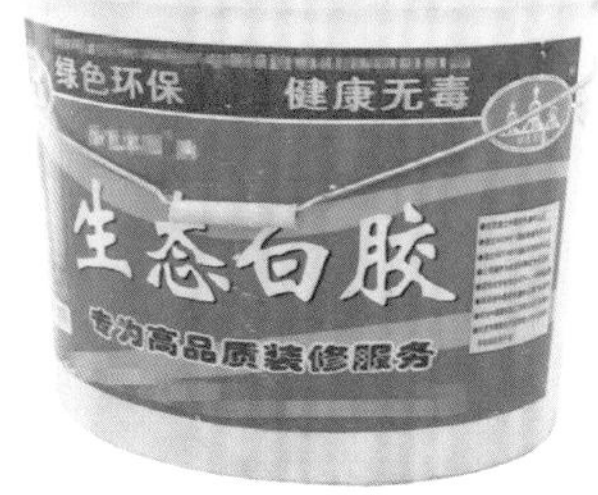

装修污染

装修所用的材料，如密度板、胶合板、刨花板、复合地板及各种乳胶漆，绝大部分都是化学合成物质，这些物质可逐渐释放出甲醛、苯、氨等有毒有害物质。在这种环境中生活会导致头晕、咳嗽、抵抗力下降，严重危害身体健康，容易诱发癌症。装修污染对儿童几乎是致命的，有调查显示，很多的白血病患儿家庭，在两年内都装修过房子。

所以，装修房子时应避免追求过度奢华，尽量采用大品牌、质量过硬的建材，还要选用环保材料。装修完成后不要急于入住，新居要通风散气一段时间，有条件的家庭可以对室内环境进行检测，检测合格方可入住，入住后也要注意通风散气。

其他易被我们忽视的致癌物

劣质指甲油： 劣质指甲油的原料大都是含苯化合物，具有挥发性，吸入后会对人体产生不良影响，长期使用劣质指甲油容易造成慢性中毒，诱发癌变。

染发剂： 染发剂含有一种叫作对苯二胺的致癌物质，长期与这种致癌物质接触，可能诱发皮肤癌、白血病、膀胱癌等疾病。如果必须使用，应尽量选用大品牌、口碑好、质量高的产品，一年内染发最好不要超过 3 次。

水果罐头、果脯： 水果罐头、果脯在加工过程中会产生亚硝酸盐，在人体内会转化为亚硝胺，致癌作用强烈，可引起食管癌、胃癌、肝癌和大肠癌等。

牙膏中的氟化物： 牙膏或多或少都含有氟化物，氟化物是一种潜在的“毒药”，长期大量使用会引起中毒，且毒性可以日渐累积。专家提醒：成人每天氟化物的摄入量不可超过 3.4 毫克，7~15 岁的孩子不可超过 2.1 毫克，3 岁以下的孩子建议不要使用含氟牙膏。

漱口水： 要知道酒精本身并不是致癌物，但酒精的代谢物乙醛却是致癌物，而漱口水中含有超过 26% 的酒精成分，超过了红酒和啤酒，每天使用三次以上有可能诱发口腔、舌和咽喉的癌变。

给儿童使用牙膏时，一次挤出绿豆大小的膏体即可。

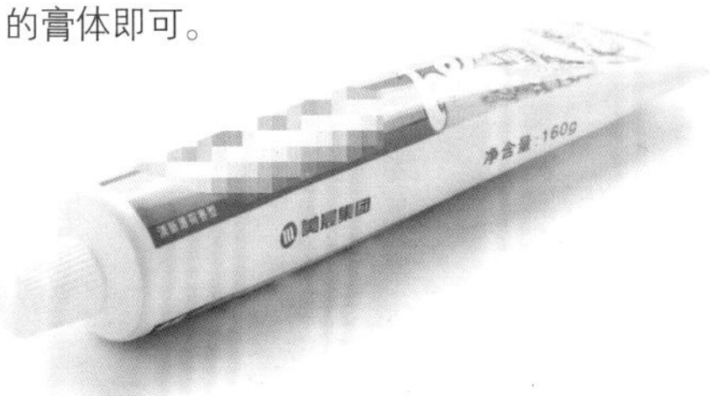

您是癌症高危人群吗

有一个真实案例：一位从事保健品行业工作的年轻女士，平时也注重保养身体，每天早餐吃杂粮，烟酒不沾，每年定期体检，从未查出有什么大问题。但是突然有一天感到恶心，跑到卫生间呕吐，这种现象持续了1个月，在排除怀孕、肠胃炎等可能性后，检查结果使她大感意外、难以接受：直肠癌晚期。

残酷的现实使得她回顾自己的日常饮食：虽然自己吃杂粮，但吃肉也比较多，再加上很少运动，身高155厘米，体重却达64千克。而在得病之后母亲才告诉她，她的奶奶死于食管癌，外公死于肺癌，还有一个伯伯得了直肠癌。高脂饮食、缺乏运动，尤其是有家族遗传倾向，这些因素加在一起，诱发了她的直肠癌。

癌症已经不是中老年人的“专利”，越来越多的年轻人成为癌症的牺牲品，在不知不觉中成为癌症高危人群。那么，什么样的人是癌症高危人群？您是癌症高危人群吗？

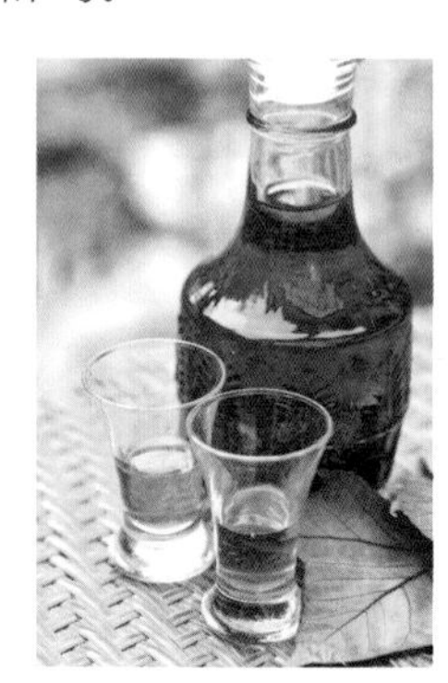

中老年人要戒烟限酒，养成良好的饮食和锻炼身体的习惯。

家族有癌症病史的人群

美国一位著名女影星在2013年5月主动接受预防性双乳腺切除手术，原因就在于她的家族有着乳腺癌和卵巢癌的高患病率，她的母亲、祖母和曾祖母此前都因癌症去世。她的母亲与卵巢癌斗争了近十年，最终不幸逝世，年仅56岁。她的姨妈则因为乳腺癌去世，享年61岁。她经过医学检测发现自己与母亲一样都存在基因BRCA1/2突变，患乳腺癌的概率高达87%，因而选择了预防性切除手术。

研究发现，癌症是个体遗传基因变异和致癌物质相互作用导致的。其中有些肿瘤有家族聚集性和遗传易感性，就是说家族中有一人患该肿瘤，其他成员就比一般人更容易患该肿瘤。所以，对于家族有癌症史的人来说，一定要积极进行预防肿瘤的定期检查，及时发现潜在风险。

中老年人群

尽管癌症有年轻化的趋势，但是肿瘤发病高峰还是在50岁以上中老年人群中，肿瘤发病风险会随年龄增加而增大。调查显示，60岁以上的老年人患癌症的可能性是25岁左右年轻人的50多倍。50岁以上的中老年人所患疾病中有15%是肿瘤，所以中老年人是肿瘤高危人群，要定期体检以及早发现肿瘤，做到早发现早治疗。中老年人还要注重日常保健，养成良好的饮食习惯和生活习惯，预防癌症。

常接触致癌物质的人群

很多人因职业的原因需要经常接触致癌物，包括放射线工作者、铀矿及反应堆工作人员、化工厂职工、石棉工人等。如果这类人群还有吸烟、喝酒的习惯，则会加重致癌物质的刺激，所以一定要加强自我保护意识，定期做防癌检查，从饮食方式和生活习惯两方面进行预防性调养。

癌前病变的人群

有些癌症患者在病发前会出现某种一般疾病，但是却在致癌因素作用下变为肿瘤，长期患有慢性萎缩性胃炎、宫颈炎、乙型肝炎、慢性皮肤溃疡的患者更易引起相关癌症。所以，要了解和防治这些癌前疾病，制止癌前病变的出现，并且积极治疗慢性病，防止“积病成疾”。

不良生活习惯人群

常吃腌制及烧烤食物：腌制及烧烤食品中含盐比较多，盐多了会直接损伤胃黏膜，诱发胃癌。而且腌制及烧烤食品中还含有亚硝酸盐，亚硝酸盐在胃酸和其他物质的作用下会转变为亚硝胺，更易导致胃癌。

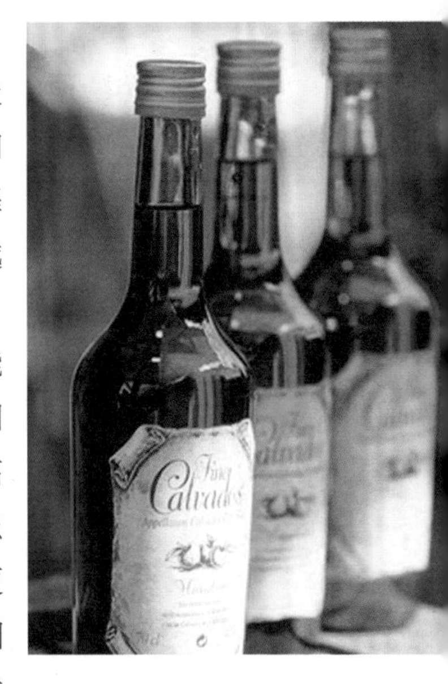

嗜烟嗜酒：大量研究证实吸烟是引发喉癌和肺癌等癌症的罪魁祸首，吸烟越多、烟龄越长，发生癌症的可能性就越大。长期吸烟加上嗜饮高度白酒的人群患喉癌的概率则更高。这是因为烟草中的致癌物质易溶解于酒精，黏附在喉黏膜表面，使咽喉血管扩张、黏膜肿胀及分泌物增多，进而诱发喉癌。长期抽烟、饮酒也容易诱发乳腺癌。

过度日晒：过度日晒会使人体吸收过量的紫外线，抑制人体的免疫系统，导致皮肤癌和眼部疾病。过量的紫外线还会诱发黑色素瘤，这是一种最常见的皮肤癌，致死率较高。

平时应注意防晒，穿长袖衣衫、打遮阳伞、涂抹防晒霜等方法能够隔离紫外线，同时避免长时间暴露在阳光下。

压力过大：国内某知名人士 2013 年 9 月被查出患有淋巴癌，这与他平常无规律的作息方式不无关系。现代社会生活节奏快，经常熬夜、加班，长期精神压力大，这些都是导致都市人癌症高发的重要因素。

认识癌症

每年2月4日是“世界癌症日”，根据《世界癌症报告》显示，非洲、亚洲和中南美洲的发展中国家癌症发病形势最为严峻。2012年全世界共新增1 400万癌症病例，并有820万人死亡。其中，中国新增307万癌症患者，并有约220万人死亡，分别占全球总量的21.9%和26.8%。根据全国肿瘤登记中心发布的2012年数据显示，中国每年新增癌症病例约312万，约有270万人因此死亡。

什么是癌

癌症并非现代社会特有的疾病，早在两千多年前的中医典籍《黄帝内经》中，就记载了筋瘤、肠瘤等。《灵枢·九针论》中提及“四时八风之客于经络之中，为瘤病者也”。当时对良性肿瘤和恶性肿瘤的名目，有肿疡、瘿瘤、恶疮、瘤、癌等十几种名称，并认识到外毒入侵、饮食不当、情志失常是癌症形成的主要原因。

现代医学认为，癌症是一大类恶性肿瘤的统称，是一种因控制细胞生长增殖机制失常而引起的恶性疾病，狭义的癌症是指发生于上皮组织的恶性肿瘤。癌细胞的特点是无限制、无止境地增生，使患者体内的营养物质被大量消耗。癌细胞还释放出多种毒素，使人体产生一系列症状。癌细胞还可转移到全身各处生长繁殖，导致人体消瘦、无力、贫血、食欲缺乏、发热以及严重的脏器功能受损等。

癌症只是慢性病

癌症如此可怕，每个人都有可能得癌吗？得了癌症就一定会死吗？

现代研究发现，癌细胞产生的原因是基因结构的变异或表达上的失控。随着年龄的增长，每个人都有可能产生癌细胞，但不一定危及生命。很多癌症是可以通过早期发现、早期诊断、早期治疗而治愈的，即使是晚期癌症也可以通过合理的治疗和饮食调理得以延长生存期，也就是说得了癌症并不等于死亡。

近年来有“癌症只是慢性病”的说法。这种说法包含两个含义：第一，癌症的发病是一个漫长的过程，应该重视预防和及早发现、及早治疗。第二，即使已经得了癌症，也是可以治疗的，可以让癌症像糖尿病、高血压一样得到抑制，甚至能够与癌症多年共处。

将癌症当作慢性病，是要从理念上不惧怕癌症，积极、主动地配合治疗癌症，并从日常饮食、起居中注重调养，增强机体免疫力。

得了癌怎么办

如果不幸诊断出癌症，不要就此意志消沉、听天由命，癌症患者要正确认识癌症，要有积极向上、攻其必克的精神和心理准备。就目前来说，癌症患者的命运绝不是人们想象的那样悲观。20 世纪 60 年代被认为是不治之症的儿童急性淋巴细胞白血病，现在 90% 可缓解，50% 可治愈；恶性淋巴瘤患者 5 年生存率可达 80% 以上；宫颈癌、食管癌、乳腺癌等只要发现较早，治愈率也可达 90% 以上；恶性程度极高的子宫绒毛膜上皮癌，即使到了晚期，也有 90% 的患者可治愈……有资料显示，近年来统计的全世界经治疗的各种恶性肿瘤 5 年总生存率已接近 50%。中国人多发的鼻咽癌的总治愈率也已近 50%，若早期治疗则治愈率可达 80% 以上。

由此可见，癌症并不意味着死亡，我们能做的还有很多。面对癌症，患者及家属应该积极配合医生的治疗，听取医生的建议，主动、积极地进行自我调整，从心理、饮食等各方面做准备，并且坚信自己一定能战胜癌症。

“战胜癌症”这个概念是相对于“治愈癌症”而言的，对于大部分癌症来说，以现有医学水平和条件，完全治愈是不大可能的。如何应对癌症就是目前我们最应关心的问题。其实，把癌症当作一个慢性病来治疗是完全可以的，目的在于控制病情，预防恶化，最大限度地提高生存期和生存质量。有的癌症家庭因为生病而忧心忡忡，家庭失去了往日的和谐与欢乐，又因为治疗而花光积蓄，甚至负债累累，从患者到家属无不感到身心疲惫，如果治疗效果不尽如人意，往往到最后是人财两空，十分不幸。所以我们不用将癌症看得如此恐怖，采取适合自身的治疗方式，积极配合，注重调养，是完全可行的。延长患者生存期是重点，而提高生存质量又是一个不可忽视的关键点。家人要从心理方面关爱患者，照顾起居，合理饮食，帮助患者养成健康的生活方式，并积极配合医生，根据患者自身的身体条件进行适度、合理的治疗。

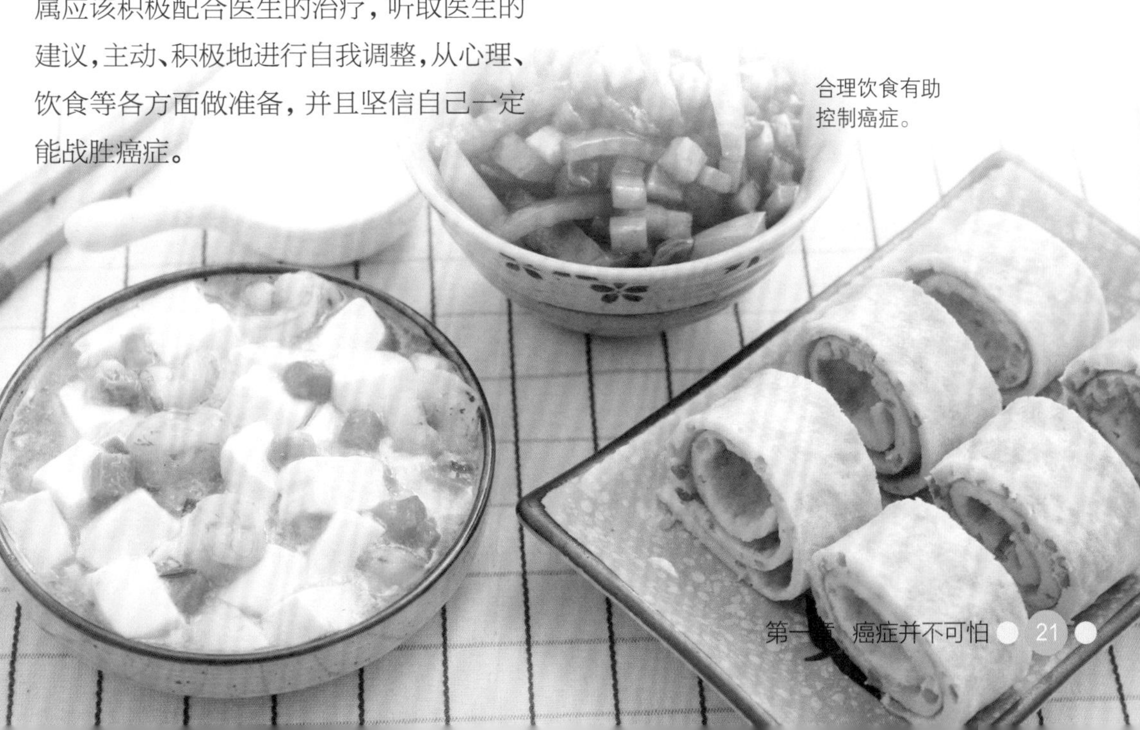

合理饮食有助控制癌症。

饮食与癌症

饮食与癌症是一个永远说不完的话题，有的研究表明三分之一的癌症与饮食有关，有的则表明一半以上的癌症与饮食有关。不管概率是多少，饮食与癌症有很大的关联，不良的饮食习惯容易诱发癌症。

远离不良饮食习惯

1 爱吃腌菜

腌制的酸菜或咸菜中含有亚硝胺、亚硝酸盐等致癌物质，经常食用会引起食管癌和胃癌等。

2 常吃鱼露

鱼露经过较长时间的发酵霉变，滋生了白地霉、串珠镰孢霉、黄曲霉等多种真菌，还含有大量的硝酸盐和亚硝酸盐，常吃会引起胃癌等消化道癌症以及鼻咽癌。

3 常吃烧烤食品

烧烤、熏烤食品中含有多种致癌物，如苯并芘、亚硝胺、环芳烃类等致癌物质，常吃易引发胃癌和肠癌。

4 常吃煎炸食品

煎炸食品时，油温太高会产生大量有害物质，使食用者中毒，诱发癌症。因此煎炸食物时油温最好在150℃以下。

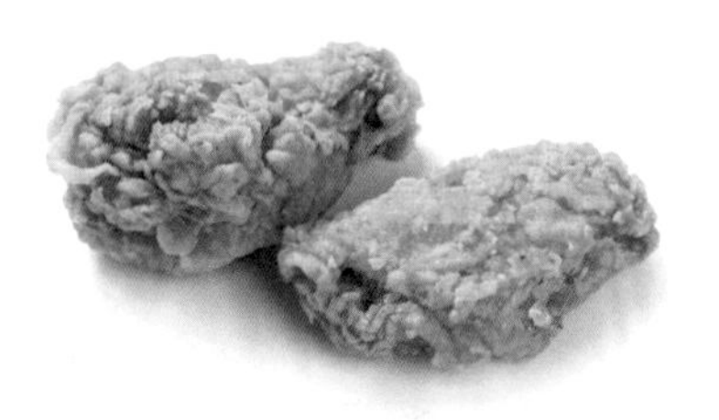

5 常吃香肠、火腿

香肠、火腿不宜多吃。香肠在制作过程中会形成一种叫作二甲基亚硝胺的物质，这是一种强致癌物。火腿是加硝酸盐制作的，硝酸盐在一定条件下可形成具有强烈致癌性的亚硝胺。

6 常吃“老油”炸的油条

油炸各种食品时，多次或长时间使用过热的油脂可引发癌症。菜籽油、豆油加热到270~280℃时，其油烟具有致突变性。有人推论这类致突变性物质是引起女性肺癌发病增加的主要原因之一。

油条等油炸食品在制作时还常常加入疏松剂明矾，其含有大量的铝，过量摄入铝会损害神经系统。一些不法商贩为了使油条炸得胖大，会在面粉中加入洗衣粉，对食客的健康损害更大，更容易诱发癌症。

7 常吃市售的“白”馒头

有些市售的馒头、花卷、包子、粉丝、银耳和其他一些水发食品，色泽洁白，是因为添加了食品增白剂。一些不法食品工厂不按国家标准规定，超量使用增白剂，会严重危害消费者的肝脏等器官。

8 食用农药超标的果蔬

目前认为与癌症关系密切的农药主要是有机氯、有机磷，以及砷类杀虫剂。食入农药超标的水果、蔬菜，会对身体产生巨大伤害，包括致癌。

9 高盐饮食

成年人每天食盐摄取量不宜超过 5 克。长期食用含高浓度盐的食品，不但可诱发心血管疾病，还会引发胃炎、胃癌、食管癌。

10 常吃高脂食物

长期大量摄入脂肪，尤其是动物脂肪，可能增加患肺、食管、结(直)肠、肝、胰、膀胱、肾、乳腺、卵巢、宫颈、子宫内膜、前列腺等癌症的危险性。因此日常饮食中要多吃素食、粗粮和未加工的食物，增加膳食纤维的摄入量。

11 吃过烫的食物

太烫的食物和饮料容易损伤口腔、食管及胃黏膜，引起炎症和黏膜上皮增生，甚至黏膜溃疡。长期食用会诱发咽癌、食管癌、胃癌及口腔癌等。

12 长时间食用含添加剂的食品

食品添加剂大多由人工合成，本身一般无营养价值。适当少量、少次食用尚无可非议，但过量、长时间食用含有食品添加剂的食物则是有害的，有致癌风险。

13 食用“地沟油”

“地沟油”中含有多种致癌物质，其危害虽然在短时间内不易察觉，但其潜在后果十分严重。应杜绝食用“地沟油”。

14 食用发霉变质的食品

霉变的食品不仅营养价值降低，有的还会带有真菌毒素，如黄曲霉毒素，会损害肝脏功能并有强烈的致癌、致畸、致突变作用，易引发肝癌，还可诱发骨癌、肾癌、直肠癌、乳腺癌、卵巢癌等。

15 用报纸包食物

报纸的油墨来源于颜料，这些颜料含有铅、铬、镉、汞等有毒重金属元素，还含有致癌物多氯联苯。油墨的细小颗粒随食物进入人体，会让人出现中毒症状，甚至引起癌变。

16 吃饭狼吞虎咽

狼吞虎咽是引起胃癌和食管癌的原因之一。没有充分咀嚼的食物咽下后，会给食管和胃壁带来不必要的刺激，而细嚼可促进胃液和唾液的分泌，能促进食物的消化与吸收，更好地保护食管和胃的健康。

17 食用被卫生球污染的食品

卫生球又叫樟脑丸，含有多环芳烃化合物中的苯并芘，这种物质进入人体后，易使人患上胃癌或肺癌。因此，被卫生球污染的食品应坚决丢弃。

十种防癌抗癌重要营养素

抗氧化剂

抗氧化剂是抑制自由基的一种物质。自由基分子极不稳定，会导致蛋白质细胞膜，甚至DNA突变，引起癌症和其他慢性疾病。抗氧化剂能有效地清除这些有害自由基。原花青素(OPC)是一种很强的天然抗氧化剂，葡萄中含量就很高。研究发现维生素C、维生素E和β–胡萝卜素也是很好的抗氧化剂。专家建议每天应适量地吃些新鲜、有色的蔬菜和水果，可从中获得身体需要的抗氧化剂。

吲哚类

吲哚类是普遍存在于植物中的生长素，十字花科蔬菜中的含量高于其他植物，可强化免疫系统，降低致癌物活性，有很强的防癌作用。吲哚类能抑制癌细胞分裂，有助于预防乳腺癌、宫颈癌及前列腺癌，还可促进人体产生一种酶，可抑制癌细胞的生长分裂。

中国传统饮食习惯容易造成油脂过度加温或者反复加温食用，这样容易产生一种叫苯并芘的致癌物。吲哚类可以抑制苯并芘的活性，降低患癌概率。

多酚

多酚是多元酚类化合物的简称，种类多，主要分布于蔬菜及水果中，常见的有红酒多酚、绿茶多酚及苹果多酚。多酚具有极强的抗氧化功能，能够消除细胞内的自由基，避免自由基过剩损害细胞，防止细胞癌变，同时还具有降低胆固醇的功能。

常见的含有较多多酚的食物有：红酒、绿茶、巧克力、黄豆和蔬菜、水果。不妨每天临睡前喝一小杯红酒，既能补充多酚，还有助于睡眠。

多糖体

多糖体是一种长链糖，多种菇类及其菌丝都富含多糖体，对人体免疫系统极其有益。多糖体能够促进免疫细胞的活性，刺激免疫抗体的产生，也具有抗老化、对抗自由基的作用，能够保护细胞，避免自由基过剩而侵害细胞，引发细胞癌变。此外，多糖体还有降低血糖、降低胆固醇的功效。

菇类中的多糖体成分较丰富，如香菇、金针菇、灵芝等，不同的菇类所含多糖体成分及含量不同，平时可以多吃些菇类食物。

乳酸菌

乳酸菌泛指可代谢糖类并产生乳酸的菌种，又称益生菌，对人体有益。乳酸菌可平衡体内微生物，促进B族维生素的吸收，维持肠胃正常运转，有预防和缓解便秘的功效。乳酸菌中的多糖可吸附致癌毒素，避免毒素侵害正常机体，并将其迅速排出体外，减少大肠癌的发生。

酸奶是最常见的富含乳酸菌的食品，每天一到两杯酸奶对人体十分有益。值得注意的是，乳酸菌不耐热，应保存于低温处，开封的酸奶应尽快喝完。

皂素

皂素又叫皂角苷、皂苷，普遍存在于各种豆类食品中，能杀死病毒、细菌、真菌、原虫，还可保护细胞膜，防止细胞受到自由基的破坏。皂素可以直接对癌细胞发生作用，破坏癌细胞的细胞膜和DNA，能有效抑制癌细胞的生长和扩散。

皂素大多存在于豆类食品中，食用时应注意将其煮熟，否则，其中存在的皂素毒和植物血凝毒素会进入肠道，会引发肠胃炎、腹泻等中毒症状。

生物碱

生物碱又称植物碱，是含氮化合物的统称，以多种不同形式存在于数千种食物中。生物碱有显著的强心功能，能扩张血管，使气血顺畅不乱，有降低血压、去心火的功效。

癌症治疗期间，特别是放疗、化疗后体质虚弱的患者，可常吃莲子。莲子中所含的生物碱能够增加抗氧化酶的活性，增加抗氧化力，帮助排出体内大量自由基和毒素，提高机体免疫力。

DHA

DHA属于ω-3脂肪酸，主要可从鱼类脂肪中摄取，与EPA都具有降低胆固醇、保护血管健康的功效。DHA是构成大脑的主要成分之一，可以活化脑细胞，预防记忆力下降。DHA能防止癌细胞附着于血管壁，限制癌细胞发展范围，并遏制癌细胞转移。

DHA广泛存在于鱼类中，鱼肉中含有DHA最多的是鱼眼窝脂肪，其次是鱼油。

ω-3脂肪酸

脂肪酸是机体主要能量来源之一，ω-3脂肪酸属于多不饱和脂肪酸，包含EPA、DHA和DPA，是人体必需脂肪酸，只能靠饮食摄取，无法自行合成。ω-3脂肪酸可降低血中胆固醇浓度，预防心血管疾病，也可增强视力与脑力。

ω-3脂肪酸较多地存在于鱼类中，鳕鱼、三文鱼、金枪鱼含量较丰富，除了各种鱼类，ω-3脂肪酸也存在于亚麻仁油、黄豆油、芥花油和坚果等食材中。

EPA

EPA是存在于鱼肉脂肪中的不饱和脂肪酸，若人体缺乏DHA，EPA就会转化成DHA填补，但是转化效能不佳，不能完全替代。EPA也有降低胆固醇和甘油三酯的功效，对维护心血管健康大有助益，能够防止血栓，抑制血小板凝结。EPA具有抗炎消炎的功效，可促使细胞修复，预防细胞癌变。

EPA并非适合所有人，维生素K缺乏者、过敏性紫癜、败血症、遗传性纤维蛋白原缺乏症等患者，不宜过量摄入EPA。

良好的生活方式使您远离癌症

每个人身上都有突变细胞，也有抗癌细胞。一般情况下，人体的免疫功能正常，免疫细胞就容易消灭突变细胞，如果各种原因导致免疫功能受损，人们罹患癌症的概率就会大大增加。造成这种情况与各种因素有关，其中主要因素就包括人们的生活方式和习惯。

改变不良生活习惯

随着生活水平的提高，因为不良饮食习惯、精神紧张以及缺乏运动等不健康的生活方式而患病的人越来越多。常见的不良生活习惯有以下几种：

1. 嗜烟嗜酒；
2. 经常熬夜；
3. 长期睡眠不足；
4. 缺乏运动；
5. 有病不求医；
6. 逃避体检；
7. 不吃早餐；
8. 三餐饮食无规律；
9. 长时间处在空调环境中；
10. 久坐不动；
11. 面对电脑过久；
12. 与家人缺少交流；
13. 爱钻牛角尖，易怒；
14. 女性母乳喂养时间过短；
15. 性生活混乱。

如果您经常处于上述选项中的环境或状态中，那么您应该反省一下自己的生活方式，积极改善生活习惯，戒烟限酒，养成良好的饮食习惯，正常作息，保持心情愉快，锻炼身体，定期体检。

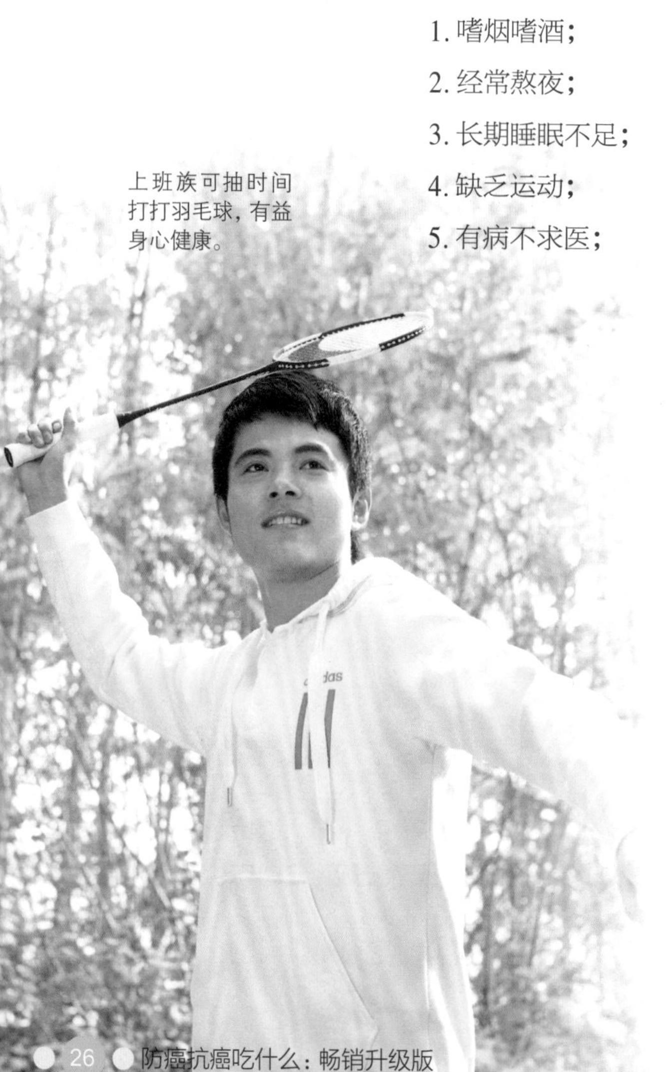

上班族可抽时间打打羽毛球，有益身心健康。

经常锻炼身体能预防癌症

经常运动，能增强体质，提高机体抗病能力，预防某些癌症的发生。德国科学家曾做过一个实验，对 450 名经常坚持运动的中老年人和 450 名不常运动的中老年人进行了为期 8 年的追踪调查，结果发现，前者仅有 3 人患癌，而后者患癌人数高达 29 人。不仅如此，坚持运动的人，即使患癌症，其病死率也比缺乏锻炼的人低得多。原因在于：

1. 运动能有效增强免疫功能，利于防癌。经常运动可有效提高自身免疫功能，可使体内 T 淋巴细胞、B 淋巴细胞、吞噬细胞等免疫细胞明显增加，从而使机体防癌抗癌能力增强；还可使血液中白细胞数量增多，免疫功能增强，歼灭癌细胞的能力就强；也可使血液中干扰素水平提高，而干扰素是人体免疫增强剂，具有防癌抗癌功效。

2. 运动能提高抗氧化酶的活性，有效清除自由基。多项研究表明，持之以恒的运动可有效提高抗氧化酶的活性，酶的活性越高，清除自由基的能力就越强，就能避免发生多种疾病甚至癌症。

3. 运动能保持体形，防肥胖亦防癌。运动是能量消耗的主要方式，是抑制脂肪堆积的主要手段。如果人的运动量不足，体内多余的能量便会转化为脂肪，导致身体发胖。肥胖不仅是多种疾病的诱因，也是某些部位癌症的隐患，据统计，肥胖者患癌概率是正常人的 2 倍以上。

4. 运动能改善消化及排泄功能。经常运动的人食欲旺盛，消化力增强，能从食物中吸收更多的营养。坚持运动可增强胃肠蠕动，减少新陈代谢所产生的废物和食物中某些致癌物质在体内滞留的时间，降低患大肠癌的危险。

5. 运动能消除不良情绪，对防癌大有裨益。人体在运动中，大脑细胞可产生内啡肽，使人愉快，能有效消除忧郁、烦躁、焦虑等不良情绪，维持心理平衡，因此保持乐观情绪，对防癌显然是大有裨益的。

运动贵在坚持，只有长期有效的运动才能够增强机体免疫力。

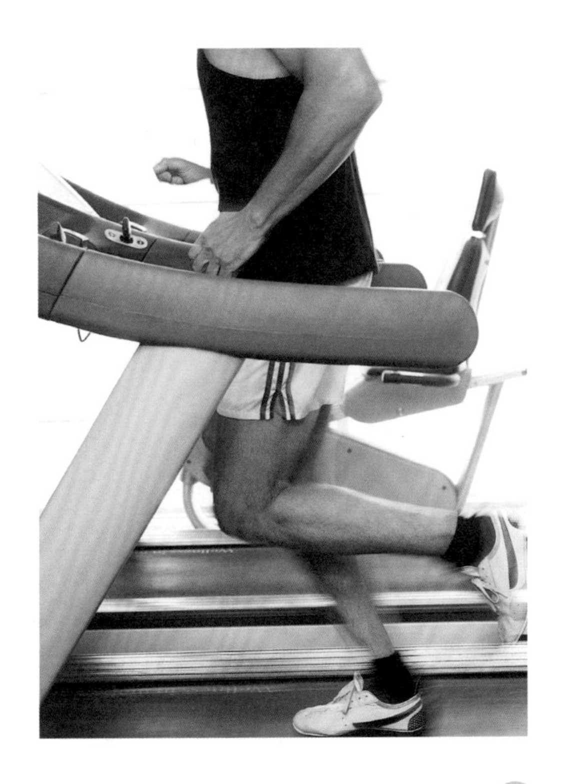

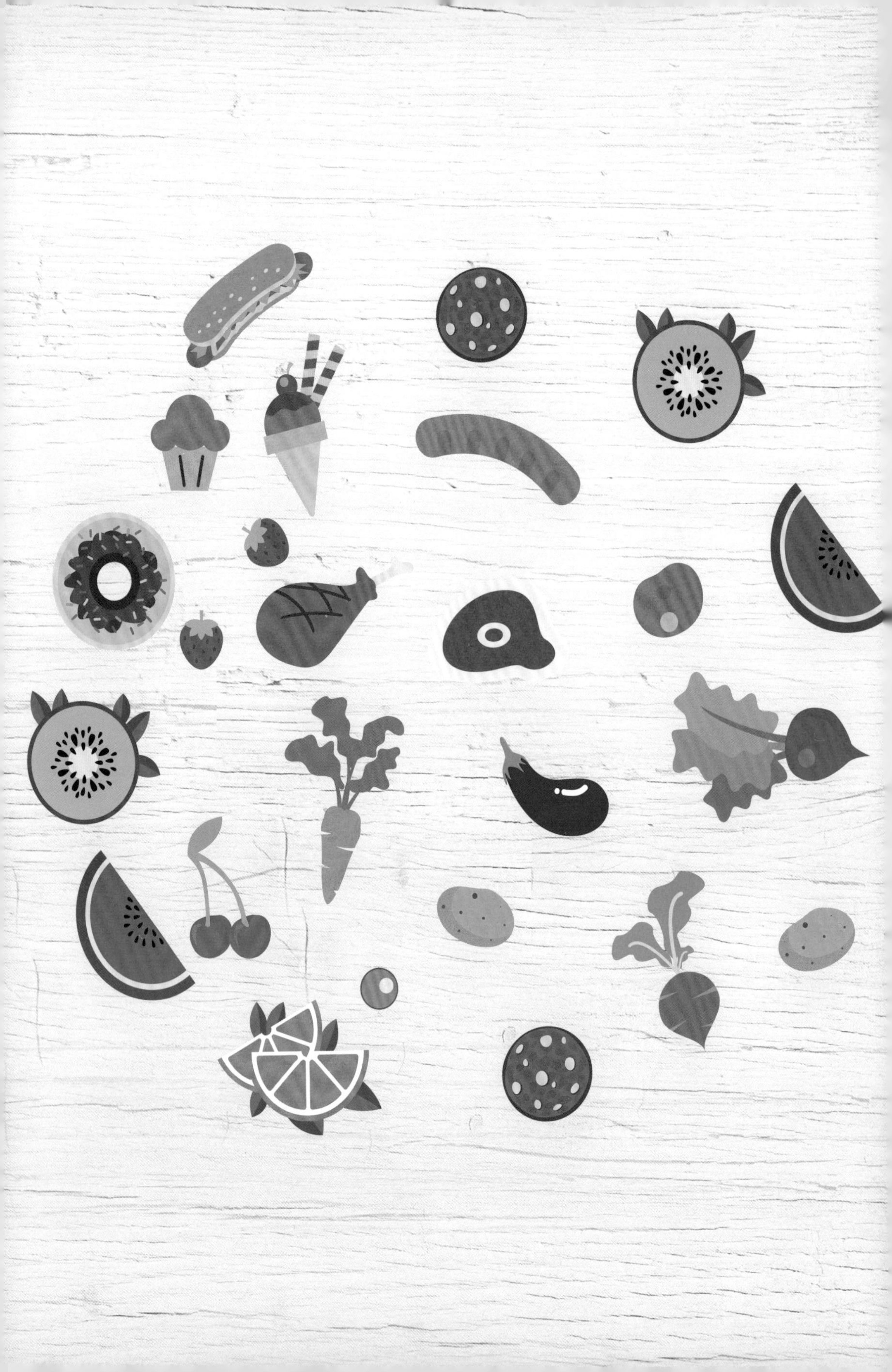

第二章

不同抗癌阶段的对症饮食

在治疗过程中，手术、化疗、放疗等都对人体有不同程度的损伤，机体要修复这些损伤，就需要更多的营养供给。不同抗癌阶段配合相对应的合理饮食，可以帮助患者补充营养，巩固疗效。

化疗前，增强肠胃功能

化疗效果和患者体质的强弱、营养状况有密切关系。如果人体免疫力低下，则化疗效果差，副作用也就大。因此化疗前要补充营养，增强体质，多摄入蛋白质；要补益气血，多吃健脾补肾的食物。

宜吃的食物

大米、小米、玉米、薏米、燕麦、山药、莲子、山楂、黄豆、红薯、红枣、菠菜、圆白菜、白扁豆、南瓜、胡萝卜、香菇、金针菇、牛奶、瘦肉、芡实、人参、玉竹、白术及豆制品、鱼类等。

不宜吃的食物

绿豆、苦瓜、荸荠、柿饼、薄荷以及冷饮、生凉果蔬等。

1 虾仁鹌鹑蛋汤

材料：虾 6 只，鹌鹑蛋 50 克，姜、葱、料酒、盐、水淀粉、香油各适量。

做法：①虾洗净，去皮，放入碗内加适量料酒、水淀粉拌匀；葱洗净，切末；姜洗净，切末。②鹌鹑蛋打入碗内，加适量盐搅匀。③锅中加入适量清水，大火煮沸后放入虾仁煮 10 分钟，倒入蛋液，加葱末、姜末、盐和香油调味即可。

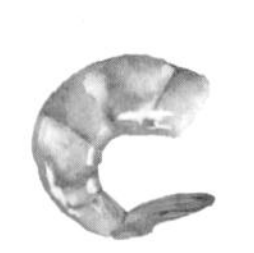
料酒浸泡过的虾仁可以去腥味

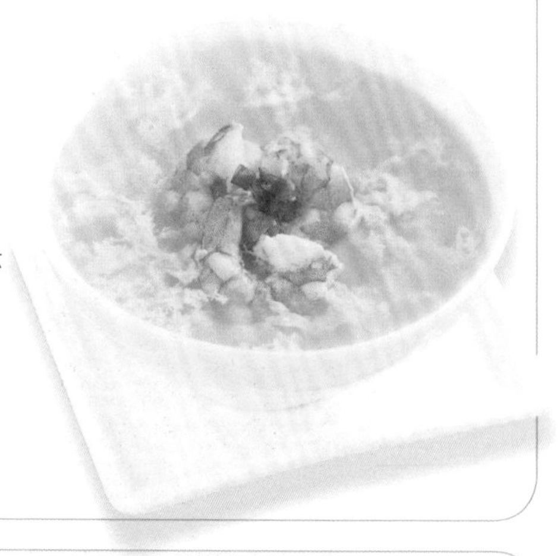

2 鸭血豆腐汤

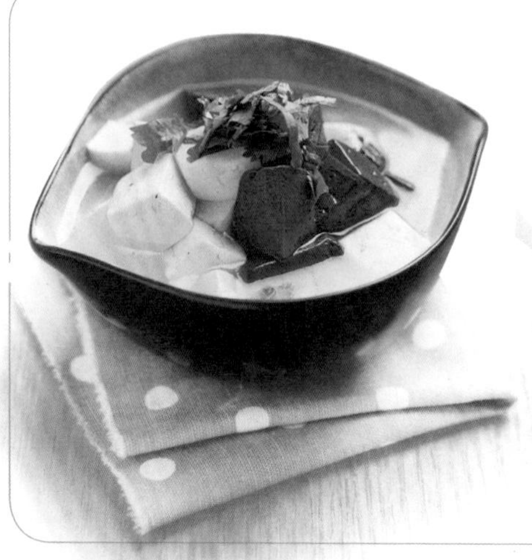

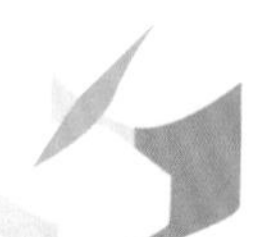
烹制本菜适宜选择老豆腐

材料：鸭血 250 克，豆腐 300 克，高汤 750 毫升，盐、酱油、香油、香菜末各适量。

做法：①将鸭血和豆腐洗净切成块，分别放入开水中焯一下。②锅置火上，倒入高汤烧开，放鸭血块、豆腐块，煮至豆腐漂起。③加入盐、酱油、香菜末，淋入香油即可。

3 鲜奶白菜

材料：牛奶50毫升，白菜250克，盐、水淀粉各适量。

做法：①将白菜洗净，切成段。②炒锅内放油烧热，将白菜倒入翻炒几下，加水，烧至八成熟，加盐调味。③将牛奶加入水淀粉内混匀，倒在白菜上，烧开即可。

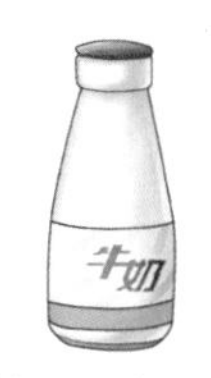

补充蛋白质，均衡营养

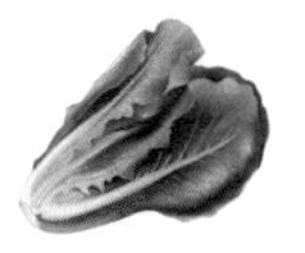

白菜要放在阴凉通风处保存

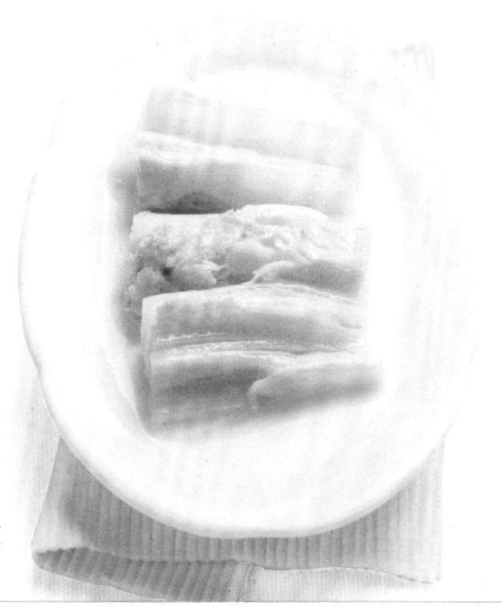

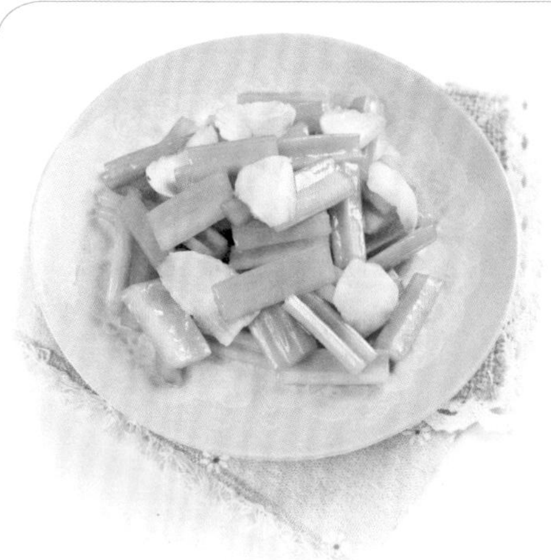

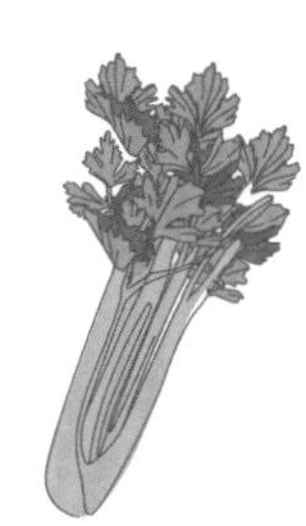

富含膳食纤维

4 西芹百合

材料：鲜百合50克，西芹300克，葱段、盐、水淀粉各适量。

做法：①百合撕片洗净；西芹洗净、切段，用开水焯一下。②锅中放油烧热后，加入葱段炝锅，然后放入西芹和百合混合炒熟，加盐调味，加水淀粉勾薄芡即可。

5 香菇瘦肉粥

材料：鲜香菇、大米各100克，猪瘦肉30克，盐、葱花各适量。

做法：①鲜香菇洗净，去蒂切丁；猪瘦肉洗净，切丁，用盐腌制20分钟；大米洗净，浸泡30分钟。②锅置火上，放入大米和适量水，大火煮沸。③放入猪瘦肉和鲜香菇，再次煮沸后改小火煮10分钟。④放入盐调味，关火，撒上葱花即可。

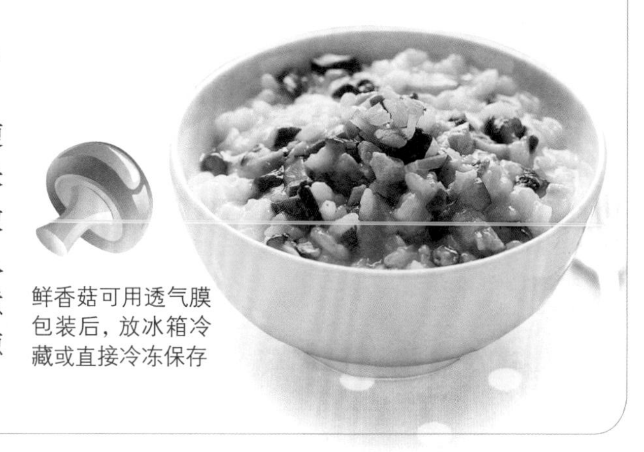

鲜香菇可用透气膜包装后，放冰箱冷藏或直接冷冻保存

化疗期间，改善食欲缺乏

化疗期间，很多患者都会觉得没有胃口，在这种情况下，一方面要向患者提供高营养食品；另一方面，由于患者食欲减退，在选择食品时更应选择易消化、新鲜味美、健脾开胃、帮助消化的食品。

✔ 宜吃的食物

小米、糙米、燕麦、玉米、红枣、莲子、花生、百合、白萝卜、西红柿、洋葱、彩椒、鳝鱼、三文鱼、鳗鱼、瘦肉、甲鱼、苹果、番木瓜、猕猴桃、山楂等。

✖ 不宜吃的食物

香肠，肥肉，烧烤、油炸类以及具有腥臭味的食品。

1 陈皮瘦肉汤

材料：陈皮 5 克，猪瘦肉 300 克，姜、葱、盐各适量。

做法：①陈皮用温水浸泡 5 分钟，洗净，切成细条；姜洗净，切片；葱洗净，切段。②猪瘦肉切小块，用开水汆 2 分钟，去血水，捞出洗净。③陈皮、猪瘦肉、葱段和姜片放入砂锅中，加入适量水，大火煮沸后转小火煲 1 小时，加盐调味即可。

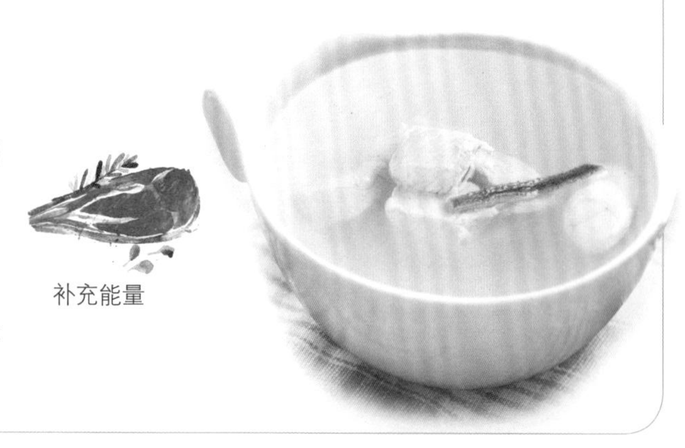

补充能量

2 西红柿牛肉粥

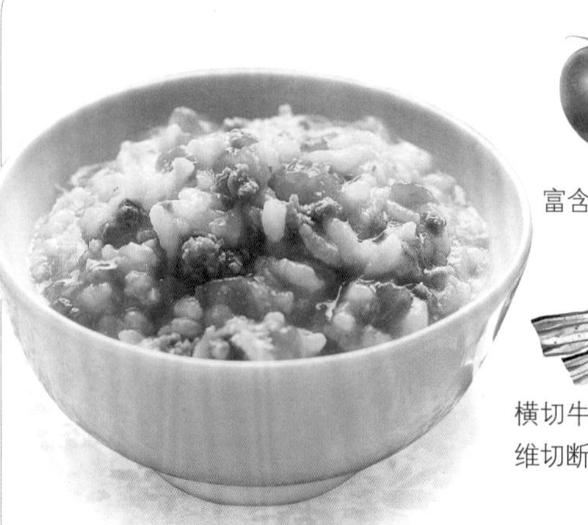

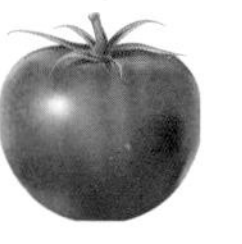

富含维生素 C

横切牛肉，将长纤维切断，更易嚼烂

材料：西红柿 1 个，牛肉 200 克，大米 50 克，盐适量。

做法：①西红柿开十字刀口，开水略烫后去皮，切碎；牛肉洗净，剁成肉馅；大米洗净，浸泡 30 分钟。②锅置火上，烧沸水，倒入牛肉馅，水开后撇去浮沫，再倒入西红柿以及大米。③大火煮沸后转小火，至粥煮熟后，加盐调味即可。

3 脆嫩双笋

材料：鲜竹笋500克，莴笋250克，盐、白糖、香油各适量。

做法：①竹笋、莴笋分别去皮洗净，切条；将竹笋投入沸水中焯熟，捞出沥干水分，莴笋于锅中略焯水，捞出沥干水分。②将竹笋和莴笋都盛入碗内，加入盐和白糖拌匀，再淋入香油调味即成。

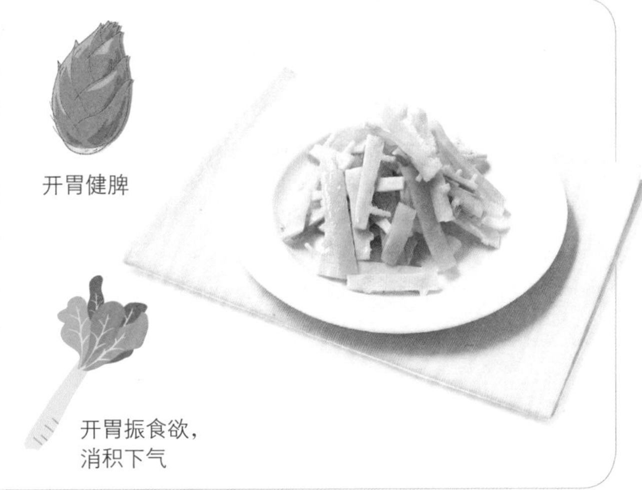
开胃健脾

开胃振食欲，消积下气

4 苹果柠檬豆浆

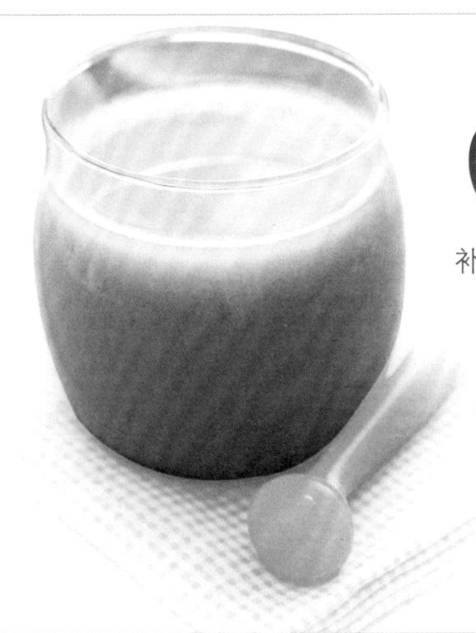

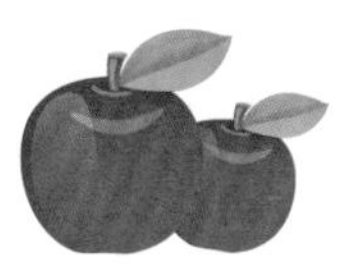
补充各种矿物质

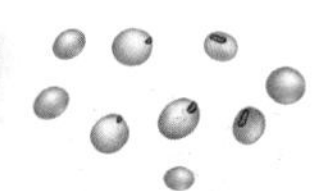
富含蛋白质

材料：黄豆50克，苹果1个，柠檬适量。

做法：①将黄豆用水浸泡10~12小时，捞出洗净；苹果洗净，去皮，去核，切小块；柠檬挤汁备用。②将黄豆、苹果放入豆浆机中，加水至上下水位线之间，启动豆浆机。③待豆浆制作完成，过滤凉凉，滴入柠檬汁即可。

5 陈皮苦瓜

材料：苦瓜150克，陈皮20克，盐适量。

做法：①苦瓜洗净，切片，在沸水中焯熟，放入冷水中过凉，沥干后装入碗中。②锅置火上，用油炒香陈皮，炒香后滤去陈皮，将陈皮油淋在苦瓜上。③加入盐，搅拌均匀即可。

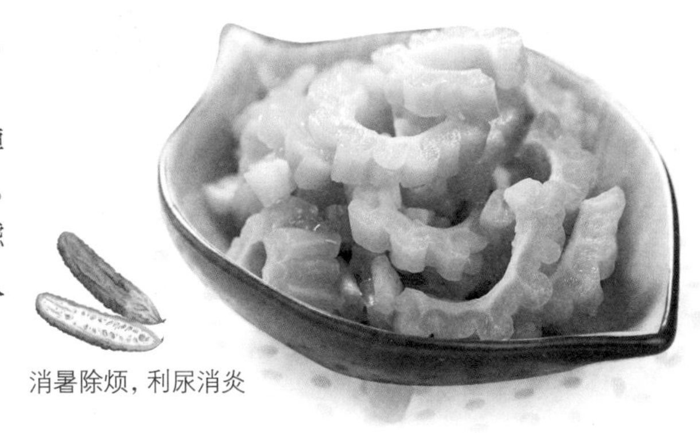
消暑除烦，利尿消炎

化疗后，调五脏促吸收

化疗后的初期，患者往往比较虚弱，此时要多选择补益性食品，如高蛋白和高维生素食品。待患者身体基本恢复以后，宜选择具有防癌抗癌作用的维生素和微量元素，以及具有提高免疫功能的食品。

宜吃的食物

薏米、紫米、玉米、黑豆、红小豆、山药、红薯、芹菜、胡萝卜、芦笋、西红柿、菜花、无花果、猕猴桃、香菇、木耳、银耳、瘦肉、甲鱼、鲫鱼、鲤鱼、泥鳅、鳝鱼及豆制品等。

不宜吃的食物

香肠，肥肉，螃蟹，烧烤、油炸类、生冷海鲜类食品。

1 菜花玉米排骨汤

材料：排骨 500 克，菜花 200 克，玉米 1 个，胡萝卜片 200 克，料酒、姜片、盐各适量。

做法：①菜花洗净，掰小朵；玉米洗净，取粒。②排骨斩块，用开水汆 5 分钟，去血水，捞出洗净。③排骨、玉米和姜片放入砂锅中，加水和料酒，大火煮沸后转小火煲 2 小时，再放入菜花和胡萝卜煮熟，加盐调味即可。

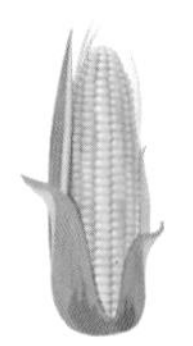

清润滋补，滋阴养肺

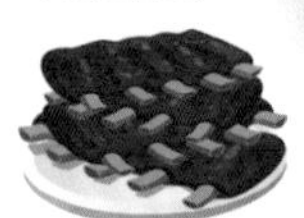

补充蛋白质

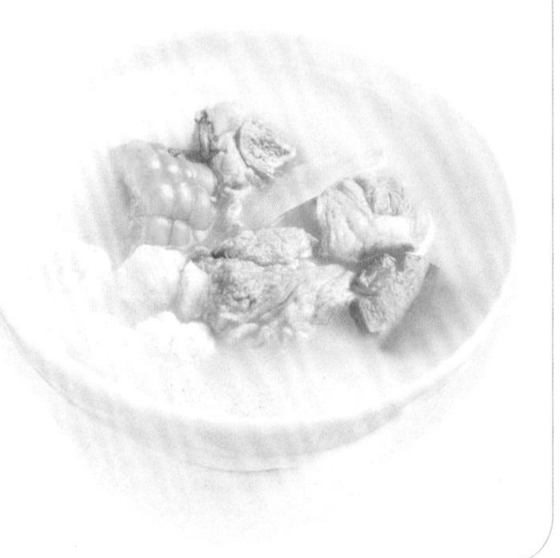

2 黑豆牛肉汤

材料：黑豆 150 克，牛肉 500 克，姜、盐各适量。

做法：①黑豆提前用温水浸泡 2 小时；姜洗净，切片。②牛肉切块，用开水汆 3 分钟，去血水，捞出洗净。③牛肉、姜片和泡好的黑豆放入砂锅中，加入适量水，大火煮沸后转小火煲 2 小时，加盐调味即可。

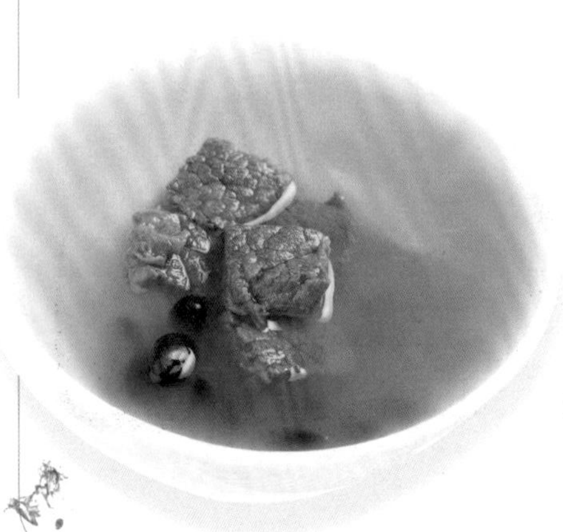

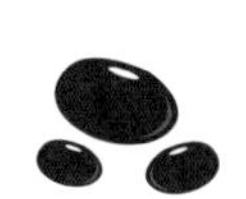

补肾益肾

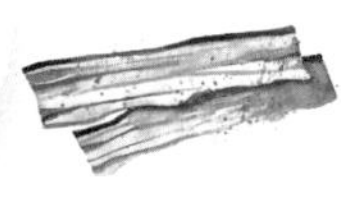

益气血，强筋骨

3 芦笋薏米粥

材料：芦笋40克，薏米、大米各50克，盐适量。

做法：①薏米、大米分别洗净，薏米浸泡2小时，大米浸泡30分钟；芦笋洗净，切段。②锅置火上，放入薏米、大米和适量水，大火烧沸后改小火。③待粥煮至九成熟时，放入芦笋段，加盐调味，关火即可。

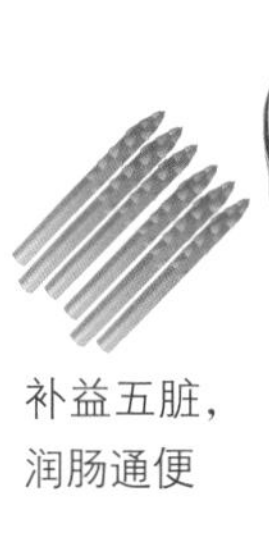

补益五脏，润肠通便

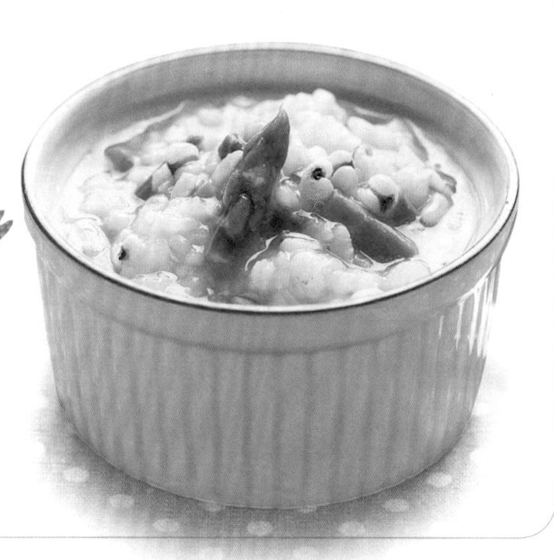

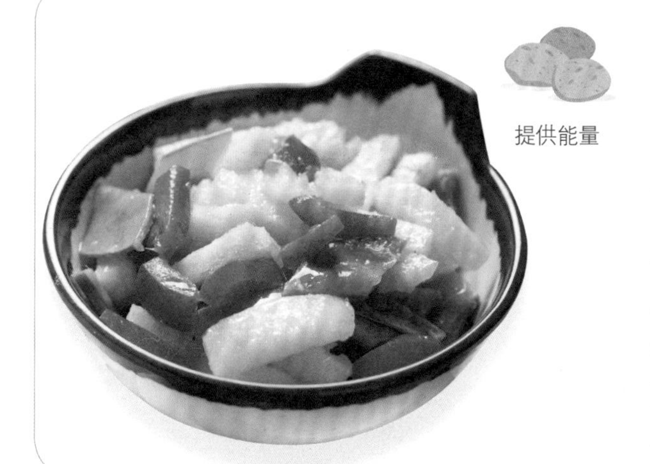

提供能量

4 椒荷烧土豆

材料：土豆300克，红彩椒2个，荷兰豆100克，橙汁、盐、白糖、水淀粉各适量。

做法：①土豆洗净，去皮切条，裹上水淀粉；红彩椒洗净，切条；荷兰豆切段。②油锅烧热，放土豆，煎至金黄，捞起沥油。③余油烧热，放红彩椒、荷兰豆，加水、橙汁、盐、白糖，再放入土豆烧开，用水淀粉勾芡，出锅入盘即成。

5 香菇炒菜花

材料：菜花300克，香菇4朵，盐、蚝油、水淀粉、原味鸡汁各适量。

做法：①菜花洗净，切成小朵；香菇洗净、切片。②锅内放适量蚝油和原味鸡汁，下入菜花、香菇，小火煨5分钟，加盐调味，再用水淀粉勾芡即成。

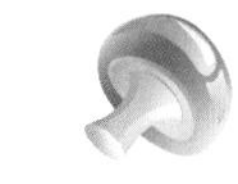

香菇香味浓郁，可以提高食欲

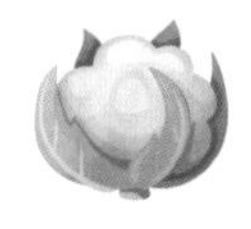

富含维生素C，提高免疫功能

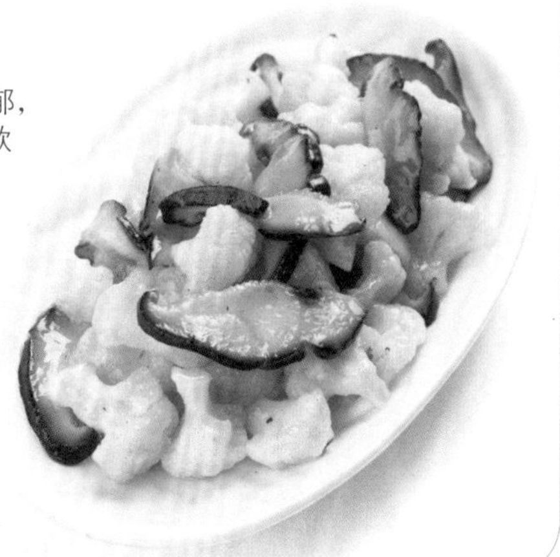

放疗期间，补充遗失津液

放疗常会损伤人体津液，患者易出现口干舌燥、咽喉肿痛、皮肤干燥等现象。此时应多喝水，多吃富含水分或滋阴生津的食物，如木耳、百合等。患者还可以多饮鲜榨果蔬汁，既补充水分，又补充营养。

宜吃的食物

大米、小米、紫米、芹菜、胡萝卜、西红柿、黄瓜、白萝卜、绿豆芽、百合、木耳、香菇、鳝鱼、鸡蛋、豆制品、西瓜、苹果、猕猴桃、芒果、橙子、栗子、蜂蜜、牛奶、绿茶、白茅根、白芦根、石斛等。

不宜吃的食物

羊肉、狗肉、螃蟹，火锅、烧烤类，温热辛辣、寒凉伤津的食材。

1 莲子银耳汤

材料：莲子、桂圆肉各30克，红枣10克，银耳60克，白糖适量。

做法：①莲子提前用温水浸泡1小时；桂圆肉洗净；红枣洗净，去核；银耳用温水浸泡，洗净，撕片。②将莲子、桂圆肉、红枣和银耳放入砂锅中，加入适量水，大火煮沸后转小火煲1小时，加白糖调味即可。

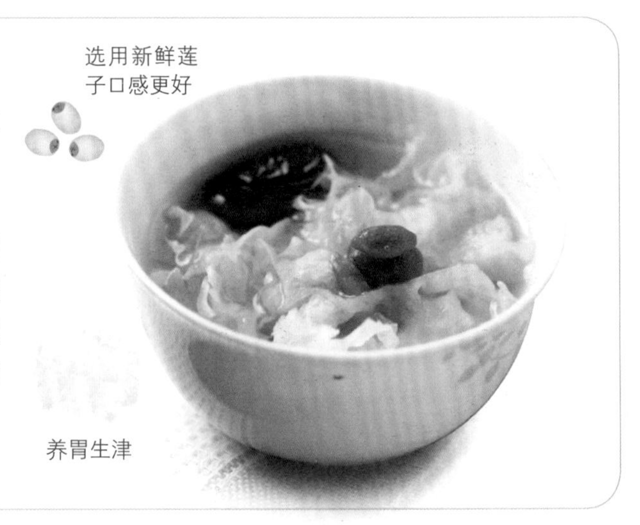

选用新鲜莲子口感更好

养胃生津

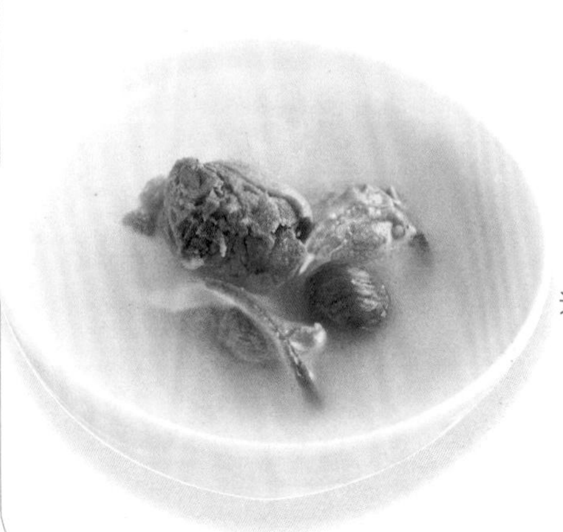

2 老鸭栗子汤

材料：老鸭1只，栗子10个，陈皮5克，姜、盐各适量。

做法：①老鸭去毛，去内脏，洗净，斩块，用开水汆3分钟，去血水，捞出洗净。②栗子用水煮熟，去壳；姜洗净，切片；陈皮用温水浸泡5分钟，洗净，切条。③将老鸭、栗子、陈皮和姜片放入砂锅，加入适量水，大火煮沸后转小火煲2小时，加盐调味。

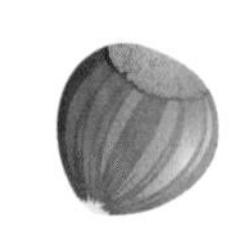

过量食用会腹胀

3 苦瓜拌芹菜

材料：苦瓜、芹菜各 150 克，芝麻酱、蒜泥、盐各适量。

做法：①先将苦瓜去瓤，洗净切成细条，芹菜洗净切段，将苦瓜和芹菜分别用开水焯一下，再用凉开水过一遍，沥干水分。②将芹菜、苦瓜同拌，加入芝麻酱、蒜泥、盐调匀即可。

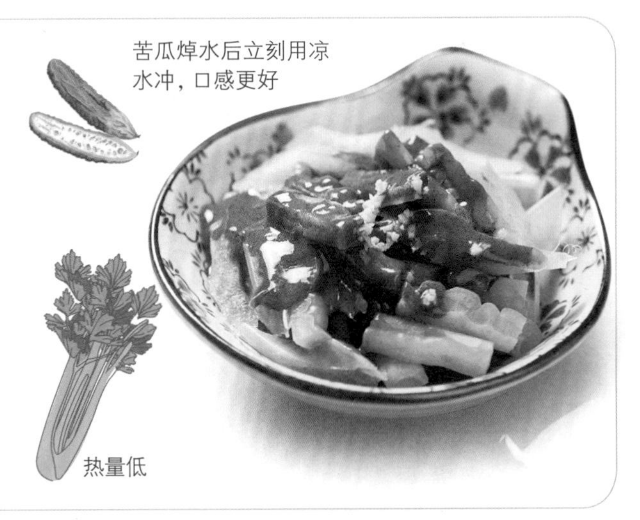
苦瓜焯水后立刻用凉水冲，口感更好
热量低

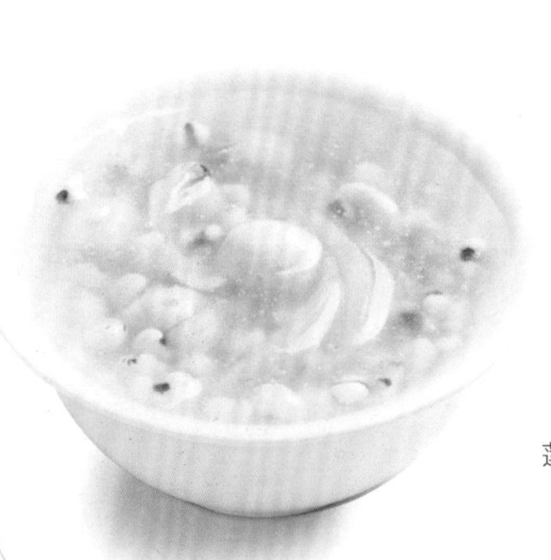

润燥清热

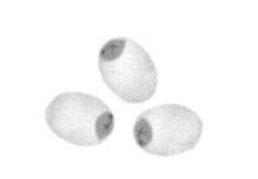
莲子心清热泻火

4 百合薏米莲子羹

材料：百合 50 克，薏米、莲子、蜂蜜各 30 克。

做法：①将百合掰成瓣，洗净。②莲子、薏米拣净后，放入温水中浸泡 30 分钟，淘洗后同放入砂锅，加适量水，大火煮沸后，改用小火煨煮 1 小时。③加入洗净的百合，煨至稠烂，调入蜂蜜，拌匀即可。

5 番木瓜银耳百合豆浆

材料：番木瓜 60 克，黄豆 50 克，干百合、银耳各 10 克，冰糖适量。

做法：①将黄豆洗净，浸泡 10~12 小时；干百合用温水浸泡至发软；银耳用温水泡发，洗净择成小朵；番木瓜去皮切块。②将准备好的黄豆、百合、番木瓜、银耳一同放入豆浆机中，加水至上下水位线之间，启动豆浆机。③待豆浆制作完成过滤后，可以加入冰糖调味。

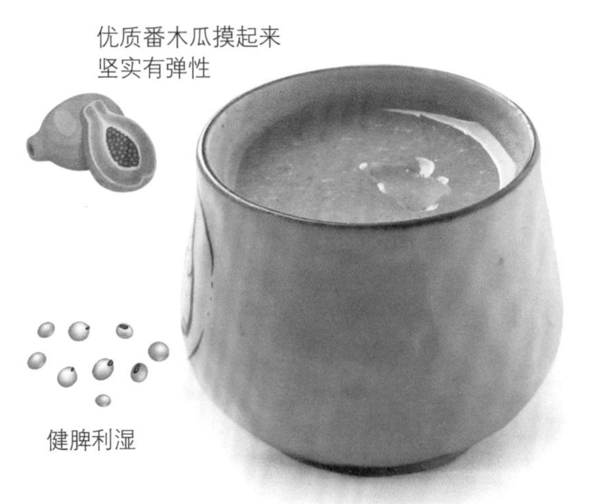
优质番木瓜摸起来坚实有弹性
健脾利湿

手术前，储备充足能量

手术治疗对人体有一定程度的损伤，机体要修复这些损伤，就需要更多的营养供给。因此，手术前加强营养，做一些营养储备是很有必要的。要选择高质量、高营养的食品，要特别保证优质蛋白质的供给，并且要根据肿瘤患者不同的情况选择有相应药效的食品。

较消瘦的患者要适当增加热量和蛋白质的摄入，使患者能在短期内增加体重；对较肥胖的患者要给予高蛋白、低脂肪的膳食，以储存部分蛋白质并消耗体内脂肪，因为体脂过多会影响伤口愈合。对患不同部位肿瘤的患者亦要有针对性地安排膳食，如肝、胆、胰肿瘤的患者要低脂膳食，而胃肠道肿瘤患者术前要安排少渣流食或半流食，以减少胃肠道内残渣。一般患者在手术前12小时应禁食，手术前4~6小时要禁水，以防止麻醉或手术过程中呕吐或并发吸入性肺炎，胃肠道内较多食物积存也将影响手术的顺利进行。

宜吃的食物

大米、糙米、燕麦、玉米、西红柿、茄子、圆白菜、西蓝花、胡萝卜、白萝卜、芹菜、苦瓜、山药、彩椒、瘦肉、牛肉、鲤鱼、鳗鱼、泥鳅、鳝鱼、甲鱼、豆制品、牛奶、苹果、香蕉、桃、猕猴桃、番木瓜等。

不宜吃的食物

烧烤、油炸类，生冷海鲜及刺激性食品。

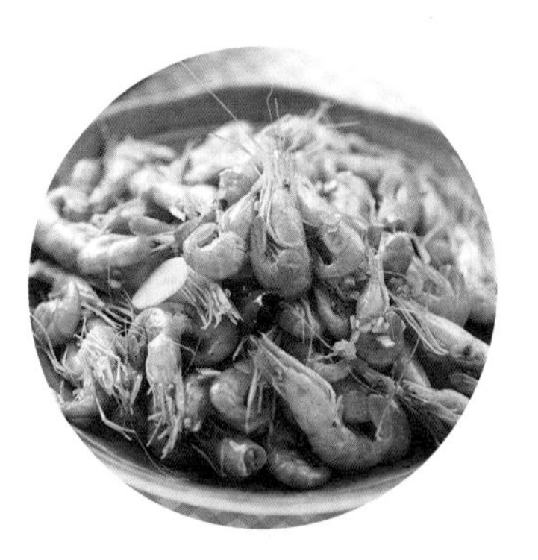

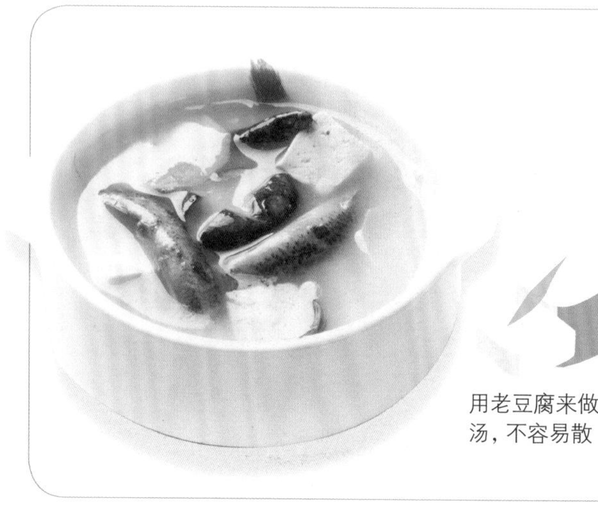

用老豆腐来做汤，不容易散

1 泥鳅香菇豆腐汤

材料：泥鳅、豆腐各250克，干香菇15克，料酒、葱段、姜片、盐、五香粉、水淀粉各适量。

做法：①泥鳅处理干净。②干香菇洗净后泡发，切十字刀，香菇水备用。③豆腐切块，与香菇及香菇水同入砂锅，加入泥鳅，加水后加料酒、葱段、姜片、盐，用小火煨炖至泥鳅肉熟烂，汤呈乳白状，加五香粉，并用水淀粉勾芡即可。

2 红小豆花生粥

材料：大米 60 克，红小豆、花生各 50 克，红糖适量。

做法：①红小豆、花生洗净，分别浸泡 6 小时；大米洗净，浸泡 30 分钟。②锅置火上，加水烧沸，放入红小豆、花生，大火煮沸后放入大米，小火熬煮。③待粥煮至黏稠时，放入红糖调味即可。

蛋白质含量较高，补充能量

花生宜选择颗粒饱满、形态完整、大小均匀的

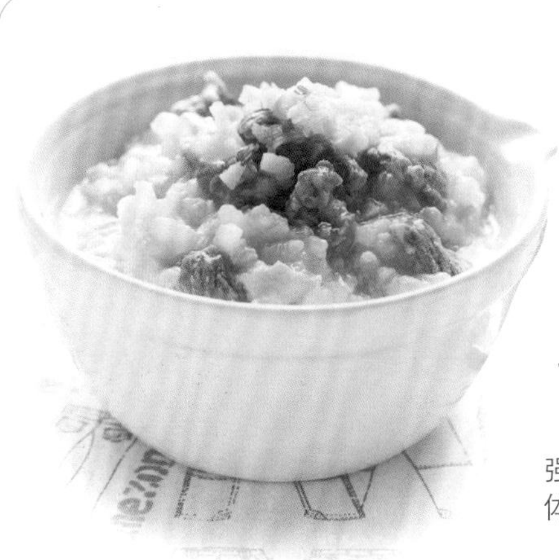

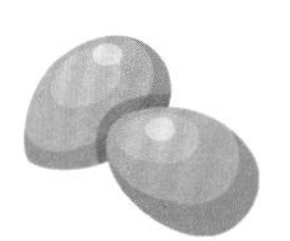

胆固醇增高患者忌食蛋黄

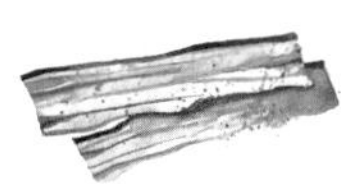

强身健体，提高身体免疫力

3 滑蛋牛肉粥

材料：牛肉 50 克，鸡蛋 1 个，大米 100 克，水淀粉、姜末、葱末、香菜末、盐各适量。

做法：①牛肉洗净，切片，用水淀粉、盐抓匀，腌制 30 分钟。②锅置火上，放入大米和适量水，小火熬成粥。③待粥煮熟时，放入牛肉片，将鸡蛋打入锅中搅拌。④放入葱末、姜末、香菜末，加盐调味即可。

4 栗子鳝鱼煲

材料：鳝鱼 200 克，栗子 50 克，姜、盐、料酒各适量。

做法：①鳝鱼去内脏，洗净后用热水烫去黏液，切段，放盐、料酒拌匀；栗子洗净去壳；姜洗净切片。②将鳝鱼段、栗子、姜片一同放入锅内，加水煮沸后，转小火再煲 1 小时，加盐即可。

补脑健脑，补肾，益眼

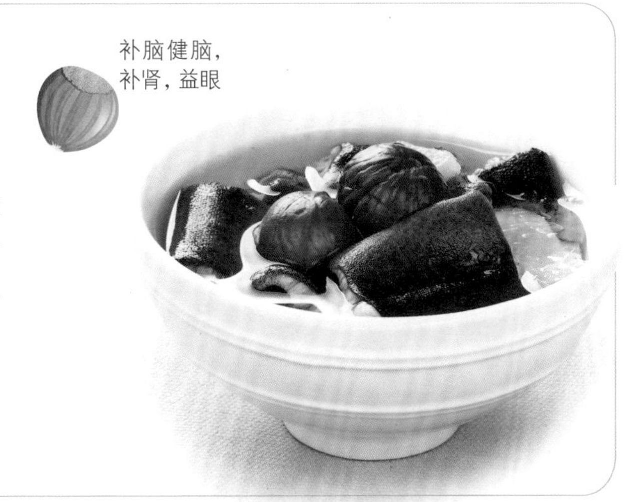

手术后，不要盲目大补

手术后患者元气损伤较大，原则上应食用高热量、高蛋白、高维生素食品，以满足手术消耗和组织修复的需要。高热量食品可节省蛋白质的消耗，但应注意术后患者消化吸收能力较弱，食用动物脂肪不宜过多，应选择容易消化的能量食品，比如蛋、奶、肉汤、豆制品等。手术后一般要增加维生素的补充，以弥补饮食中维生素供给的不足。

为了促进伤口尽快愈合，尽快恢复组织，饮食中可适当增加有收敛功效的食物或药物，如芡实、鸽肉、太子参等，能够帮助敛汗，促进伤口恢复。

手术后患者肠胃功能较差，消化和吸收功能都有所减弱，所以饮食上忌盲目大补，应根据自身情况，少吃或不吃滋补功效过大、难以消化吸收的食物，以免加重肠胃负担。

✔ 宜吃的食物

大米、小米、紫米、土豆、西红柿、菜花、芹菜、南瓜、瘦肉、牛肉、鸡肉、鸽肉、甲鱼、海参、鲤鱼、鳕鱼、海带、虾、鸡蛋、牛奶、豆制品、莲子、枸杞子、芡实、太子参等。

✖ 不宜吃的食物

烧烤、油炸类、生冷海鲜类食品，过量的高脂肪、高蛋白食品。

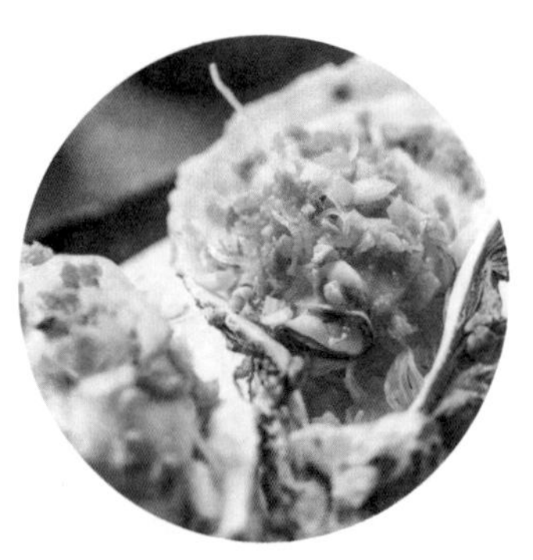

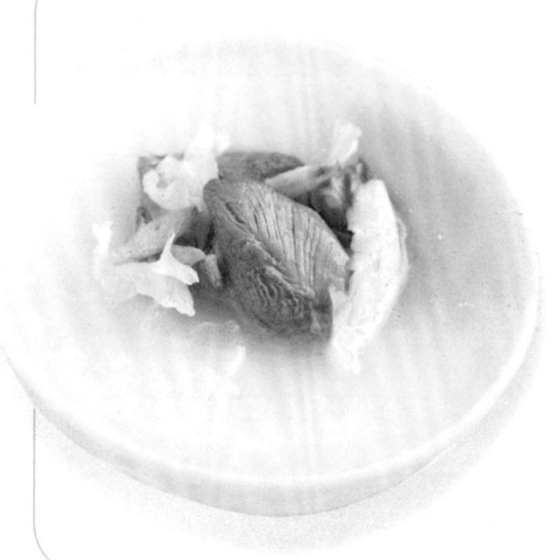

不宜选购味道刺鼻、颜色过白的银耳

1 鸽肉百合银耳汤

材料：鸽子1只，干百合30克，麦冬20克，银耳1朵，盐适量。

做法：①鸽子去毛，去内脏，洗净，用开水汆3分钟，去血水，捞出洗净；干百合用清水浸泡30分钟后洗净；麦冬洗净；银耳用温水浸泡，洗净，撕片。②鸽肉、百合、麦冬和银耳放入砂锅中，加入适量水，大火煮沸后转小火煲2小时，加盐调味即可。

2 豌豆小米粥

材料：豌豆、小米各80克，红糖适量。

做法：①豌豆、小米分别洗净，豌豆浸泡2小时，小米浸泡4小时。②锅置火上，放入小米和适量水，大火烧沸后改小火，熬煮成粥。③待粥煮熟时，放入豌豆，小火继续熬煮。④待粥煮至熟烂时，放入红糖，搅拌均匀即可。

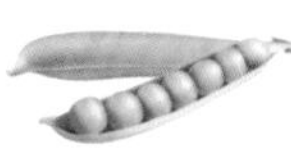

不熟的豌豆会导致腹泻

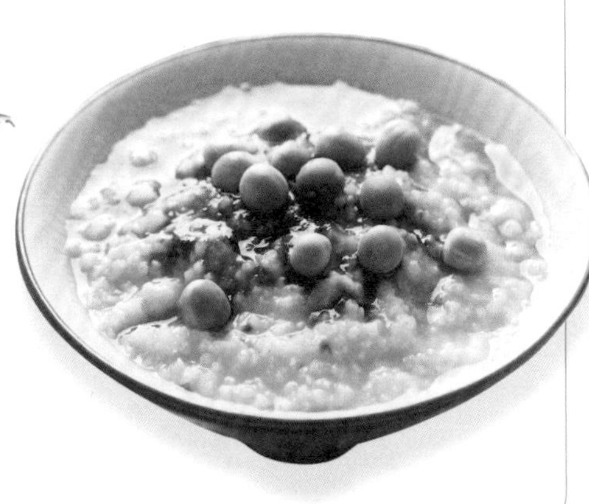

3 山药南瓜小米糊

材料：小米50克，南瓜80克，山药30克。

做法：①将南瓜去皮，去瓤，切片；小米泡2个小时后，洗净捞出；山药去皮，洗净，切块。②将以上材料倒入豆浆机中，加水至上下水位线之间，按"米糊"键，至豆浆机提示米糊做好即可。

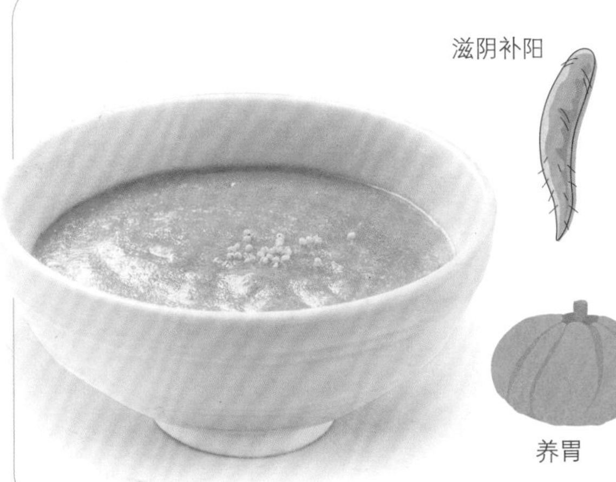

滋阴补阳

养胃

4 海参银耳汤

材料：海参、猪瘦肉各100克，银耳50克，红枣3个，香油、盐、生姜各适量。

做法：①海参洗净；猪瘦肉洗净切小块；银耳泡发；红枣洗净。②将所有食材倒入砂锅煲汤，煲30~50分钟后，放入香油、盐和生姜，再煲5分钟即可。

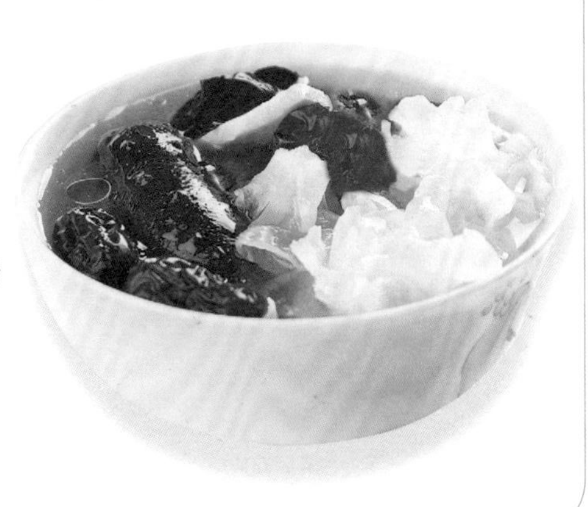

富含维生素和天然胶质

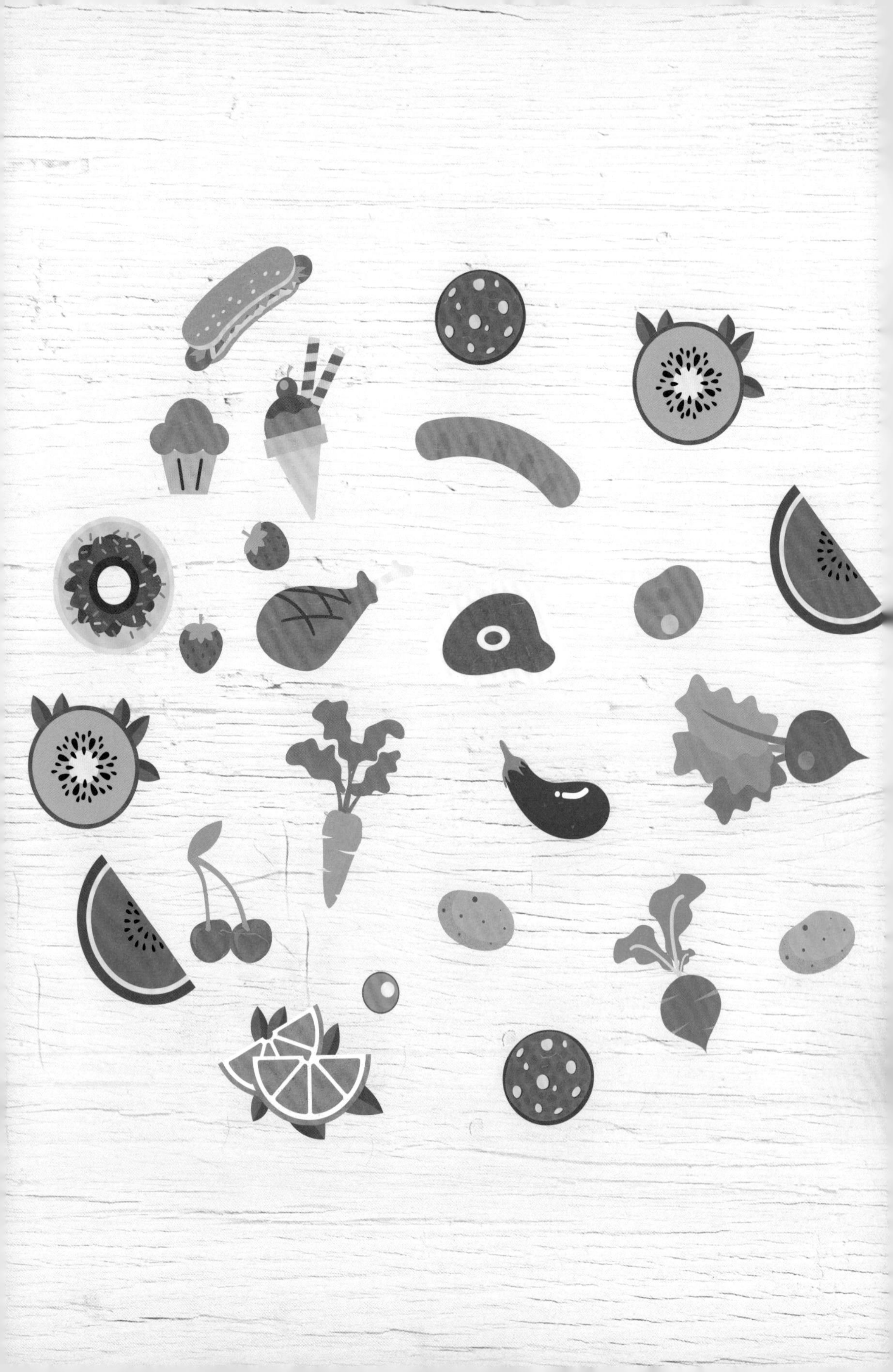

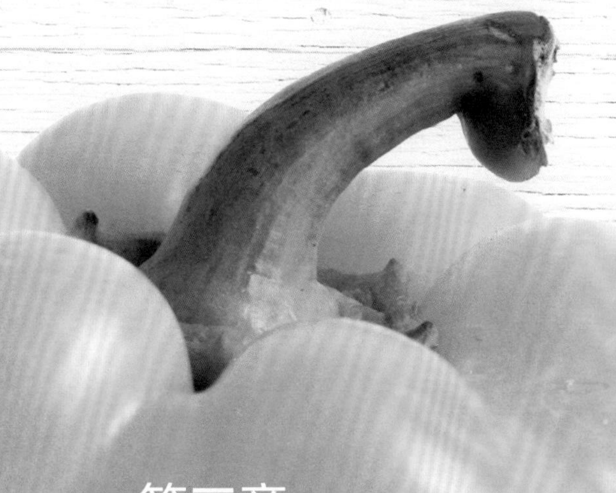

第三章
防癌抗癌食材速查

饮食对于癌症的重要性在前文中已经提及，除了养成良好的饮食习惯外，食物的选择也很重要。哪些食材对防癌抗癌有帮助，这都是癌症患者需要注意的。

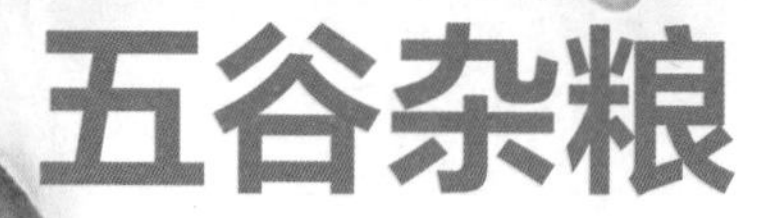

五谷杂粮

五谷杂粮为什么能防癌抗癌

五谷杂粮中含有丰富的膳食纤维，能改变肠内微生物的数量和种类，增加身体中所含有益菌。膳食纤维能够吸收水分而膨胀，增大粪便体积，刺激肠道蠕动，帮助迅速排出体外，缩短肠壁与有害物质的接触时间，降低罹患结肠癌、直肠癌等消化道癌症的概率。

五谷杂粮中的木质素可以稀释体内肠道胆汁酸，降低胆固醇含量。木质素还能消除体内自由基，阻断癌细胞生长，预防大肠癌的发生。

五谷杂粮中含有丰富的皂素，这种物质能够中和肠道中某些致癌物质的酶，降低癌变概率。

五谷杂粮还含有异黄酮类，这种物质不仅能够调节雌激素，还能够抑制生成癌细胞的酶的活性，有抗癌功效。

五谷特别是豆类，含有丰富的花青素，其抗氧化作用可以提升身体抵抗癌细胞的能力，进而抑制癌症，还具有提升视神经的功能，改善血液循环。

五谷杂粮防癌抗癌关键营养素

营养素	防癌抗癌功效	常见食材
膳食纤维	促进致癌物的排出	玉米、大麦、燕麦等
木质素	阻断癌细胞的生长	糙米、大麦、燕麦等
皂素	分解肠道致癌物的活性	燕麦、紫米等
异黄酮类	抑制癌细胞活性	黄豆、青豆、黑豆等
花青素	抗氧化、改善视力	黑豆、豌豆、红小豆等
β-胡萝卜素	提升免疫力、保护视力	小麦、大麦等
维生素 E	抗氧化、消除自由基	燕麦、糙米、小米、紫米等
B 族维生素	增强免疫力	糙米、小米等
硒	抗氧化	核桃、红小豆等
钙	强健骨骼	燕麦、黄豆、青豆等

宜

健脾和胃、安神滋补

小米

防癌功效：小米中含有硒元素，具有防止癌细胞转移的作用，也能够预防癌症。小米还含有多种人体所需的氨基酸，可促进褪黑激素的分泌和转化，能够调节人的睡眠和免疫功能，有助于稳定情绪。

抗癌关键点：锌 维生素 B_1

小米中除了硒元素还含有大量的锌，人体缺锌可能会增加患癌的概率，患有白血病、乳腺癌的人，血液中的锌含量往往比较低。

小米中所含的锰，是维护性腺健康的微量元素，能有效预防前列腺癌、子宫癌、宫颈癌和乳腺癌。

小米中的维生素 B_1 有一定的解毒作用，能有效避免癌细胞的形成。维生素 B_1 还有防止消化不良的功能。

花生猪蹄小米粥

材料：猪蹄 2 个，花生、香菇各 20 克，小米 60 克。

做法：①猪蹄去毛洗净，切成块，放入锅中，加入适量水，煮至软烂，去蹄取汁。②花生、香菇、小米洗净，香菇切块，小米浸泡 4 小时。③锅置火上，放入小米、花生和猪蹄汁，大火烧沸后改小火，熬煮成粥。④待粥煮熟时，放入香菇，略煮片刻即可。

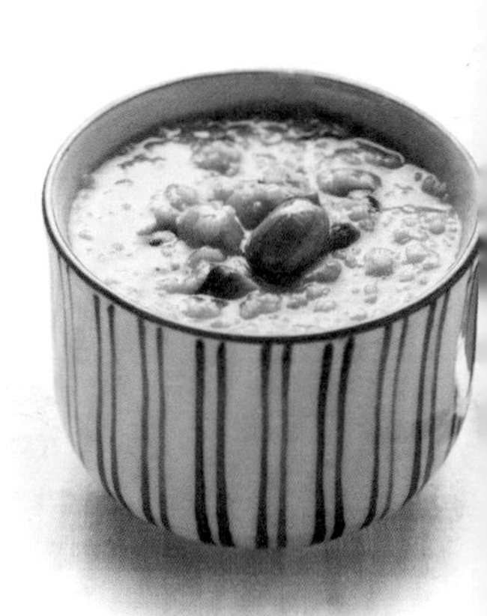

营养成分表

营养成分	含量[注]	同类食物含量比较
蛋白质	9 克	中
脂肪	3.1 克	中
碳水化合物	75.1 克	高
维生素 B_1	0.33 毫克	高
锌	1.87 毫克	高
锰	0.89 毫克	中

注：全书食材营养成分含量均为每百克可食用部分营养含量。

营养搭配

✓ 胡萝卜＋小米

二者都富含类胡萝卜素，在体内可转变成维生素 A，有助于保健眼睛与皮肤，延缓老化。

✓ 黄豆＋小米

小米中的类胡萝卜素可以转变成维生素 A，与黄豆中的异黄酮作用，对并发眼病的糖尿病患者有益。

宜

延缓衰老、预防便秘

玉米

防癌功效：玉米中的叶黄素和玉米黄质可预防老年黄斑病变，卵磷脂可促进脑部功能并降低血脂及胆固醇，不饱和脂肪酸有降血脂及保护心脑血管的作用。

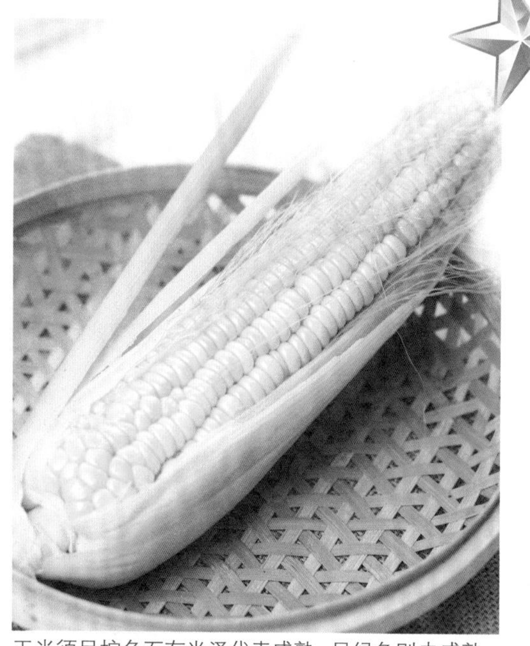

玉米须呈棕色而有光泽代表成熟；呈绿色则未成熟；已干枯则代表已经老了。

抗癌关键点：赖氨酸 膳食纤维

玉米中含有谷胱甘肽，能用自身的“手铐”铐住致癌物质，使其失去活性并通过消化道排出体外。它又是一种强力的抗氧化剂，可以使加速老化的自由基失去作用，是人体内最有效的抗癌物质。

玉米含有丰富的赖氨酸，不但能抑制和减轻抗癌药物的毒性，同时还有抑制癌细胞生长的作用。

玉米的麸质中含有大量膳食纤维，能够刺激肠壁蠕动，加速粪便的排泄，减少大肠癌的发生。

营养成分表

营养成分	含量	同类食物含量比较
蛋白质	4克	低
脂肪	1.2克	低
碳水化合物	22.8克	低
膳食纤维(不溶性)	2.9克	中
维生素 B_1	0.16毫克	中
维生素 B_2	0.11毫克	中

营养搭配

✓ 松子＋玉米

松子炒玉米可用于脾肺气虚、干咳少痰、皮肤干燥、大便干结等症状的辅助治疗。

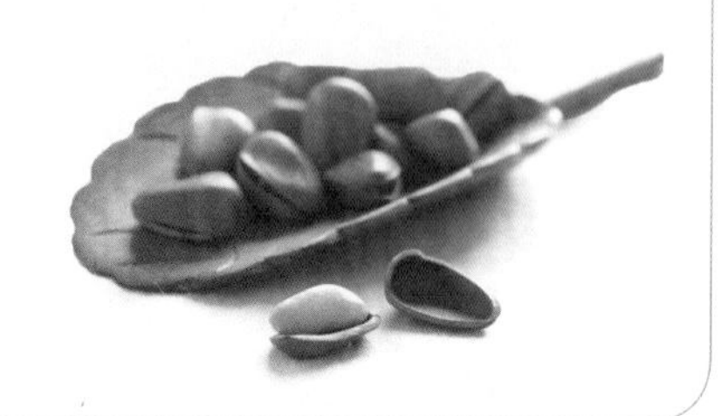

1 松仁玉米

材料：玉米粒 50 克，松仁、豌豆各 20 克，胡萝卜 1 根，盐、水淀粉各适量。

做法：①玉米粒、豌豆、胡萝卜分别洗净，胡萝卜切丁；玉米粒、豌豆、胡萝卜丁上锅蒸熟；松仁用小火炒熟。②锅置火上，放入食用油，放入玉米粒、豌豆、胡萝卜丁翻炒，加盐调味，放入松仁后加水淀粉勾芡，关火即可。

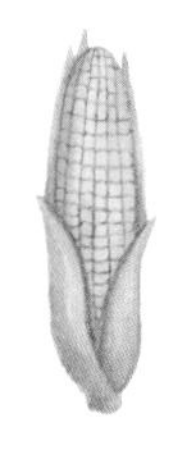

抑制和减轻抗癌药物的毒性

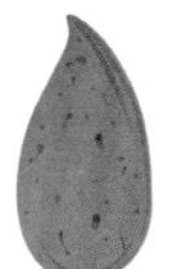

富含矿物质

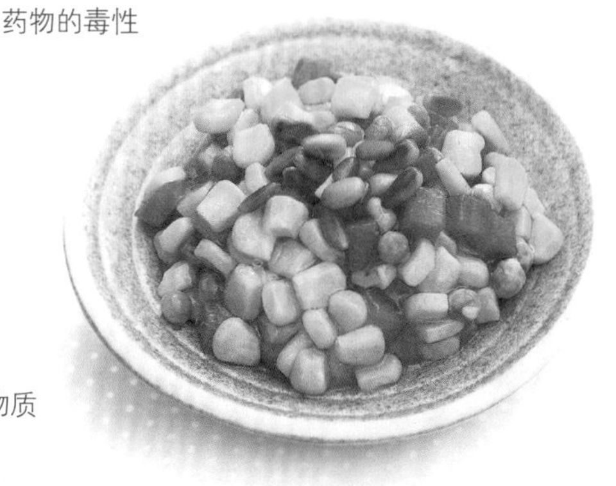

2 排骨炖玉米

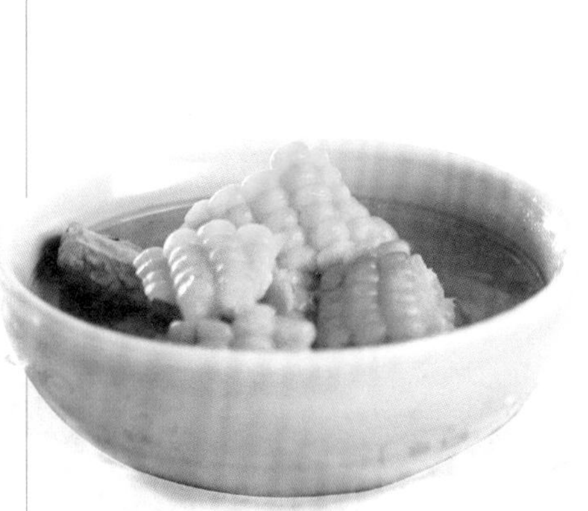

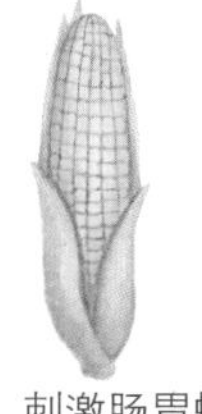

刺激肠胃蠕动

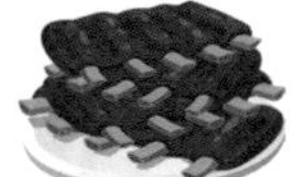

滋阴壮阳，益精补血

材料：玉米棒 1 个，排骨 500 克，平菇 60 克，葱花、姜丝、盐、酱油、胡椒粉、红糖各适量。

做法：①玉米棒切厚片，排骨、平菇分别放沸水中氽烫一下。②锅中放油烧热后，放入红糖，炒至红亮后放入排骨快速翻炒，然后加水炖煮，加入葱花、姜丝。③排骨炖至八分熟后，放入玉米棒、平菇，肉熟后加盐、酱油、胡椒粉即可。

3 玉米胡萝卜粥

材料：大米 100 克，玉米粒、胡萝卜各 200 克，盐、高汤各适量。

做法：①胡萝卜洗净，切小丁；大米、玉米粒分别洗净。②锅中加适量高汤和水，烧沸后加入大米，熬煮成粥后放入玉米粒和胡萝卜。③待粥煮熟时放入适量盐，搅拌均匀即可。

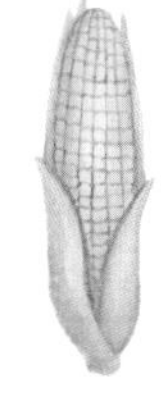

保护心脑血管

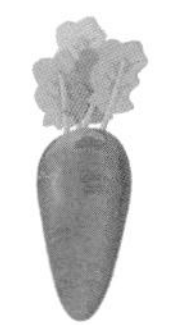

补肝明目，清热解毒

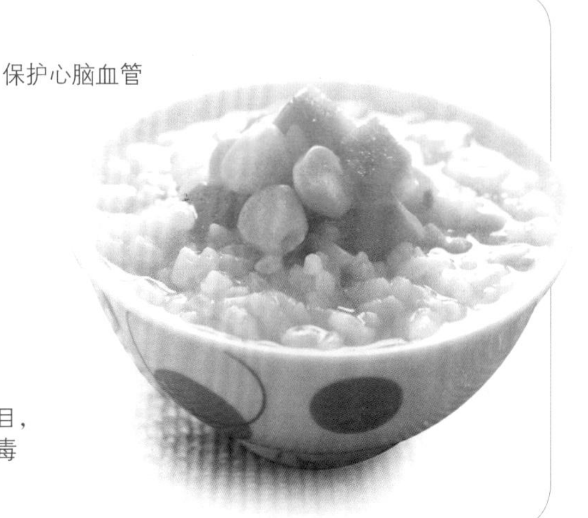

宜

健脾利湿、抑制肿瘤生长

薏米

防癌功效：薏米（薏苡仁）中的薏苡仁脂、薏苡仁内脂、亚油酸是非常重要的抗癌成分，能有效抑制癌细胞的增殖，还能减轻肿瘤患者放疗、化疗的副作用，可用于肺癌、胃癌、子宫癌的辅助治疗。

抗癌关键点：薏苡仁醇提取物

薏米中的薏苡仁醇提取物，在动物实验中有抗癌作用，对艾氏腹水癌小鼠每日腹腔给药 10.3 毫克，连续 7 天，可明显延长小鼠生存期。

薏米中的薏苡仁丙酮提取物可抑制癌细胞生长和扩散，对预防癌症有重要意义，临床应用薏苡仁配制的煎剂，能观察到对晚期癌症患者有延长生命的效果。

西蓝花芝麻薏米汁

材料：西蓝花 100 克，芝麻 20 克，薏米 50 克。

做法：①薏米淘洗干净，浸泡 3 小时；西蓝花掰成小块，用开水焯一下。②将薏米、芝麻、西蓝花放入豆浆机中，加水至上下水位线之间，按“五谷”键，加工好后过滤即可。

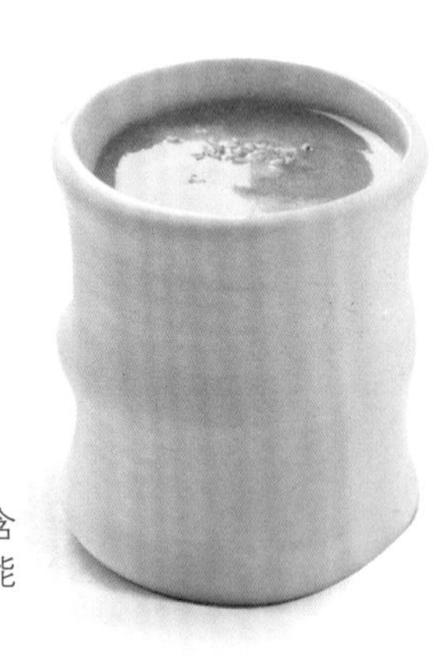

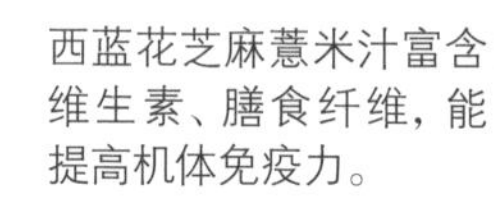

西蓝花芝麻薏米汁富含维生素、膳食纤维，能提高机体免疫力。

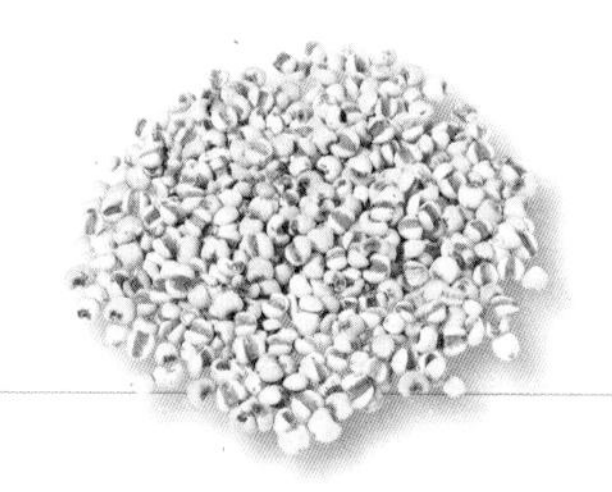

营养成分表

营养成分	含量	同类食物含量比较
蛋白质	12.8 克	高
碳水化合物	71.1 克	高
膳食纤维（不溶性）	2 克	中
维生素 B_1	0.22 毫克	中
钙	42 毫克	中
铁	3.6 毫克	中

营养搭配

香菇 + 薏米

香菇性味甘平，可增强身体抵抗力。薏米健脾利湿、清热排脓，二者均为抗癌佳品。

银耳 + 薏米

薏米配滋阴润肺、养胃生津的银耳，重在滋补生津。

降低血压、抑制癌细胞

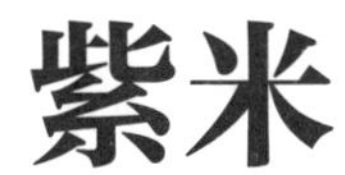

紫米

防癌功效：紫米含有丰富的脂溶性维生素，能抵抗具有强氧化作用的致癌物质的产生，抑制癌细胞生长。紫米中含有类似黑莓和蓝莓中的花青素，有抗氧化的作用，能够保护细胞正常生长，不给癌细胞可乘之机。

抗癌关键点：维生素 E 硒

紫米中的维生素 E 能够抵抗具有强氧化作用的致癌物质的产生，改善新陈代谢，预防血管硬化，减少心血管疾病的发生，防止心血管癌变。

紫米含有的硒元素，是一种优质抗氧化物，能防止不饱和脂肪酸氧化，保护细胞免受损害，具有防癌抗癌的功效。

紫米中还含有类黄酮化合物，有良好的抗氧化性，能消除自由基，还能提高人体血色素和血红蛋白含量，有利于心血管保健和防癌。

黑豆紫米粥

材料：黑豆 50 克，紫米 70 克，白糖适量。

做法：①黑豆、紫米分别洗净，紫米浸泡 2 小时，黑豆浸泡 6 小时。②锅置火上，放入紫米、黑豆和适量水，大火烧沸后改小火熬煮。③小火熬煮 1 小时后，放入白糖，搅拌均匀即可。

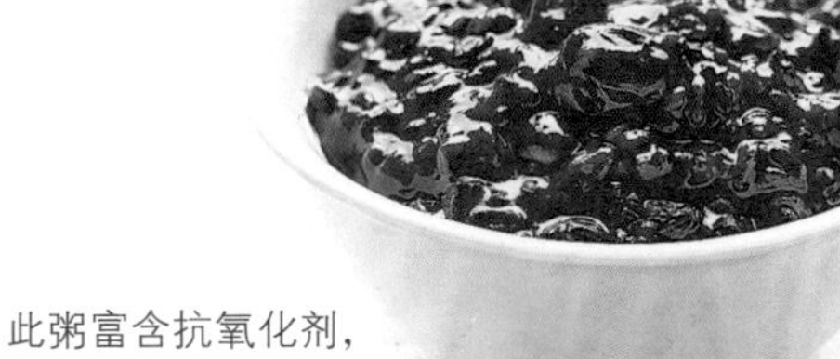

此粥富含抗氧化剂，有很强的防癌功效，并有养肾、护肾的作用。

营养成分表

营养成分	含量	同类食物含量比较
蛋白质	8.3 克	中
脂肪	1.7 克	低
碳水化合物	75.1 克	高
硒	2.88 毫克	中
磷	183 毫克	高
钾	219 毫克	中

营养搭配

✔ 紫米 + 小米 + 薏米

相互补充营养素，紫米补血，小米和胃，薏米健脾，三者都具有防癌抗癌功效。

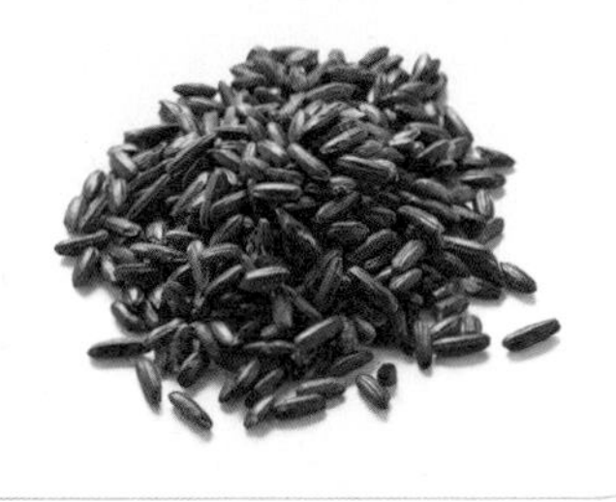

平衡内分泌、预防便秘

糙米

防癌功效：糙米含有大量膳食纤维，有稀释肠道有毒物质的功效，
从而有效防止人体吸收有害物质，达到防癌的作用。
糙米中米糠和胚芽部分的B族维生素，能提高人体免疫功能，促进血液循环。

抗癌关键点：膳食纤维 维生素E

糙米含有丰富的膳食纤维，可刺激肠道蠕动，将有害物质及时排出体外，缩减有害物质停留在体内的时间，对预防直肠癌及结肠癌有显著作用。

糙米中的维生素E是自由基消除剂，能够稳定不饱和脂肪酸，达到预防癌症的目的，还有延缓衰老的作用。

常吃糙米还可以保持神经安定，平衡内分泌，缓解紧张情绪，对癌症患者来说，常吃糙米能够帮助恢复良好而稳定的心态。

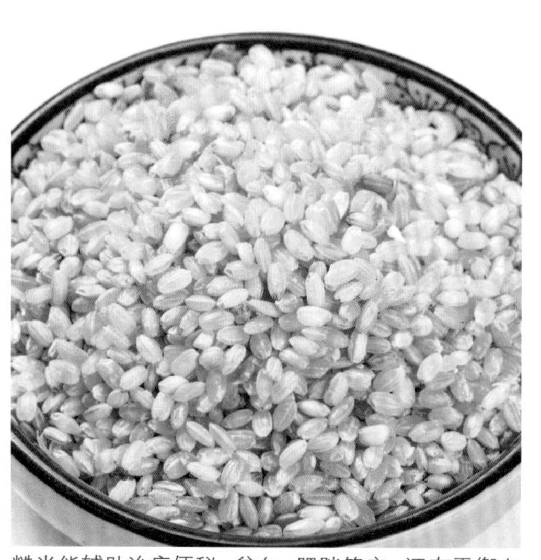

糙米能辅助治疗便秘、贫血、肥胖等症，还有平衡血糖的作用。

营养成分表

营养成分	含量	同类食物含量比较
蛋白质	7.1克	中
脂肪	2.4克	中
碳水化合物	74.5克	高
钙	13毫克	中
磷	252毫克	高
维生素E	13.5毫克	高

营养搭配

- 糙米＋枸杞子

可补肾养阴、益血明目。

- 糙米＋荠菜

二者同食可以健脾补虚、明目、止血、利尿。

1 燕麦糙米豆浆

材料：黄豆50克，燕麦片20克，糙米15克。

做法：①将黄豆用清水浸泡10~12小时，捞出洗净；糙米洗净，用清水浸泡2小时。②将燕麦片、黄豆、糙米一同放入豆浆机中，加水至上下水位线之间，启动豆浆机，待豆浆制作完成后过滤即可。

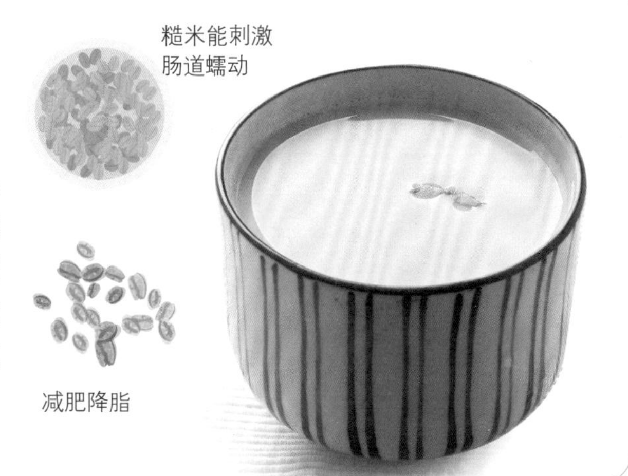

糙米能刺激肠道蠕动

减肥降脂

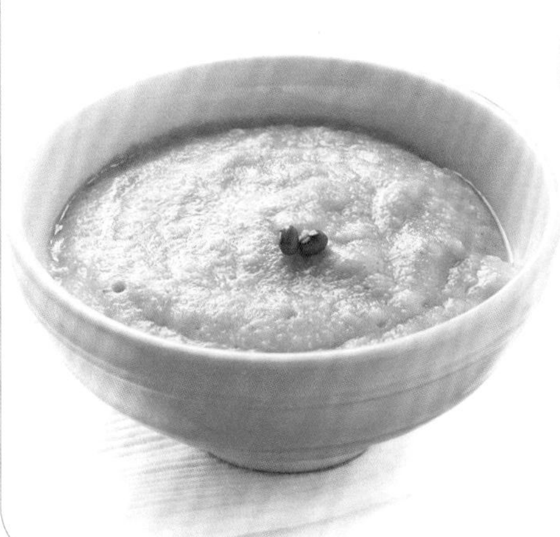

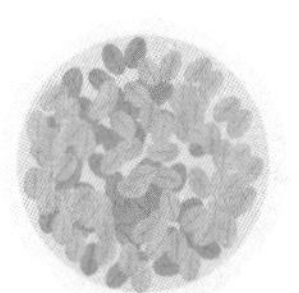

含有B族维生素和维生素E，提高免疫力

清热降火，利尿消肿

2 糙米绿豆糊

材料：糙米80克，绿豆30克，莲子15克。

做法：①将绿豆淘净，用清水浸泡10~12小时；糙米、莲子淘洗干净，浸泡3小时。②将糙米、绿豆、莲子倒入豆浆机中，加水至上下水位线之间，按“米糊”键，煮至豆浆机提示米糊做好即可。

3 葛根糙米粥

材料：葛根粉15克，糙米100克。

做法：①糙米洗净，清水浸泡30分钟。②锅置火上，放入糙米和适量水，大火烧沸后改小火。③待粥煮至六成熟时，放入葛根粉，熬煮熟透即可。

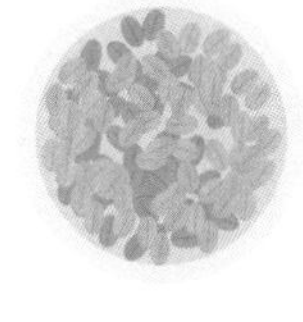

控制血糖

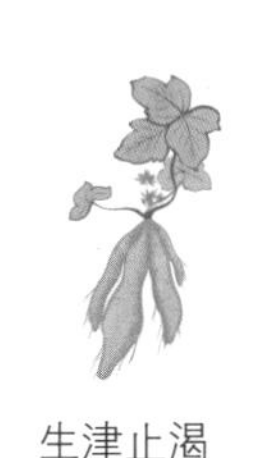

生津止渴

宜

降低胆固醇、预防便秘

燕麦

防癌功效：燕麦含有丰富的膳食纤维，能够帮助肠道运动，缓解便秘，促进新陈代谢，预防因肥胖可能导致的癌症的发生。燕麦中的膳食纤维对预防乳腺癌也有明显功效。

抗癌关键点：木质素 膳食纤维

燕麦中含有木质素，是清理血管中杂物的“清道夫”，可以清除血管中的自由基，降低胆固醇。木质素能够抑制癌细胞生长，并能缩短食物在肠道的停留时间，起到预防大肠癌的作用。

燕麦含有丰富的膳食纤维，能降低血管中胆固醇含量，预防心血管疾病。

燕麦含有多酚物质，可防止细胞受到氧化，能够有效预防癌症。

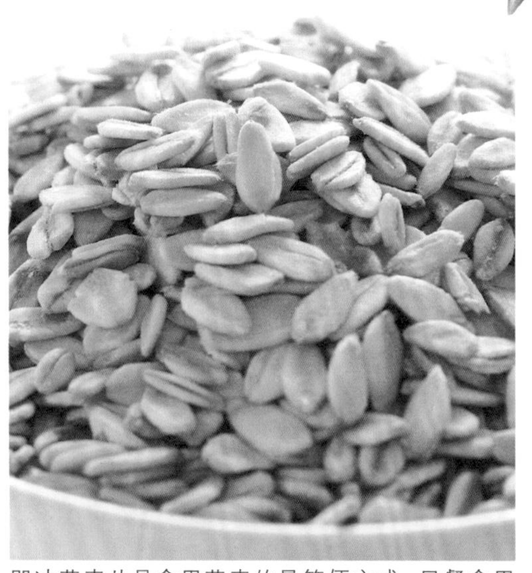

即冲燕麦片是食用燕麦的最简便方式，早餐食用最佳。

营养成分表

营养成分	含量	同类食物含量比较
蛋白质	15.2 克	高
碳水化合物	57.3 克	中
膳食纤维（不溶性）	9.1 克	高
维生素 B_1	0.56 毫克	高
钙	209 毫克	高
锌	2.75 微克	高

营养搭配

✔ 牛奶＋燕麦

集牛奶与谷物营养精华于一体，含丰富蛋白质、膳食纤维、维生素、钙等。

✔ 山药＋燕麦

具有延年益寿的作用，更是糖尿病、高血压、高脂血症患者的膳食佳品。

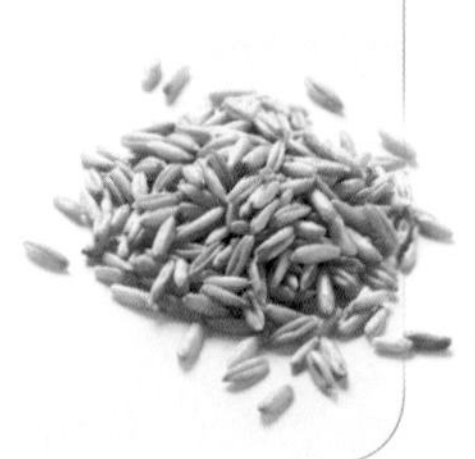

1 燕麦黑芝麻豆浆

材料：黄豆 50 克，燕麦片 25 克，黑芝麻 10 克，白糖适量。

做法：①将黄豆用水浸泡 10~12 小时，捞出洗净；黑芝麻碾碎。②将上述食材同燕麦片放入豆浆机，加水至上下水位线之间，启动豆浆机，待豆浆制作完成，过滤后加适量白糖拌匀即可。

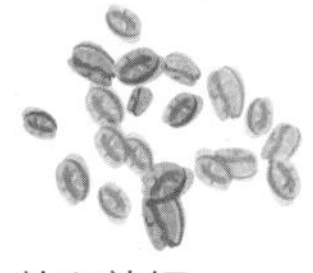

补血补钙

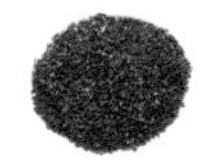

润肤，乌发

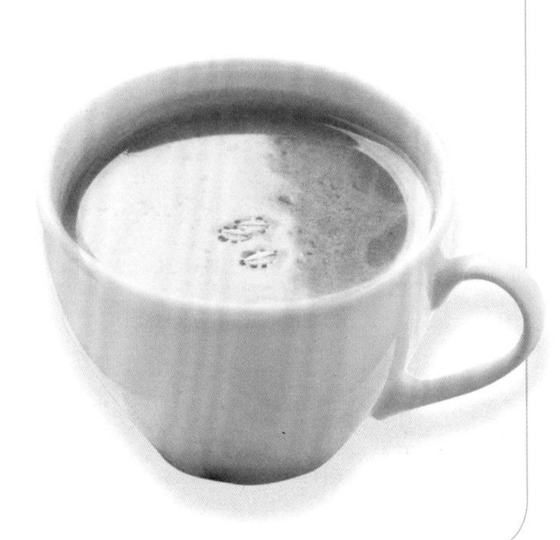

2 丝瓜燕麦粥

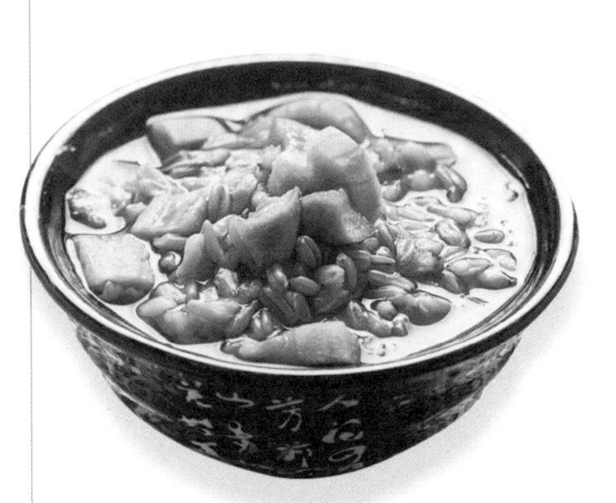

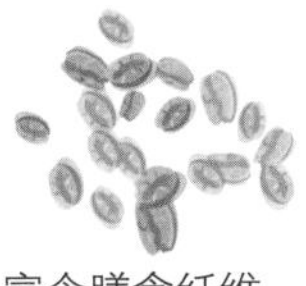

富含膳食纤维

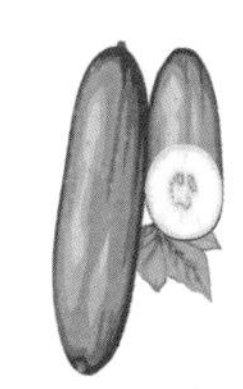

清热解毒

材料：丝瓜 50 克，燕麦仁 100 克，盐、香油各适量。

做法：①丝瓜去皮洗净，切小块；燕麦仁洗净，浸泡 30 分钟。②锅置火上，放入燕麦仁和适量水，大火烧沸后改小火。③待粥煮熟时，放入丝瓜，略煮片刻，加盐调味，关火，淋上香油即可。

3 豆芽燕麦粥

材料：豆芽 60 克，鸡肉 20 克，燕麦仁 40 克，盐适量。

做法：①豆芽、燕麦仁分别洗净，燕麦仁浸泡 30 分钟；鸡肉切成蓉。②油锅置火上，放入鸡肉蓉和豆芽，快速翻炒几下。③放入燕麦仁和适量水，大火烧沸后改小火熬煮成粥，加盐调味即可。

润肠通便

制作时加少许醋可以去除豆芽的涩味

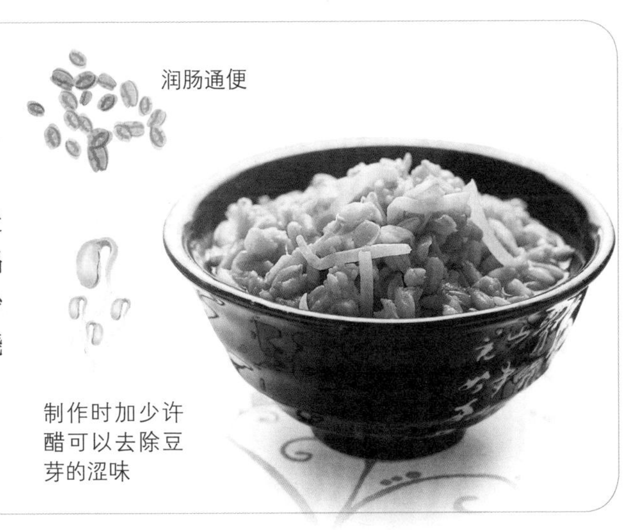

宜

清热解毒、消除疲劳

绿豆

防癌功效：绿豆可降火气并具有解毒功能，能够帮助身体排出毒素，促进新陈代谢。经常在有毒环境下工作或接触致癌物的人，可经常食用绿豆，能够清热解毒，预防癌症。

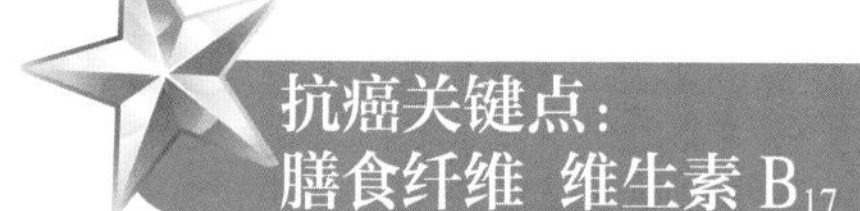

抗癌关键点：膳食纤维 维生素 B_{17}

绿豆中的膳食纤维可以促进肠胃蠕动，维护胃肠正常运转，阻止肠壁吸收有毒物质，防止癌细胞生成，达到预防癌症的目的。

绿豆芽中含有维生素 B_{17}，有利尿作用，可使有毒物质随尿液排出，能够抑制癌细胞生长。

绿豆老鸭汤

材料：老鸭1只，绿豆200克，姜、盐各适量。

做法：①老鸭去毛，去内脏，洗净，斩块，用开水汆3分钟，捞出洗净。②绿豆洗净，用水浸泡1小时；姜洗净，切片。③老鸭、绿豆和姜片放入砂锅，加入适量水，大火煮沸后转小火煲2小时，加盐调味即可。

绿豆和老鸭都有消暑滋补的功效，特别适合在夏季食用。

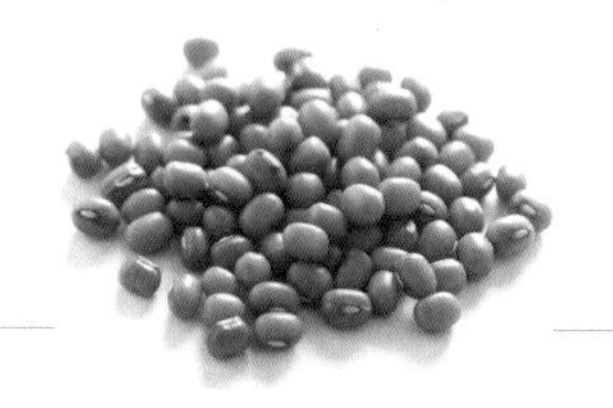

营养成分表

营养成分	含量	同类食物含量比较
蛋白质	21.6克	高
脂肪	0.8克	低
碳水化合物	62克	中
膳食纤维（不溶性）	6.4克	高
锌	2.18毫克	高
钾	787毫克	高

营养搭配

✓ 南瓜+绿豆

绿豆、南瓜同食，对夏季伤暑心烦、身热口渴、赤尿或头晕乏力等症有一定疗效。

✓ 薏米+绿豆

绿豆和薏米都含大量维生素 B_1，有益于癌症患者预防周围神经功能障碍。

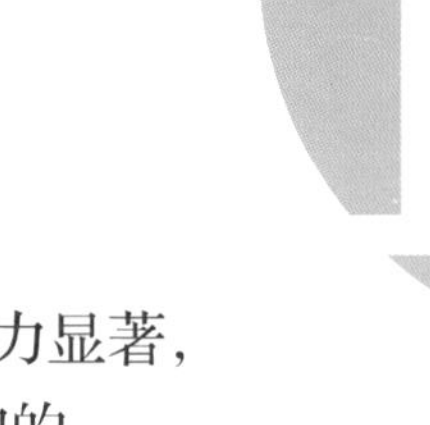

抗氧化强、保护视力

黑豆

防癌功效：黑豆含有花青素，其抗氧化能力显著，可以提升免疫力，使机体远离癌细胞的侵害。

抗癌关键点：异黄酮 花青素

黑豆含有异黄酮，可补充因更年期引起的女性激素不足现象，也能缓解更年期激素失衡，异黄酮还能够抑制癌细胞生长，预防乳腺癌的发生和扩散。

黑豆含有大量花青素，有助于抗氧化，可以保护视力，还能够消除体内自由基，提升免疫力，达到预防癌症的目的。

南瓜黑豆浆

材料：黑豆 60 克，南瓜 30 克。

做法：①将黑豆用水浸泡 10~12 小时，捞出洗净；南瓜去皮，去瓤和子，洗净，切成小块。②将上述食材放入豆浆机中，加水至上下水位线之间，启动豆浆机；待豆浆制作完成，过滤即可。

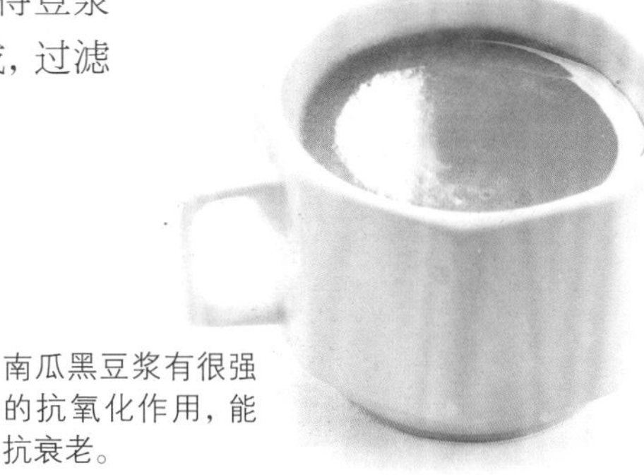

南瓜黑豆浆有很强的抗氧化作用，能抗衰老。

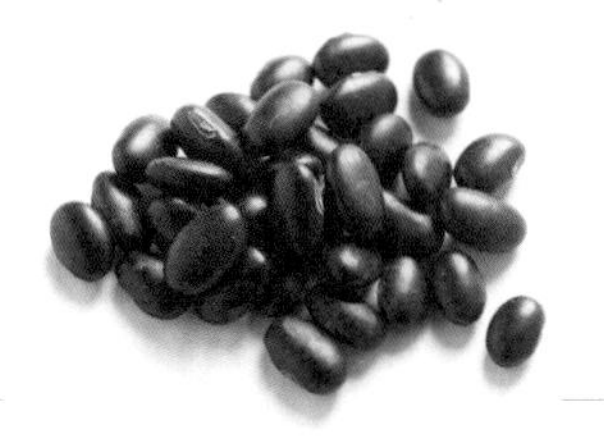

营养成分表

营养成分	含量	同类食物含量比较
蛋白质	36 克	高
碳水化合物	33.6 克	中
膳食纤维（不溶性）	10.2 克	高
镁	243 毫克	高
锌	4.18 毫克	高
硒	6.79 微克	高

营养搭配

✔ 谷类 + 黑豆

各种谷类都适合与黑豆煮粥，不仅味道好，还可增加营养。

✘ 柿子 + 黑豆

黑豆中钙含量较丰富，与含鞣酸过多的柿子同食，会生成不溶性结合物，长期食用易产生结石。

宜

调节激素、预防癌症

黄豆

防癌功效：黄豆是豆类的代表食物，豆类中含有的异黄酮，具有调节激素水平的功效，常食黄豆可以促进皮肤血液循环，增强新陈代谢，预防女性乳腺癌、子宫癌及男性前列腺癌。

抗癌关键点：异黄酮 皂苷

黄豆中的异黄酮对人体有抗氧化作用，能够抗氧化并预防动脉硬化，调节人体激素水平，预防癌症的发生。异黄酮还能保护心血管系统，对治疗女性更年期的各种症状均有明显疗效，更年期前后的女性宜常食黄豆及黄豆制品。

黄豆中含有皂苷，这种物质能降低身体对脂肪的吸收，促进新陈代谢，有减肥的功效，还能够预防癌症。

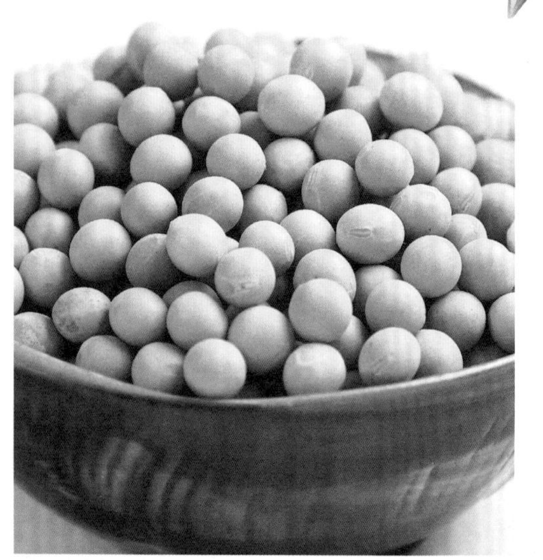

黄豆应挑选外皮色泽光亮、皮面干净、颗粒饱满且整齐均匀，无破瓣，无缺损，无虫害，无霉变的。

营养成分表

营养成分	含量	同类食物含量比较
蛋白质	35 克	高
脂肪	16 克	高
碳水化合物	34.2 克	中
胡萝卜素	220 微克	高
钙	191 毫克	高
镁	199 毫克	高

营养搭配

✔ 茄子 + 黄豆

茄子与黄豆一起吃，具有保护血管的作用。

✔ 玉米 + 黄豆

黄豆和玉米都含有较多的膳食纤维，摄食后能加强肠壁蠕动，可缓解便秘。

1 黄豆煲猪蹄

材料：猪蹄1只，黄豆150克，料酒、盐各适量。

做法：①猪蹄刮净毛甲，破开两边，切大块，用开水氽5分钟，去血水，捞出洗净；黄豆洗净，温水泡2小时。②猪蹄和黄豆放入砂锅中，加入适量水和料酒，大火煮沸后转小火煲2小时，加盐调味即可。

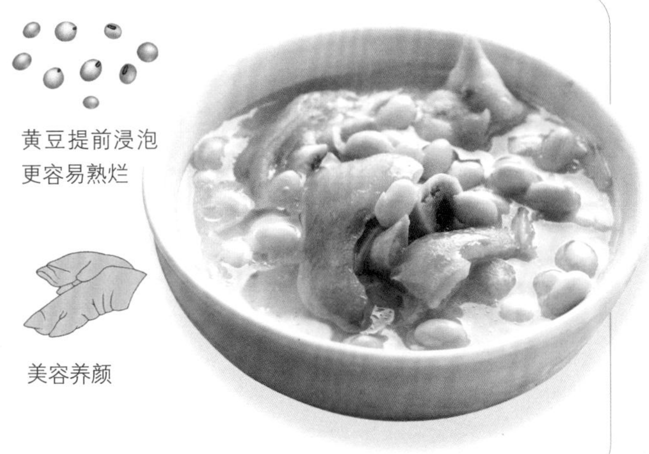
黄豆提前浸泡
更容易熟烂
美容养颜

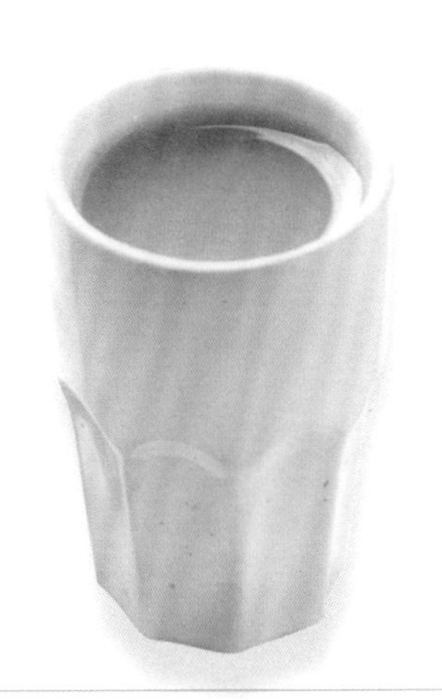

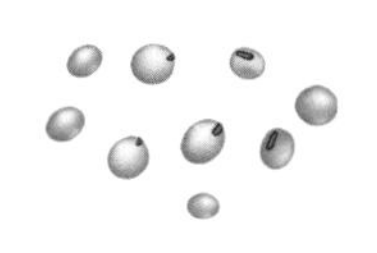
促进新陈代谢

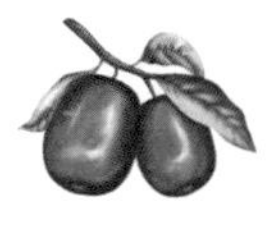
补血

2 高粱红枣豆浆

材料：黄豆50克，高粱米20克，红枣5个，蜂蜜10克。

做法：①将黄豆用清水浸泡10~12小时，泡至发软后，捞出洗净；高粱米淘洗干净，用清水浸泡2小时；红枣洗净，去核，切碎。②将上述食材一同放入豆浆机中，加水至上下水位线之间，启动豆浆机。③待豆浆制作完成后过滤，凉至温热，调入蜂蜜。

3 黄豆芝麻脊骨汤

材料：黄豆50克，黑芝麻10克，猪脊骨500克，姜、料酒、盐各适量。

做法：①猪脊骨斩块，用开水氽3分钟，去血水，捞出洗净；黄豆洗净，用温水泡2小时；黑芝麻炒香；姜洗净，切片。②猪脊骨、黄豆和姜片放入砂锅中，加入适量水和料酒，大火煮沸后转小火煲2小时，加盐、黑芝麻即可。

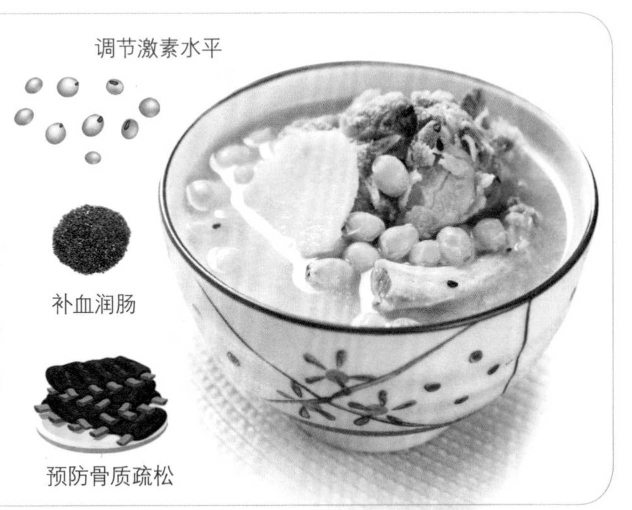
调节激素水平
补血润肠
预防骨质疏松

宜

补充能量、健胃活血

栗子

防癌功效：栗子是坚果类中维生素 C 含量较高的，能够抗氧化，清除体内杂质，有助于机体抵抗炎症及抗氧化，可有效预防癌症，延缓衰老。

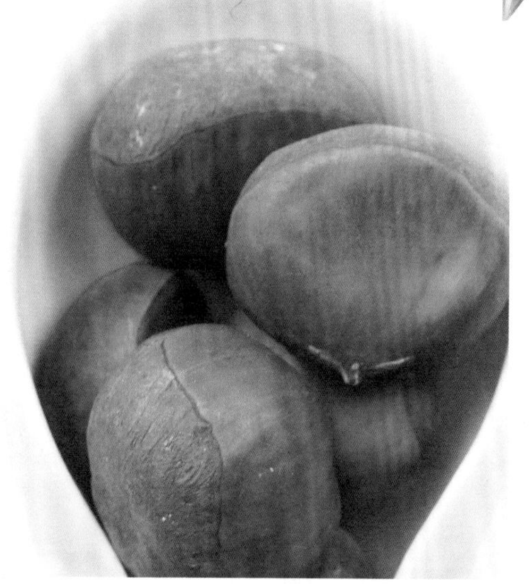

外壳鲜红、带褐、紫、赭等色，颗粒光泽的栗子，品质一般较好。

抗癌关键点：硒 不饱和脂肪酸

栗子含有的硒元素是防癌抗癌的明星营养素，可抑制癌细胞的增殖和分裂，对人体肿瘤有预防和治疗的作用。常食栗子还能够提高人体免疫力，达到防癌的目的。

栗子中含有不饱和脂肪酸，可以降低胆固醇含量，维持动脉血管的弹性，并能发挥良好的抗氧化作用，保护细胞免受自由基破坏，抑制癌细胞生长。

营养成分表

营养成分	含量	同类食物含量比较
蛋白质	4.2 克	低
碳水化合物	42.2 克	高
膳食纤维（不溶性）	1.7 克	低
胡萝卜素	190 微克	高
钠	13.9 毫克	中
硒	1.13 微克	中

营养搭配

✓ 栗子 + 大白菜

有淡化雀斑和黑眼圈的功效。

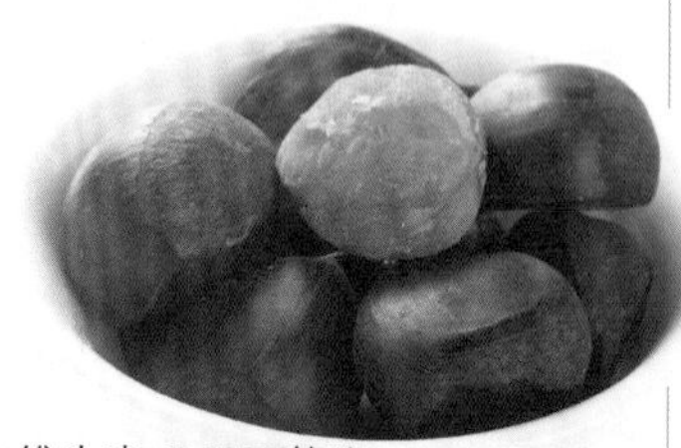

栗子富含维生素 C 及不饱和脂肪酸，具有预防癌症和心血管疾病的功效。

1 栗子扒白菜

材料：栗子 150 克，白菜 400 克，彩椒丝、葱花、姜末、水淀粉、盐各适量。

做法：①栗子去皮，洗净，然后在油锅内过油，取出备用；白菜洗净，切成小片，先放入锅内煸炒，熟后盛出备用。②锅中放油烧热后，放入葱花、姜末炒香，接着放入白菜与栗子，用水淀粉勾芡，再加盐调味，点缀彩椒丝即可。

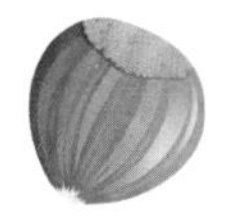

硒可抑制癌细胞生长

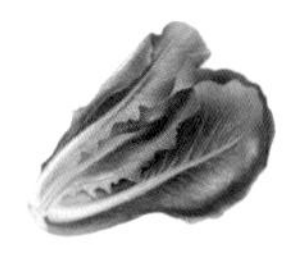

含水量高，不宜过早下锅

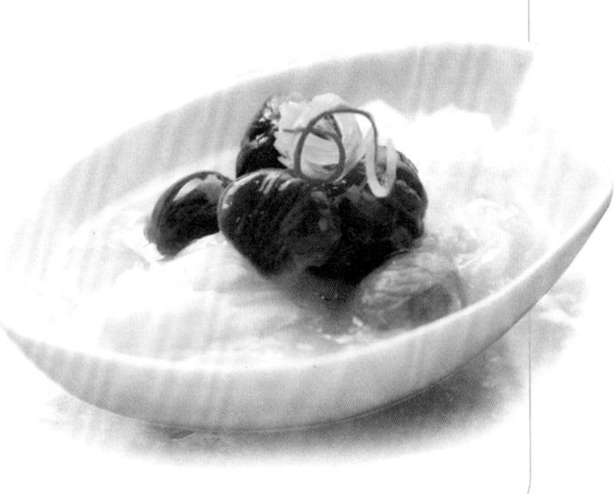

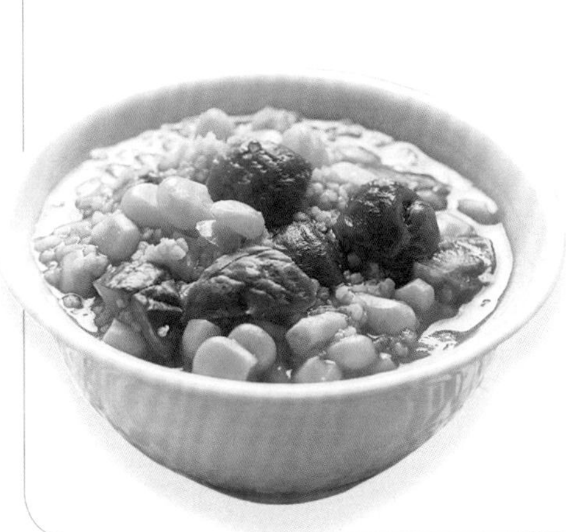

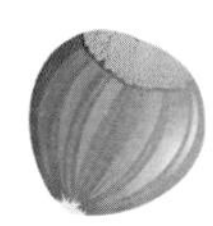

提高免疫力

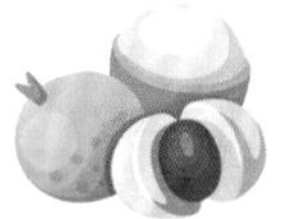

安神助眠

2 桂圆栗子粥

材料：玉米、桂圆、栗子各 20 克，小米 50 克，红糖适量。

做法：①玉米、栗子、小米分别洗净，小米浸泡 4 小时；桂圆取肉。②锅置火上，放入玉米、栗子、桂圆、小米和适量水，大火烧沸后改小火，熬煮成粥。③待粥煮熟时，放入红糖，搅拌均匀即可。

3 栗子红枣黑豆浆

材料：黑豆 50 克，栗子 3 枚，红枣 2 个。

做法：①将黑豆用清水浸泡 10~12 小时，泡至发软后，捞出洗净；栗子去皮，切碎；红枣洗净，去核。②将以上食材一同放入豆浆机中，加水至上下水位线之间，启动豆浆机，待豆浆制作完成后过滤即可。

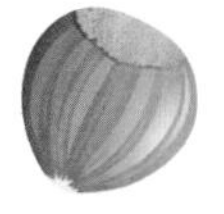

维持动脉血管弹性

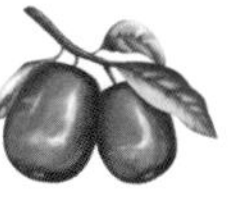

有一定甜度，饮用时无须加糖

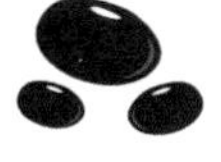

淡化黄褐斑和老年斑

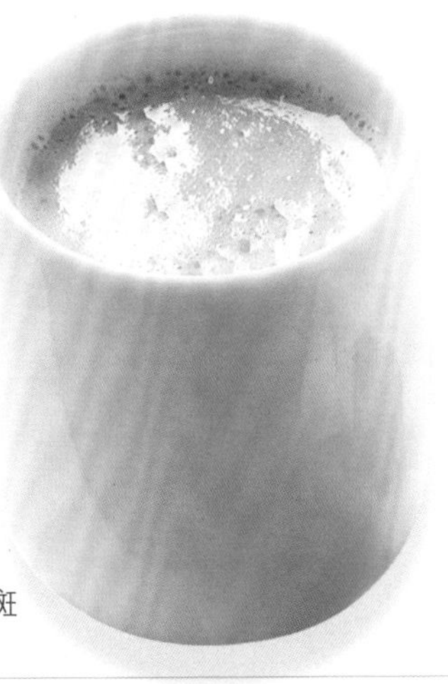

宜

抑制肿瘤生长

蚕豆

防癌功效：蚕豆含有的酶能防止致癌物与正常细胞结合，达到预防癌症的目的。

抗癌关键点：外源凝集素 膳食纤维

蚕豆中含有一种叫外源凝集素的蛋白质，这种蛋白质能有效阻止异变的细胞生长繁殖，并且能附着在由肠壁细胞吸收的分子上，进而可以控制肿瘤的生长，达到消肿、抗癌的目的，特别对胃癌、食管癌、宫颈癌有更强的预防作用。

蚕豆中富含膳食纤维，能够预防肥胖的发生，在调节血压、控制体重方面有明显作用，可以降低肠癌发生的概率。

清煮蚕豆

材料：新鲜蚕豆 120 克，红椒块、盐各适量。

做法：①蚕豆洗净，沥干。②油锅置火上，倒入蚕豆，翻炒均匀。③往锅中加入适量水，盖盖焖煮，待蚕豆熟时，加红椒块、盐炒匀，关火即可。

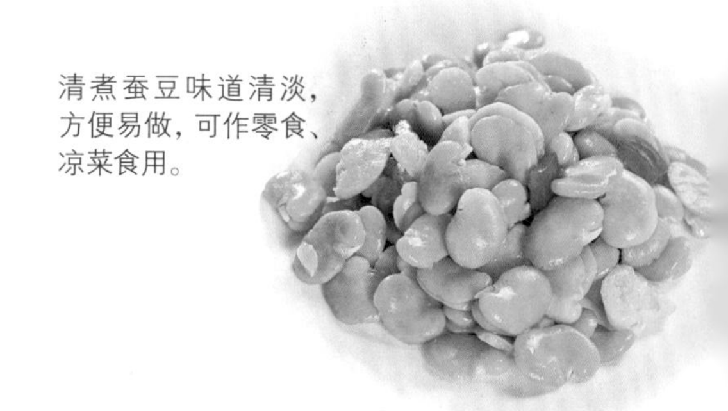

清煮蚕豆味道清淡，方便易做，可作零食、凉菜食用。

营养成分表

营养成分	含量	同类食物含量比较
蛋白质	21.6 克	中
碳水化合物	61.5 克	高
磷	418 毫克	高
镁	57 毫克	低
钙	31 毫克	中
钾	1117 毫克	高

营养搭配

蚕豆 + 枸杞子

可达到清肝去火的效果。

蚕豆 + 大白菜

可以增强抵抗力。

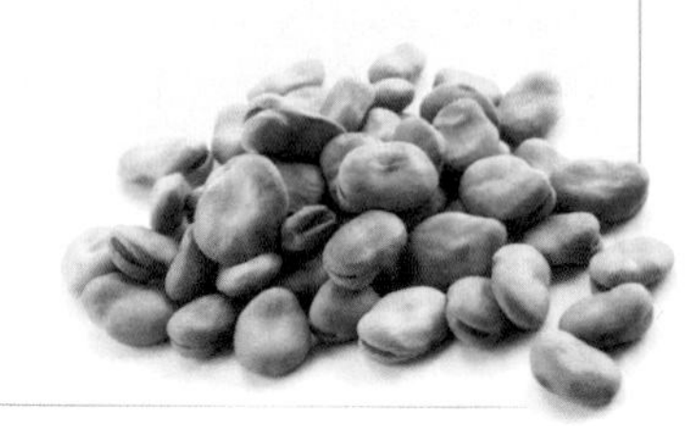

抑制癌细胞生长

腰果

防癌功效：腰果含丰富的脂肪，其中不饱和脂肪占绝大多数，有降低胆固醇的功效。腰果中含有多种微量元素，是强效的抗氧化剂，能够消除自由基，起到防癌抗癌的作用。

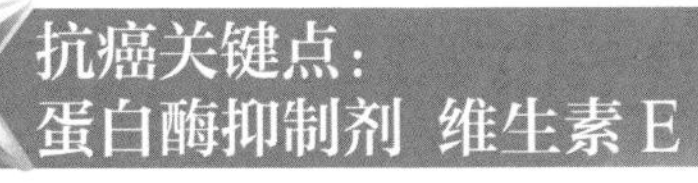

抗癌关键点：蛋白酶抑制剂 维生素E

腰果中含有大量的蛋白酶抑制剂，可以阻碍肿瘤的发展并缩小肿瘤范围，抑制癌细胞转移，阻止恶性组织的扩大与癌细胞生长。

腰果中的维生素E是一种高抗氧化营养素，可以提高机体免疫力，有延缓衰老、增强体质的功效，能够预防癌症。

腰果中还有维生素A，同样是良好的抗氧化剂，能使皮肤滋润有光泽，维持上皮细胞的正常生长，降低致癌物质损害上皮细胞，有助于防癌。

无花果腰果粥

材料：无花果干、腰果各30克，大米80克，冰糖适量。

做法：①无花果干洗净，切小块；腰果洗净；大米洗净，浸泡30分钟。②锅置火上，放入大米和适量水，大火烧沸后改小火，放入无花果干，小火熬煮。③待粥煮熟时，放入腰果，小火继续熬煮。④待粥煮至熟烂时，放入冰糖，搅拌均匀，关火即可。

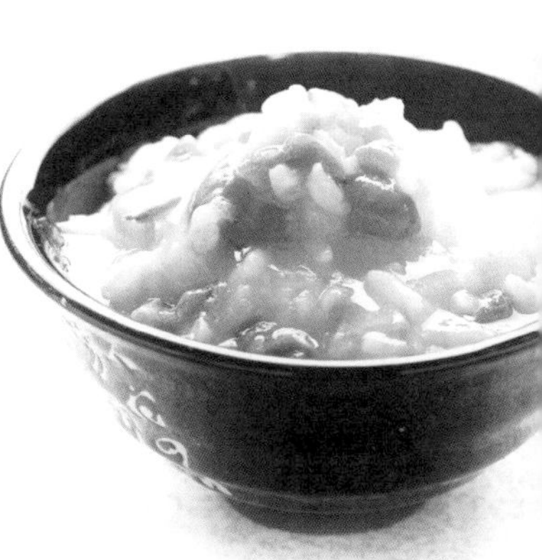

营养成分表

营养成分	含量	同类食物含量比较
蛋白质	17.3克	中
脂肪	36.7克	中
碳水化合物	41.6克	高
钙	26毫克	低
钠	251.3毫克	高
钾	503毫克	中

营养搭配

腰果＋薏米

可以补润五脏，有安神功效。

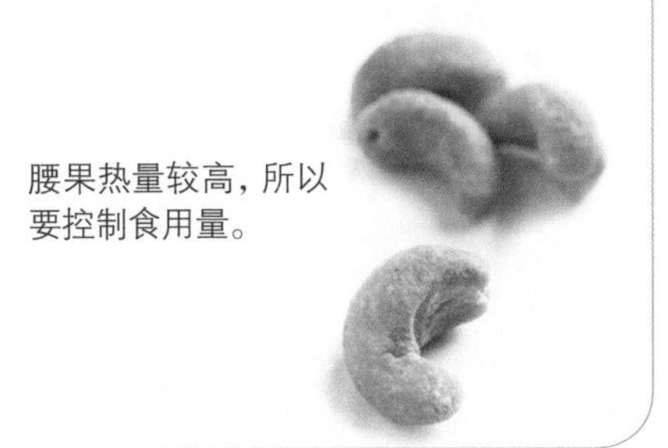

腰果热量较高，所以要控制食用量。

宜

润燥安神、预防便秘

芝麻

防癌功效：芝麻有很强的抗氧化能力，可消除体内自由基，起到防癌抗癌的作用。芝麻中的亚油酸能够降低胆固醇，预防动脉硬化，降低慢性病的发病概率。

抗癌关键点：芝麻素 木酚素

芝麻含有芝麻素，能够提高免疫力，强化淋巴系统，增强细胞活力，防止癌变。芝麻素对细菌、病毒有抵抗作用，能够抑制癌细胞生长，达到预防癌症的目的。

芝麻含有木酚素类物质，具有很强的抗氧化能力，可预防自由基破坏正常细胞，预防癌症。

芝麻含有大量油脂，能够预防便秘，加速有害物质排出体外，减少致癌毒素损伤肠道，能够预防癌症。

桑葚黑芝麻米糊

材料：桑葚 60 克，大米 40 克，黑芝麻 15 克，白糖适量。

做法：①将大米用水浸泡 2 小时；桑葚洗净；黑芝麻用平底锅炒熟。②将大米、桑葚、黑芝麻放入豆浆机中，加水至上下水位线之间，按“米糊”键，启动豆浆机。③待米糊制作完成，加入白糖拌匀即可。

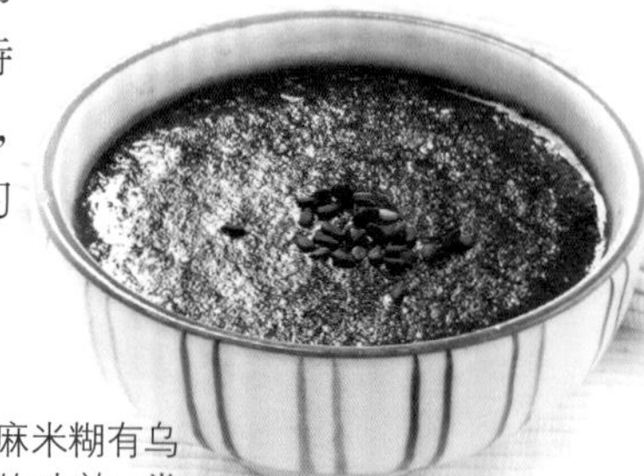

桑葚黑芝麻米糊有乌发、润发的功效，常食还可以预防便秘。

营养成分表（黑芝麻）

营养成分	含量	同类食物含量比较
蛋白质	19.1 克	中
脂肪	46.1 克	高
碳水化合物	10 克	低
膳食纤维（不溶性）	14 克	高
钙	780 毫克	高
镁	290 毫克	中

营养搭配

芝麻 + 核桃

改善皮肤弹性，保持皮肤细腻。

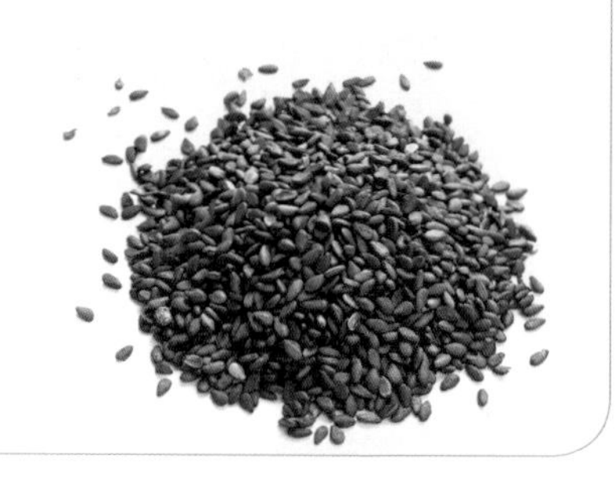

宜

养心安神、助眠

莲子

防癌功效：莲子有抑制细胞突变的作用，能防癌抗癌，适合癌症患者，特别适合化疗后食用。莲子还有很强的抗氧化性，能抑制癌细胞生长，增强心脏血管功能。

抗癌关键点：生物碱 单宁

莲子中含有生物碱，能够增强抗氧化酶的活性，增强身体抗氧化能力，特别适合放疗、化疗后体质虚弱的癌症患者。生物碱能抑制癌细胞生长，预防肿瘤复发。

莲子中的单宁有较强的抗癌活性，可抑制癌细胞生长，还有收敛黏膜血管、缓解出血症状的功效，可以缓解癌症患者在放疗、化疗期间的不适感，减轻黏膜受损情况。

莲子还有养心安神的功效，能够增强记忆力，有助眠作用，可帮助患者缓解因治疗带来的精神不振、抑郁伤身。

红枣莲子粥

材料：莲子 20 克，红枣 3 个，糯米 120 克，冰糖适量。

做法：①莲子去心、红枣去核，分别洗净；糯米洗净，浸泡 2 小时。②锅置火上，加水，加入莲子、糯米，大火煮开后转小火煮 40 分钟。③加入红枣，再熬煮 20 分钟，加入适量冰糖，搅拌均匀即可。

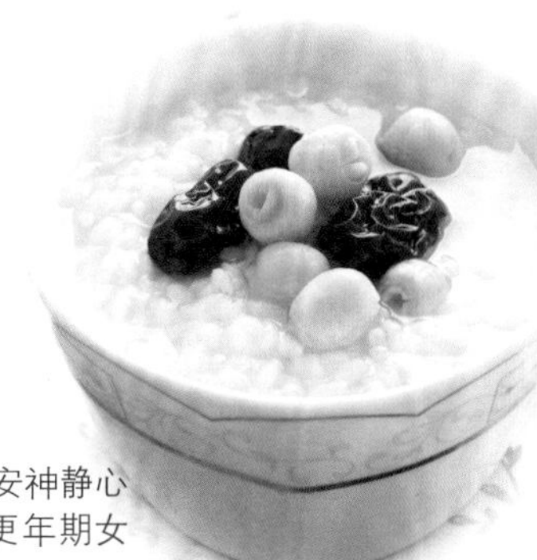

红枣莲子粥有安神静心的功效，适合更年期女性食用。

营养成分表

营养成分	含量	同类食物含量比较
蛋白质	17.2 克	中
脂肪	2 克	低
碳水化合物	67.2 克	高
膳食纤维（不溶性）	3 克	低
钙	97 毫克	中
钾	846 毫克	高

营养搭配

✔ 莲子＋南瓜

有健脾补肾的功效。

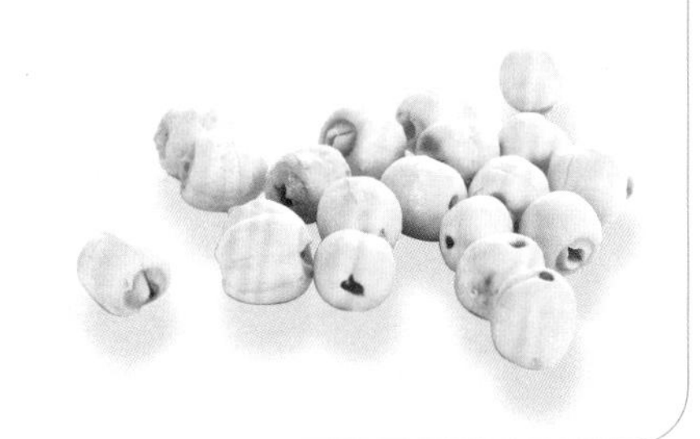

宜

缓解慢性病、预防便秘

杏仁

防癌功效：杏仁含有丰富的不饱和脂肪酸，有润肠通便、预防便秘的功效，能帮助有害物质排出体外，降低肠道癌症的发病概率。常吃杏仁还能够降低胆固醇，减少慢性病的发病风险。

抗癌关键点：维生素B_{17} 硒

杏仁含有大量维生素B_{17}，是一种天然抗癌物质，能够抑制癌细胞生长，保护正常细胞不受侵害。

杏仁还含有硒元素，有很强的抗氧化性，能够消除体内自由基，对延缓衰老、预防癌症有很强的作用。

青稞杏仁粥

材料：大米、糯米各40克，青稞100克，杏仁10克，白糖适量。

做法：①青稞、大米、糯米洗净，大米浸泡30分钟，糯米浸泡2小时，青稞浸泡6小时。②锅置火上，放入青稞和适量水，大火烧沸后改小火，放入大米和糯米。③待水再次烧开时，放入杏仁，小火继续煮，待粥煮熟时，放入白糖，搅拌均匀即可。

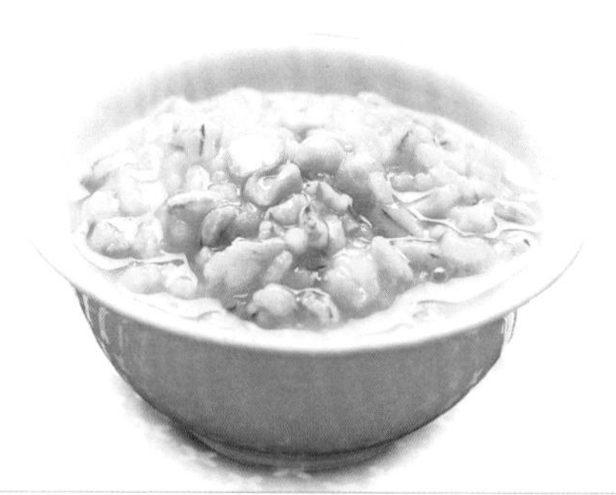

青稞杏仁粥有润肠通便的功效，能缓解便秘，还有减肥的作用。

营养成分表

营养成分	含量	同类食物含量比较
蛋白质	21.3克	高
脂肪	50.6克	高
膳食纤维（不溶性）	11.8克	高
钙	248毫克	高
镁	275毫克	中
钾	728毫克	高

营养搭配

杏仁＋牛奶

美容养颜。

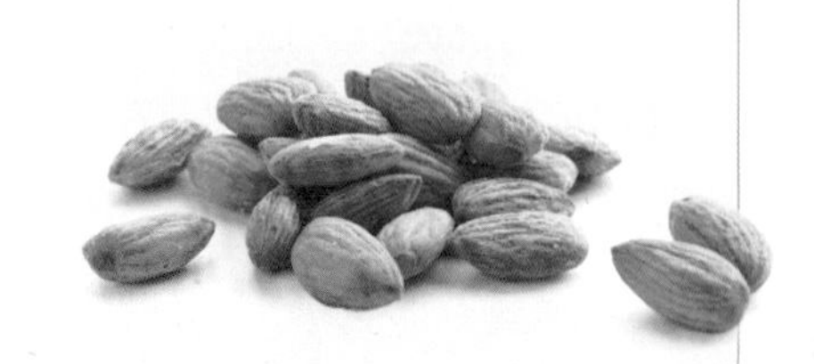

方便面

常吃导致肥胖

方便面是典型的高热量、高脂肪、低维生素食物，含盐量过高，常吃会损害肝肾，诱发癌变。

为什么不宜吃方便面

方便面属于油炸食品，并含有大量添加剂，会增加患癌症、肝肾疾病的风险，对健康有害无益。一个方便面的调料包含盐量就能达到全天的摄入控制量；含各种各样的添加剂，比如油包会加入抗氧化剂来避免油的氧化。

方便面不仅易使人发胖，也容易增加患癌症的风险，应少吃。

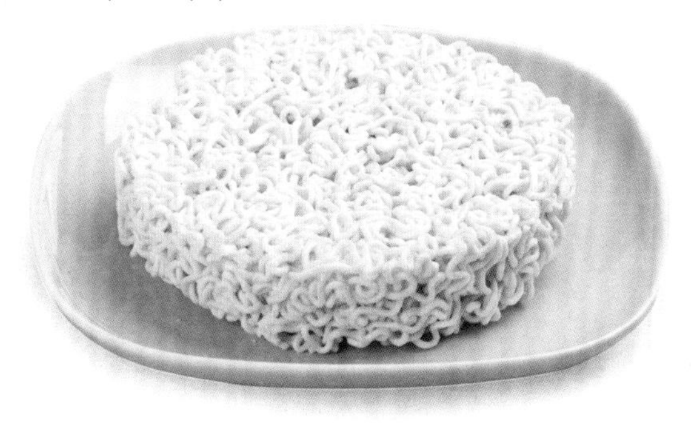

油条

常吃易导致营养不良

油条的叫法各地不一，东北和华北很多地区称油条为“馃子”；安徽一些地区称“油果子”；广州及周边地区称“油炸鬼”；潮汕地区等地称“油炸果”。

油条中含有铝元素，是引起多种脑疾病的重要因素。

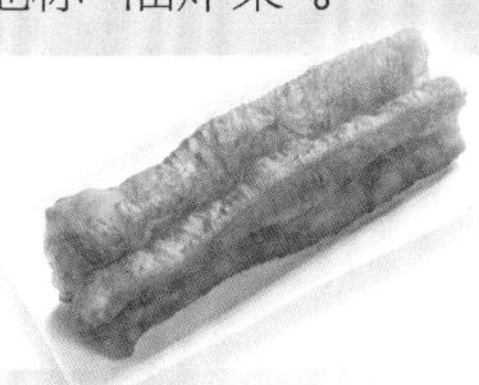

为什么不宜吃油条

油条属于较高热量、较高碳水化合物、低维生素食物，油条用经过反复加热的油炸制而成，易产生致癌物质——多环芳烃。常吃油条还会引起胆固醇和血脂等的升高，增加肝脏癌变的概率。此外油条含有铝元素，铝是一种低毒、非必需的微量元素，是引起多种脑疾病的重要因素。它是多种酶的抑制剂，其毒性能影响蛋白质合成和神经介质。铝可使脑内酶的活性受到抑制，从而使精神状态日趋恶化。

食品安全知多少

鉴别油条有无添加剂

无添加剂的油条颜色黄亮程度稍浅，掰开后里面的色泽略黄，油条表面的气泡较小，而且油条条形规整，两根贴合在一起，易于撕开掰断，油条没有异味。而含有明矾或者洗衣粉的油条，几乎不能掰断，只能撕断，颜色黄亮，油条上有大量小泡，而且条形不规整，入口有酸涩感。

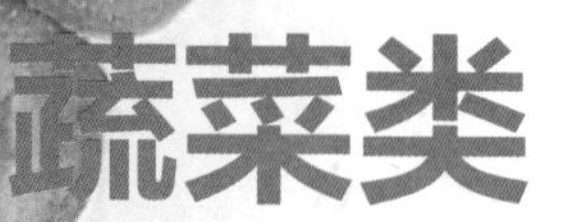

蔬菜类

蔬菜为什么能防癌抗癌

蔬菜普遍含有丰富的膳食纤维，能够降低胆固醇含量，预防血管硬化，刺激肠道蠕动，帮助迅速排出体内毒素，有效降低肠道致癌物的影响。

十字花科蔬菜：如大白菜、菜花等，含有吲哚类特殊物质，能降低致癌物质毒性，还能够抗氧化，减少肿瘤发生，有较强的防癌功效。

茄科蔬菜：如茄子、西红柿、青椒、辣椒等，这类蔬菜中含有番茄红素，有较强的抗氧化作用，能预防动脉硬化，减少心血管疾病的发生。

根茎类蔬菜：如红薯、土豆、山药、芦笋等，这类蔬菜含有黏蛋白，是一种多糖及蛋白质的混合物，有助于保护呼吸道、消化道，预防癌症。

葱蒜韭类蔬菜：如洋葱、韭菜、蒜苗等，这类蔬菜含有蒜素，蒜素是一种强效杀菌物质，能活化肝脏中的解毒酶，增强机体免疫力，预防癌症。

伞形科蔬菜：如胡萝卜、芹菜、香菜等，这类蔬菜含有丰富的类胡萝卜素，能增加连接蛋白的活性，维持正常细胞生长，使癌细胞失去生存的土壤，缓解或终止癌细胞的生长。

叶菜类蔬菜：如菠菜、空心菜等，含有丰富的维生素，维生素 A 有抗氧化作用，能稳定细胞功能，预防肺癌、膀胱癌、乳腺癌等。

蔬菜防癌抗癌关键营养素

营养素	防癌抗癌功效	常见食材
膳食纤维	促进致癌物的排出	油菜、胡萝卜、西蓝花等
吲哚类	阻断癌细胞的生长	菜花、白萝卜、大白菜等
叶黄素	分解肠道致癌物的活性	空心菜、圆白菜等
番茄红素	抵抗前列腺癌	茄子、西红柿等
蒜素	杀菌、增强免疫力	洋葱、韭菜、蒜苗等
维生素 E	抗氧化、消除自由基	黄豆芽、芹菜等
B 族维生素	增强免疫力	香菇、土豆等
硒	抗氧化	木耳、生菜、百合等

分解致癌物

菜花

防癌功效：菜花是十字花科蔬菜的代表，富含吲哚类成分，能抑制致癌物生长和分裂，达到预防癌症的目的。菜花含有多种维生素和微量元素，能够为机体补充营养，提高免疫力，使机体远离有害物质的损害。

抗癌关键点：维生素 C 多酚

菜花含有大量维生素 C，能够促进细胞间胶原蛋白的生长，有抗氧化性，能强化血管与黏膜，预防坏血病。维生素 C 还能消除亚硝酸盐，抑制亚硝胺生成，保护正常细胞，预防癌变。

菜花含有一种叫槲皮素的多酚类物质，是一种有很强抗氧化作用的物质，能使致癌物质失去活性，具有抗菌、抗病毒的功效。

菜花还含有萝卜硫素，能够分解异硫氰酸盐，这种物质能够增强吲哚类物质和槲皮素的活性，增强抗癌功效。

鲫鱼菜花羹

材料：鲫鱼 1 条，菜花 120 克，姜片、胡椒粉、盐、香油各适量。

做法：①将处理好的鲫鱼用盐水浸泡 5 分钟，去鳞、鳃及内脏，洗净。②将菜花洗净，掰成小块。③油锅置火上，下姜片炝锅，放入鱼煎至表面微黄，加适量开水，煮半小时，加入菜花煮熟，加香油、胡椒粉、盐调味即可。

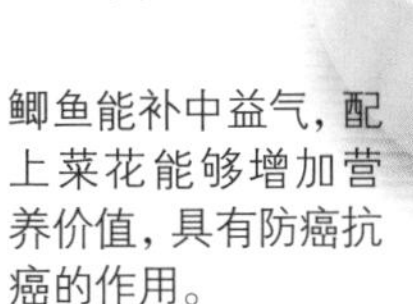

鲫鱼能补中益气，配上菜花能够增加营养价值，具有防癌抗癌的作用。

营养成分表

营养成分	含量	同类食物含量比较
蛋白质	2.1 克	低
脂肪	0.2 克	低
碳水化合物	4.6 克	低
膳食纤维（不溶性）	1.2 克	中
维生素 C	61 毫克	高
硒	0.73 微克	中

营养搭配

✔ 鸡肉 + 菜花

搭配食用，可补脑、利内脏、益气壮骨、抗衰老。常吃可增强肝脏的解毒作用，提高免疫力。

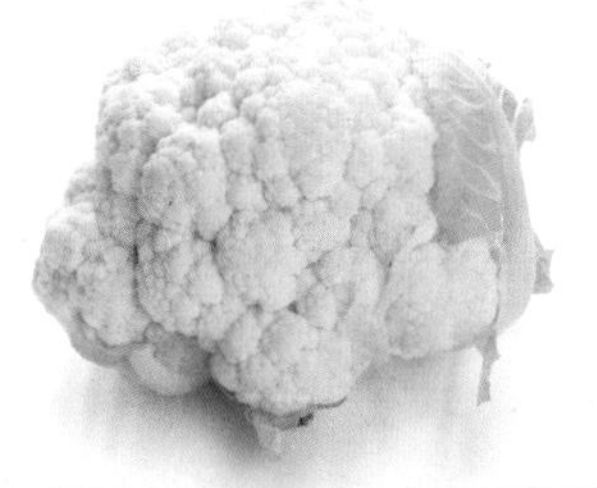

宜

预防便秘、提升免疫力

大白菜

防癌功效：大白菜能舒缓热咳、喉咙发炎等症状，并有助于降低胆固醇，增加血管弹性，常食可预防动脉粥样硬化及其他血管疾病。大白菜中的膳食纤维能促进肠道蠕动，降低罹患大肠癌等消化道疾病的概率。

抗癌关键点：木质素

大白菜中含有木质素，是一种不溶性膳食纤维，能够提高免疫细胞的活性，增强人体抵抗力，吞噬癌变细胞。

大白菜中的维生素 C 可促进细胞间胶原蛋白生长，并能提升免疫力，强化血管与黏膜，保护细胞免受氧化破坏。

大白菜含有丰富的锌元素，能防止氧化，促进细胞分裂、修补和生长，帮助皮肤细胞再生，强化免疫力。锌还是 DNA 聚合酶的必需组成部分。

大白菜蒜汤

材料：大白菜 100 克，紫皮大蒜半头，盐、香油各适量。

做法：①大白菜洗净，切丝；紫皮大蒜掰瓣，去皮。②大白菜和大蒜放入汤锅中，加入适量水，大火煮 15 分钟，加盐调味，最后淋上香油即可。

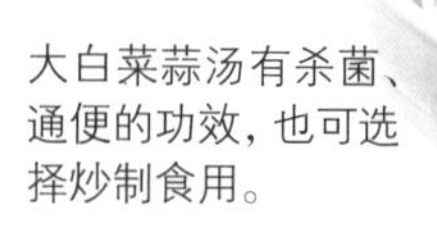

大白菜蒜汤有杀菌、通便的功效，也可选择炒制食用。

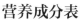

营养成分表

营养成分	含量	同类食物含量比较
蛋白质	1.5 克	低
碳水化合物	3.2 克	低
膳食纤维（不溶性）	0.8 克	低
维生素 B_2	0.05 毫克	中
维生素 C	31 毫克	中
锌	0.38 毫克	中

营养搭配

✔ 奶酪 + 大白菜

二者都含有丰富的钙和磷，搭配食用，有助于形成磷酸钙，可预防骨质疏松与肌肉抽筋等症状。

✖ 腐烂、放置时间过长、反复加热，这些情况下，大白菜会含有较多亚硝酸盐。

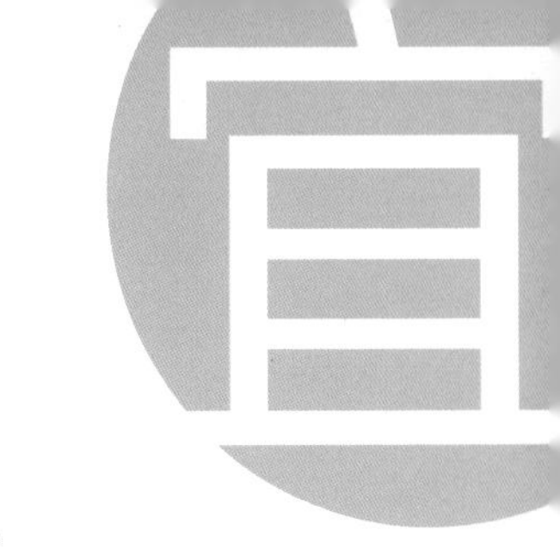

促进激素代谢

芥菜

防癌功效：芥菜含有丰富的维生素、矿物质、
类胡萝卜素及吲哚类物质，
能够抑制多种致癌因素，是有效的防癌蔬菜。

抗癌关键点：吲哚类 叶酸

芥菜含有吲哚类物质，能够促进雄性激素和雌性激素的正常代谢，抑制癌细胞分裂，有预防乳腺癌、宫颈癌及前列腺癌的功效。

芥菜中有丰富的叶酸，能帮助红细胞生成，提高血液中甲硫氨酸的含量，具有防癌作用。

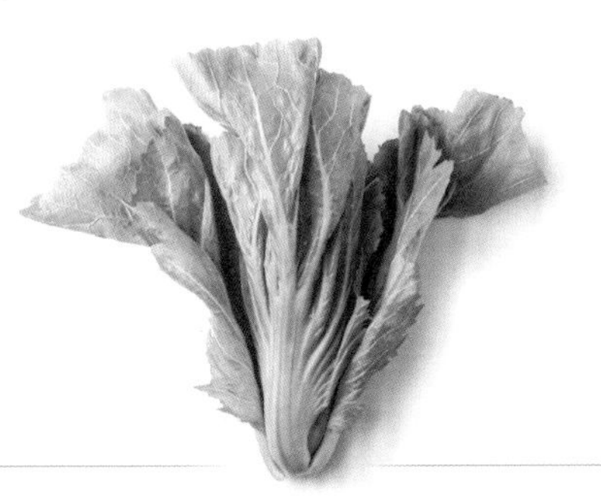

芥菜山药红枣汤

材料：芥菜50克，山药100克，红枣9个，香油、盐各适量。

做法：①芥菜洗净，切碎；红枣洗净，去核；山药洗净，去皮，切片。②山药和红枣放入锅中，加入适量水，大火煮沸后转小火煲30分钟。③放入芥菜，再次煮沸，加盐，最后淋上香油即可。

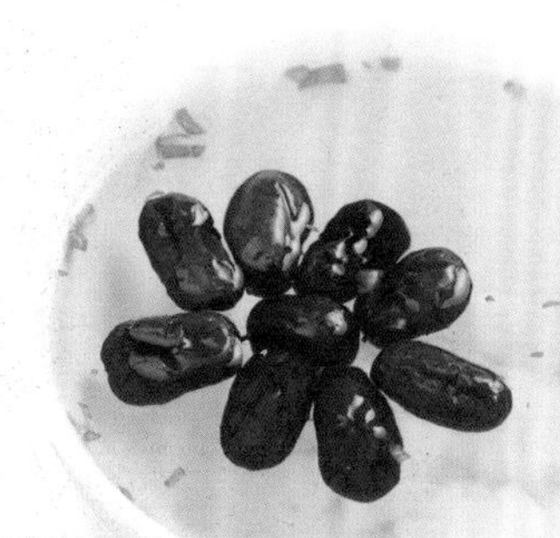

芥菜山药红枣汤有宽肠通便、健脾益胃、补血活血的功效。

营养成分表

营养成分	含量	同类食物含量比较
蛋白质	1.8克	低
碳水化合物	2.0克	中
膳食纤维（不溶性）	1.2克	中
胡萝卜素	1700微克	高
维生素C	72毫克	中
锌	0.41毫克	中

营养搭配

魔芋＋芥菜

二者搭配做汤有减肥、除便秘、降血脂的功效。

芥菜＋枸杞子

二者搭配做菜，既清甜爽口，还可清肝明目。

抗氧化、改善贫血

西蓝花

防癌功效：西蓝花含有丰富的类胡萝卜素和多种维生素，具有很强的抗氧化性，能够抑制癌细胞的生长和扩散，在预防结肠癌、直肠癌、子宫癌及乳腺癌方面有很好的功效。

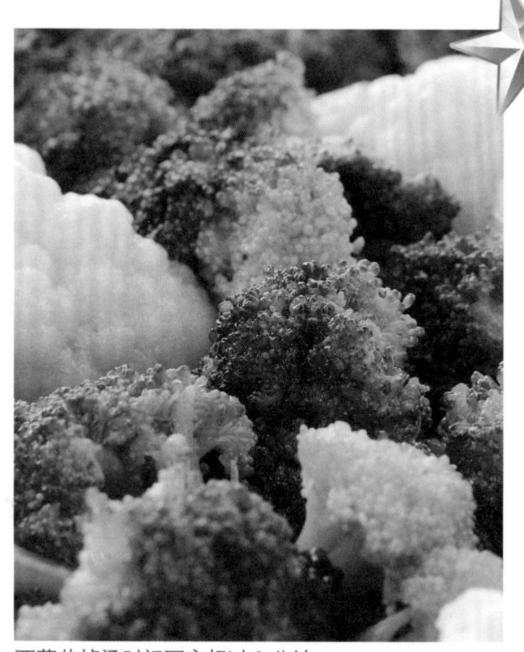

西蓝花焯烫时间不宜超过 3 分钟。

抗癌关键点：β- 胡萝卜素 类黄酮

西蓝花含有丰富的 β- 胡萝卜素，进入人体后可以转化为维生素 A，能够抗氧化，防止基因受损，对预防消化系统的癌症有很大作用。

西蓝花中的类黄酮是血管清洁剂，能降低胆固醇，阻止胆固醇氧化和血小板凝结。研究表明，常食含有类黄酮的食物能够降低女性罹患胃癌的概率。

西蓝花还含有叶绿素，手术后或放疗、化疗后的癌症患者在恢复期可常食西蓝花，有助于改善贫血症状。

营养成分表

营养成分	含量	同类食物含量比较
蛋白质	4.1 克	中
脂肪	0.6 克	低
碳水化合物	4.3 克	低
膳食纤维（不溶性）	1.6 克	中
胡萝卜素	7210 微克	高
维生素 C	51 毫克	高

营养搭配

✔ 香菇 + 西蓝花

二者同食，利肠胃、壮筋骨，还有较强的降血脂作用，是“三高”患者的首选佳品。

✔ 墨鱼 + 西蓝花

西蓝花中含维生素 C 及膳食纤维，除补充墨鱼所不足的营养外，还可预防感冒，帮助消化。

1 西蓝花鱼片粥

材料：鱼肉片300克，西蓝花、大米各80克，花椒、料酒、姜片、蒜片、葱花、盐各适量。

做法：①鱼肉片涂抹上盐、花椒、料酒，腌40分钟。②锅置火上，放油，爆香葱花、姜片、蒜片，放鱼肉片翻炒后盛出。③西蓝花洗净，切成块；大米浸泡30分钟。④锅置火上，放大米，熬煮成粥，放西蓝花、盐，加入鱼肉片即可。

西蓝花变成亮绿色时，抗癌作用强

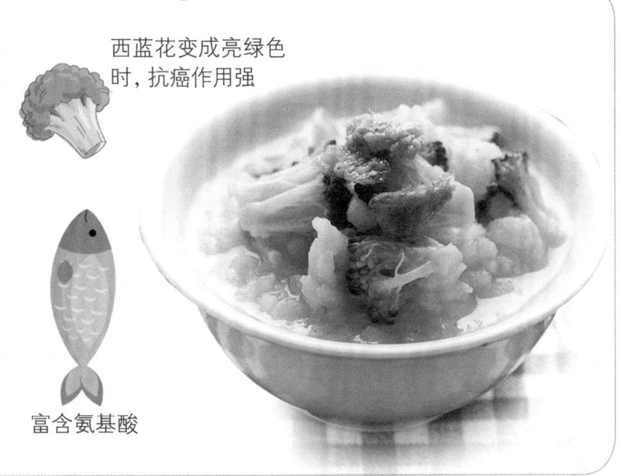

富含氨基酸

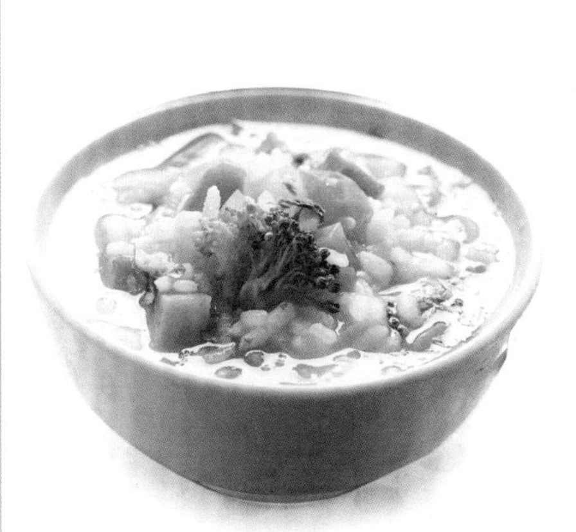

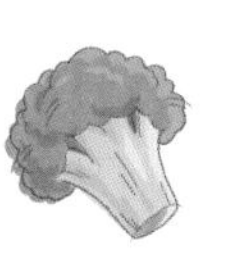

富含维生素C

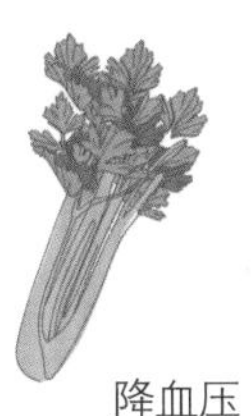

降血压

2 田园蔬菜粥

材料：西蓝花、胡萝卜、芹菜各30克，大米100克，香菜末、盐各适量。

做法：①西蓝花、胡萝卜、芹菜分别洗净，西蓝花掰小朵，胡萝卜切丁，芹菜切丁；大米洗净，浸泡30分钟。②锅置火上，放入大米和适量水，大火烧沸后改小火，熬煮20分钟。③放入胡萝卜，煮熟，再放入西蓝花、芹菜，煮3分钟；加盐调味，撒上香菜末，关火即可。

3 上汤西蓝花

材料：西蓝花120克，胡萝卜半根，鸡汤、盐、胡椒粉各适量。

做法：①西蓝花洗净，撕成小朵，在沸水中焯熟；胡萝卜洗净，切成片。②油锅置火上，烧热后煸香胡萝卜，再放入西蓝花翻炒。③锅中加入适量鸡汤，加盐、胡椒粉调味，大火翻炒几下即可。

提高免疫力

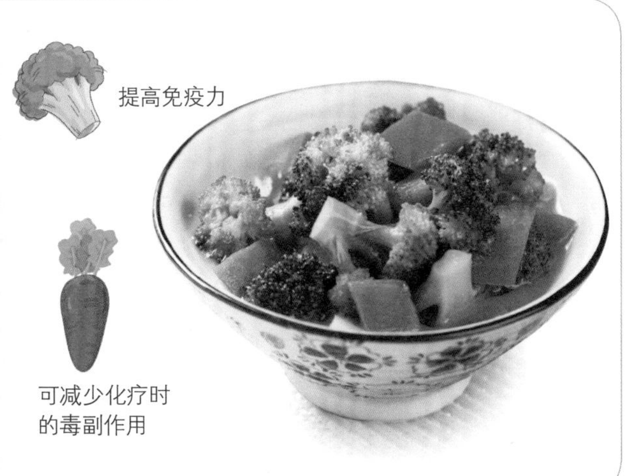

可减少化疗时的毒副作用

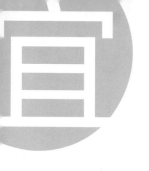

预防乳腺癌

圆白菜

防癌功效：圆白菜能够健脾益胃，增进食欲。
圆白菜富含 β- 胡萝卜素和维生素 U，
能够预防消化系统癌症。

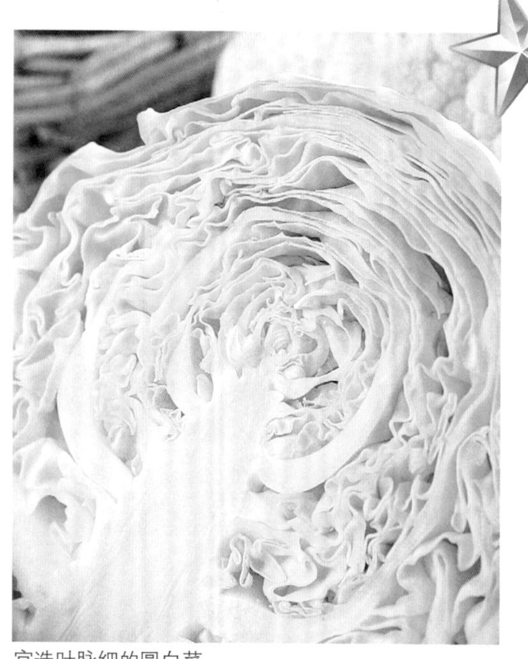

宜选叶脉细的圆白菜。

抗癌关键点：维生素 U 维生素 C

圆白菜中含有丰富的维生素 U，能够促进胃黏膜修复，治疗胃溃疡及十二指肠溃疡，预防消化器官肿瘤，并具有解毒的功效，对缓解宿醉不适有良好效果。

圆白菜中的维生素 C 具有很强的抗氧化性，还能够与胃肠中的亚硝酸盐相作用，避免形成亚硝胺等致癌物，还能够强化血管及黏膜。

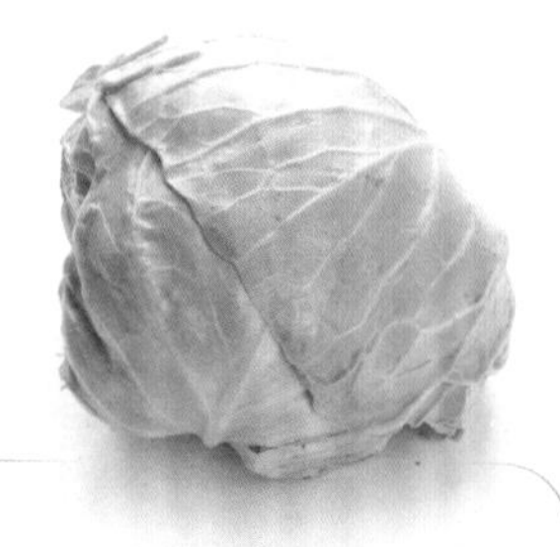

营养成分表

营养成分	含量	同类食物含量比较
蛋白质	1.5 克	低
脂肪	0.2 克	低
碳水化合物	4.6 克	低
胡萝卜素	70 微克	中
磷	26 毫克	中
硒	0.96 微克	中

营养搭配

- 西红柿 + 圆白菜

二者搭配食用，具有益气生津的功效，适合糖尿病患者食用。

- 木耳 + 圆白菜

二者搭配食用，可以起到补肾壮骨、通络脾胃、强壮身体、防病抗病的功效。

1 手撕圆白菜

材料：圆白菜 200 克，香油、干辣椒段、胡椒、盐各适量。

做法：①圆白菜洗净，用手撕成片，放入水中浸泡，往水中加适量盐和香油，静置 2 分钟，盛出装盘。②油锅置火上，油热后放入干辣椒段和胡椒，炸出香味，关火，将油浇在圆白菜上。③再加盐调味，搅拌均匀即可。

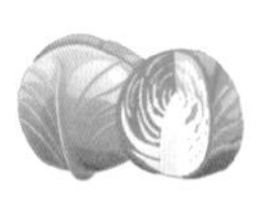

含大量膳食纤维，可降低血脂

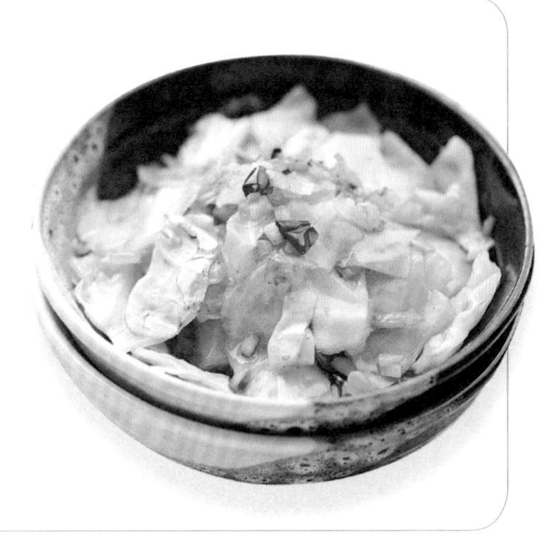

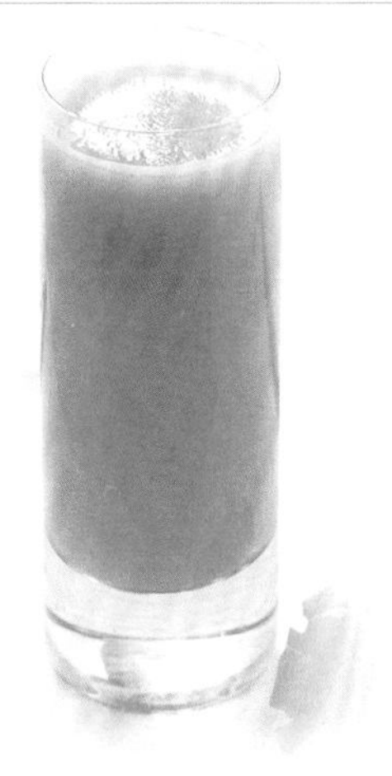

2 圆白菜胡萝卜汁

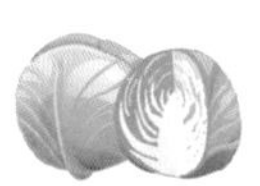

低热量，瘦身减肥

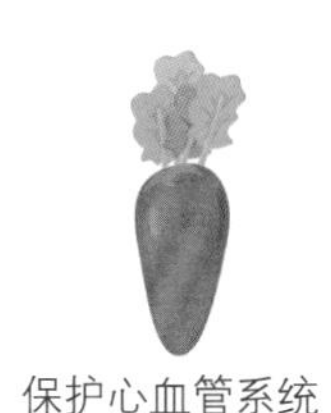

保护心血管系统

材料：圆白菜 60 克，胡萝卜 40 克。

做法：①圆白菜去掉外层不好的叶子，洗净、切碎；胡萝卜洗净去皮，切小块。②将圆白菜、胡萝卜放入豆浆机中，加水至上下水位线之间，按“果蔬汁”键进行榨汁，榨好后倒出即可。

3 豆干圆白菜

材料：圆白菜 200 克，豆干 50 克，葱末、蒜末、盐、酱油各适量。

做法：①圆白菜洗净，用手撕成片；豆干切成条状。②油锅置火上，爆香葱末和蒜末，放入豆干翻炒。③再放入圆白菜，大火快炒，加盐、酱油调味即可。

开胃健脾，增进食欲

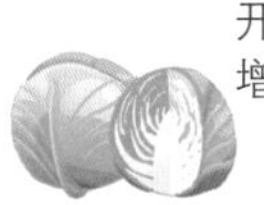

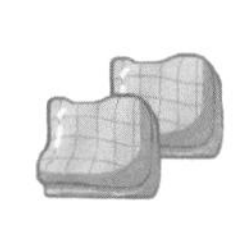

味道鲜香

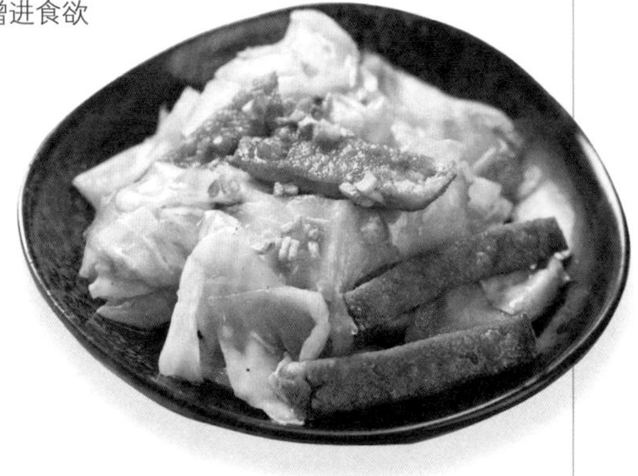

宜

增进食欲、生津杀菌

白萝卜

防癌功效：白萝卜中含有的芥子油和莱苷，
能与多种酶发生作用，形成具有辛辣味的抗癌成分。
因此，白萝卜越辣，防癌性能越强。

抗癌关键点：B族维生素 叶酸

白萝卜含有丰富的B族维生素，其中维生素 B_1 具有加速新陈代谢，提升机体免疫力的功效；维生素 B_6 能抑制色氨酸的代谢，有助于预防膀胱癌。

白萝卜中的叶酸能够促进铁生成血红蛋白，对癌症患者的贫血症状有良好疗效。叶酸还能促进药物在肝脏的分解，增强解毒能力。叶酸还可以增强血管及黏膜弹性，预防心血管疾病，还有助于预防慢性胃炎癌变。

白萝卜宜选茎身须根少、皮色光洁、不伤不冻、不裂不烂、无黑心的。

白萝卜平菇汤

材料：白萝卜1根，平菇50克，葱、香油、盐各适量。

做法：①白萝卜洗净，切成片；平菇洗净，撕成条；葱洗净，切段。②白萝卜和平菇放入汤锅中，加入适量水，大火煮沸后转小火煲30分钟，加葱丝和盐，最后淋上香油即可。

营养成分表

营养成分	含量	同类食物含量比较
蛋白质	0.9克	低
碳水化合物	5克	低
水分	93.4克	高
维生素C	21毫克	中
钙	36毫克	中
镁	16毫克	中

营养搭配

豆腐+白萝卜

多吃豆腐会引起消化不良，但白萝卜的消化功能很强，若与豆腐伴食，有助于人体吸收豆腐的营养。

猪肉+白萝卜

猪肉和白萝卜二者搭配，具有健脾润肤、健胃消食、顺气、利尿等功效。

宜

解毒消肿、降低血脂

油菜

防癌功效：油菜是一种富含膳食纤维的蔬菜，能与胆酸盐和食物中的胆固醇及甘油三酯结合，并从粪便中排出，从而减少脂类的吸收，故可用来降血脂，还能够减少有害物质在肠胃停留的时间，有助于预防结肠癌、直肠癌等。

抗癌关键点：叶绿素 维生素 B_2

油菜中的叶绿素可以促进人体排毒，强化细胞壁，增加血液的含氧量，有助于增强免疫力，强化循环系统和消化系统，达到预防癌症的目的。

油菜富含维生素 B_2，能够维持黏膜、神经和皮肤的健康，有抗氧化的功效，具有解毒防癌的作用。

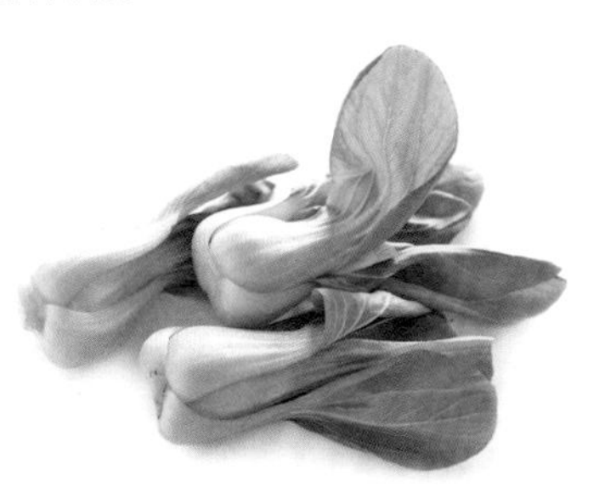

香菇油菜

材料：油菜250克，干香菇6朵，盐适量。

做法：①油菜择洗干净；干香菇洗净后用温开水泡开去蒂。②锅中放油烧热后，先放油菜炒几下，再放入香菇和浸泡香菇的温开水，烧至菜梗软烂，加盐调味即可。

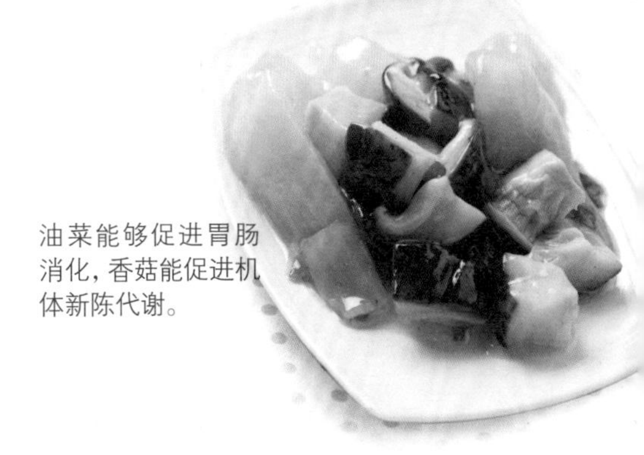

油菜能够促进胃肠消化，香菇能促进机体新陈代谢。

营养成分表

营养成分	含量	同类食物含量比较
蛋白质	1.8克	中
碳水化合物	3.8克	中
膳食纤维（不溶性）	1.1克	高
胡萝卜素	620微克	高
维生素C	36毫克	中
钙	108毫克	中

营养搭配

✔ 香菇＋油菜

可促进肠道代谢，减少脂肪堆积，防治便秘。

✔ 虾仁＋油菜

可为人体提供丰富的维生素和钙质，还能消肿散血、清热解毒。

宜

预防便秘、增进食欲

莴苣

防癌功效：莴苣分为叶用莴苣和茎用莴苣，叶用莴苣又叫生菜，茎用莴苣又叫莴苣、青笋。莴苣中含有莴苣苦素，能促进消化，还有降低胆固醇的功效。莴苣中的维生素 K 能够抑制钙的流失，预防骨质疏松。

抗癌关键点：芳香烃羟化脂

莴苣中含有一种芳香烃羟化脂，能够分解食物中的致癌物质亚硝胺，防止癌细胞的形成，对于肝癌、胃癌等有一定的预防作用，也可缓解癌症患者放疗或化疗的不良反应。

苹果生菜汁

材料：生菜（叶用莴苣）5 片，苹果 1 个。

做法：①生菜洗净，撕成小片；苹果去核洗净，切小块。②将生菜和苹果放入榨汁机，搅打成汁后连渣一起倒入杯中，饮用即可。

生菜和苹果榨汁饮用能够中和口感，增加营养价值。

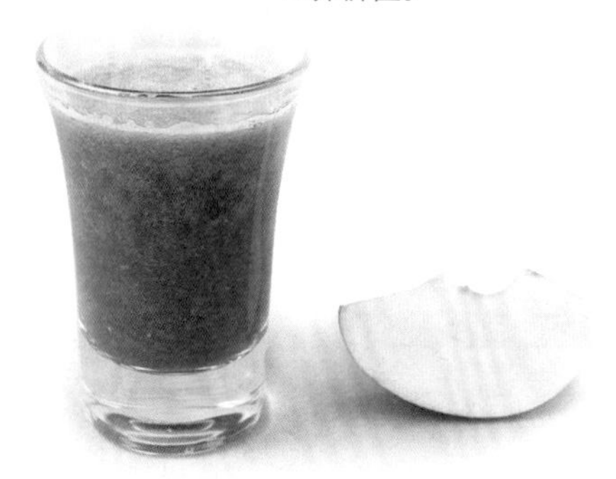

营养成分表

营养成分	含量	同类食物含量比较
蛋白质	1 克	低
脂肪	0.1 克	低
碳水化合物	2.8 克	低
膳食纤维（不溶性）	0.6 克	低
胡萝卜素	150 微克	中
维生素 C	4 毫克	低
烟酸	0.5 毫克	中
钾	212 毫克	中
铁	0.9 毫克	低

营养搭配

✔ 豆腐 + 莴苣

二者搭配，具有清肝利胆、滋阴补肾、美白皮肤的作用，更是减肥的好搭档。

✔ 海带 + 莴苣

海带中铁元素含量丰富，与莴苣中的维生素 C 搭配，可促进人体对铁元素的吸收利用。

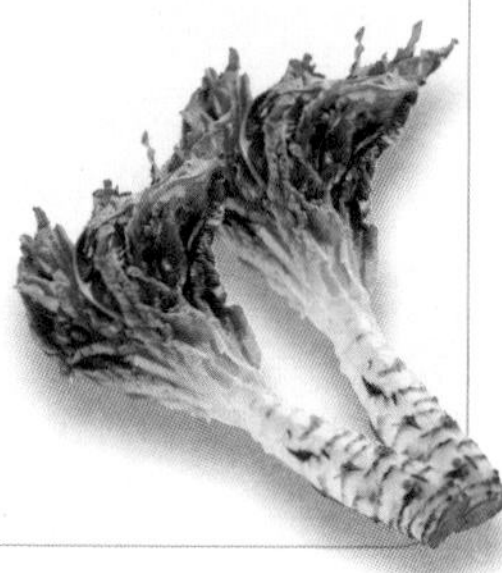

缓解便秘、预防直肠癌

红薯

防癌功效：红薯中能分离出一种叫脱氢表雄酮（DHEA）的活性物质，有抗病毒和细菌感染的能力，对防治癌症有一定效果。红薯含有丰富的膳食纤维，有通便防癌的作用。

抗癌关键点：膳食纤维 胡萝卜素

红薯含有膳食纤维，能够润肠通便，减少有害物质在肠胃的停留时间，有助于预防结肠癌、直肠癌等。

红薯中的胡萝卜素能在人体内转化为维生素A，其含量在块根类食物中名列前茅，比土豆、山药、芋头要高许多倍。维生素A可以有效防止化学致癌物的致癌作用，对大肠癌也具有阻断作用。红薯中的β-胡萝卜素可抑制癌细胞的繁殖，推迟癌细胞的恶化，但是，患者也不宜吃过多红薯，以免增加肠胃负担。

燕麦红薯粥

材料：燕麦仁、大米各50克，红薯100克。

做法：①燕麦仁、大米洗净，分别浸泡30分钟；红薯去皮，洗净切小块。②锅置火上，放入燕麦仁和适量水，先煮15分钟，再放入大米，煮沸。③放入红薯块煮熟，转小火继续熬煮20分钟即可。

营养成分表

营养成分	含量	同类食物含量比较
碳水化合物	13.4克	中
膳食纤维（不溶性）	1.6克	中
维生素C	26毫克	中
钙	23毫克	低
硒	0.48微克	低
钾	130毫克	低

营养搭配

莲子＋红薯

红薯和莲子做成粥，适于大便干燥、习惯性便秘、慢性肝病、癌症患者等人群食用。

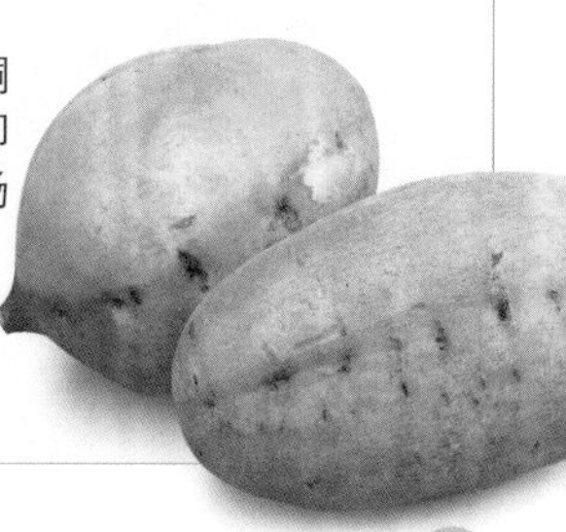

红薯含有类黄酮成分，能有效抑制乳腺癌和结肠癌的发生。

宜

预防心血管疾病

西红柿

防癌功效：西红柿含有丰富的维生素 C，具有抗氧化性，可保持细胞活力，还能促进胶原蛋白的生成，增强血管弹性和强度，对预防心血管疾病有好处。

抗癌关键点：番茄红素

番茄红素清除自由基的功效远胜于其他类胡萝卜素和维生素 E，主要存在于成熟的西红柿中。番茄红素能够消除体内自由基，还可以抑制自由基破坏细胞，防止胆固醇氧化和沉积在血管中，有助于预防心血管疾病和癌症。番茄红素能够阻断组织细胞在外界诱变剂的作用下发生基因突变，而这是肿瘤生成的重要机制之一。

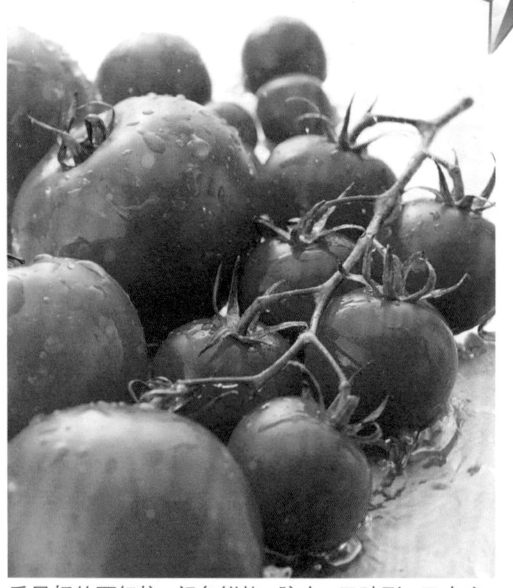

质量好的西红柿，颜色鲜艳、脐小、无畸形、无虫疤、不裂不伤、个大均匀。

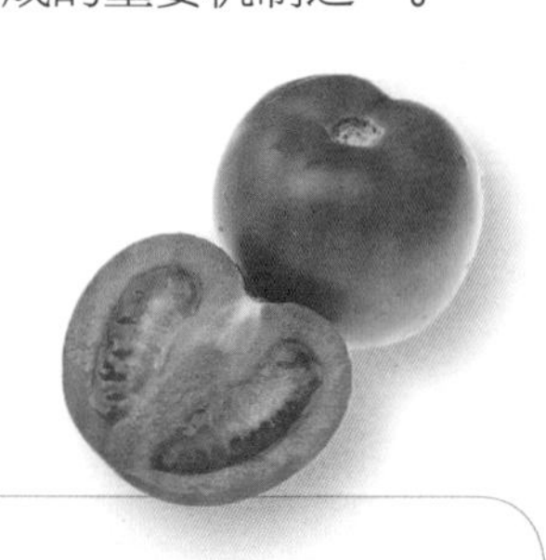

营养成分表

营养成分	含量	同类食物含量比较
碳水化合物	4 克	低
胡萝卜素	550 微克	中
维生素 B_1	19 毫克	中
维生素 B_2	0.03 毫克	中
维生素 C	19 毫克	高
钾	163 毫克	中

营养搭配

苹果 + 西红柿

富含维生素 C 的西红柿与苹果榨汁饮用，可调理肠胃，增进体力，还可预防贫血。

1 西红柿鱼丸汤

材料：西红柿 100 克，鸡蛋 1 个（取蛋清），鱼肉 80 克，葱花、盐各适量。

做法：①将西红柿洗净，切块；鱼肉用搅肉机打成泥状放入容器内，加入蛋清液、盐、葱花搅匀，用手挤出每个约 8 克重的丸子。②锅中加适量水烧开，放入西红柿煮沸，再加鱼丸煮熟，最后放些盐调味即可。

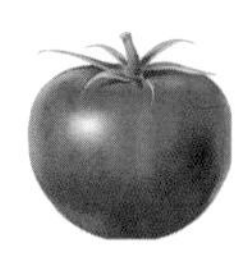

促进胶原蛋白的生成

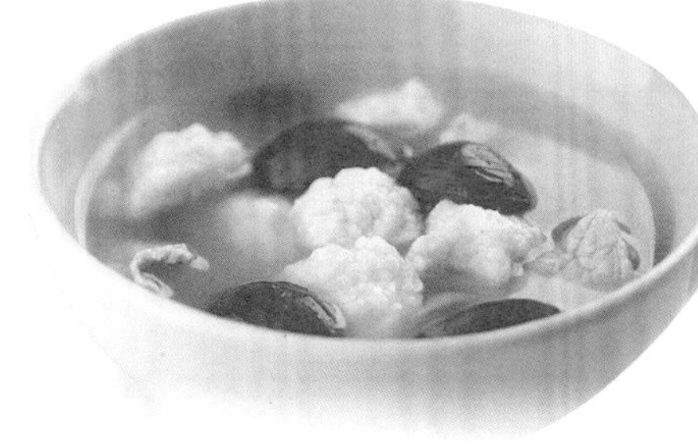

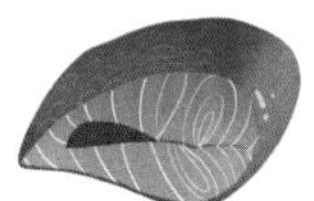

补充蛋白质

2 芒果西红柿汁

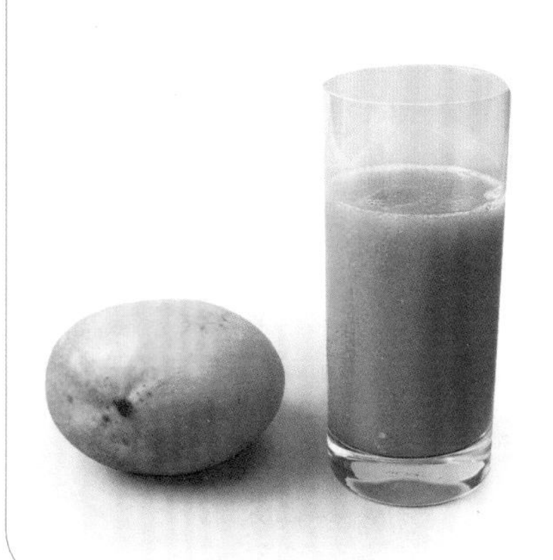

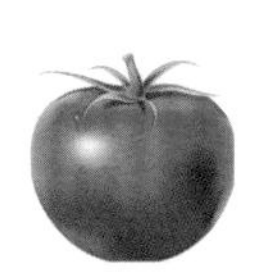

生津止渴

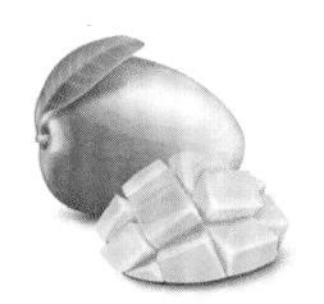

补充维生素 C

材料：中等大小芒果 1 个，西红柿 1 个，柠檬汁适量。

做法：①芒果对切，去核，在切面切十字花刀，去皮取肉；西红柿去蒂洗净，在表面切一个小口子，用开水烫一下，剥去表皮，切成小块。②将芒果和西红柿放入榨汁机，搅打成汁后连渣一起倒入杯中，放入适量柠檬汁，及时饮用即可。

3 西红柿排骨粥

材料：西红柿、排骨各 150 克，大米 100 克，葱末、香菜末、香油、盐各适量。

做法：①西红柿洗净，切块；大米浸泡 30 分钟；排骨剁块，洗净，用沸水汆烫，捞出。②锅置火上，放入大米和水，大火烧沸后放入排骨，再次烧沸后改小火熬煮。③待粥煮熟时，放入西红柿，放入葱末、香菜末，加盐淋上香油即可。

增强血管壁的弹性

补充蛋白质

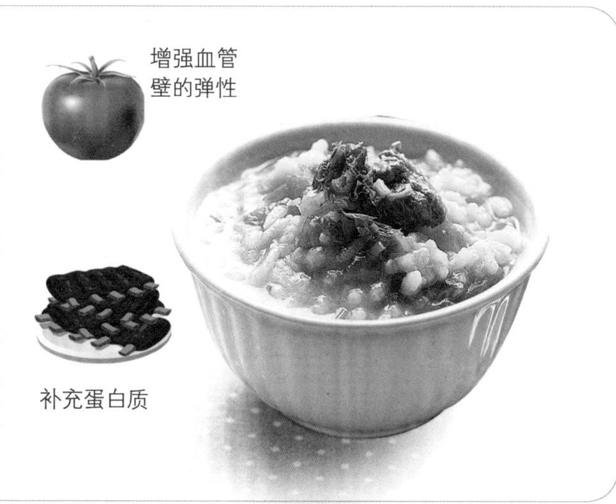

宜

降低胆固醇、延缓衰老

茄子

防癌功效：茄子营养丰富，常吃有平稳血压、增强血管抵抗力的功效。茄子含有龙葵碱，能抑制消化系统肿瘤的增殖，对于防治胃癌有一定效果。

抗癌关键点：花青素 维生素P

茄子富含花青素，是一种强抗氧化剂，能够提升免疫力，还能够抑制癌细胞的生长和繁殖，起到预防癌症的作用。

茄子中的维生素P能增强人体细胞间的黏着力，改善微细血管脆性，防止小血管出血，还能使血管壁保持弹性和生理功能，防止硬化和破裂，强化心血管功能，有降低血压、预防癌症的功效。

有研究发现，茄子，特别是茄子皮中的抗癌活性最强，所以食用茄子时要连皮一块吃。

油烹茄条

材料：茄子300克，鸡蛋1个，水淀粉、盐、酱油、胡萝卜丝、白糖各适量。

做法：①茄子去蒂，洗净切条，用鸡蛋和水淀粉挂糊抓匀；酱油、盐、白糖兑成汁待用。②锅中放油烧热后，放入茄条炸至金黄，捞出备用。③另起锅，爆香胡萝卜丝，放入茄条，倒入兑好的汁，翻炒几下即可。

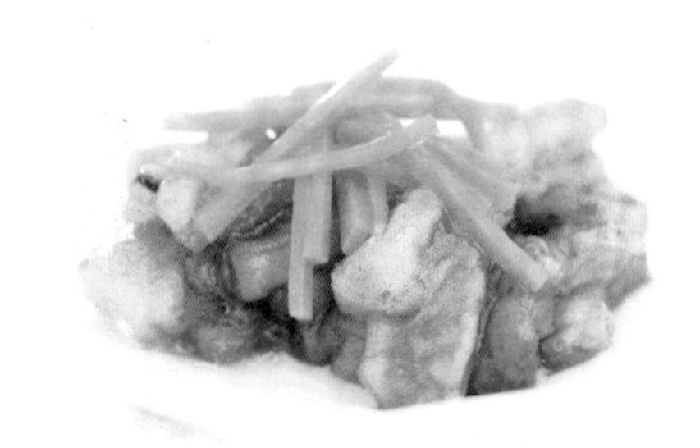

营养成分表

营养成分	含量	同类食物含量比较
蛋白质	1.1克	中
脂肪	0.2克	低
碳水化合物	4.9克	低
膳食纤维（不溶性）	1.3克	中
铁	0.5毫克	低
锌	0.23毫克	低

营养搭配

✔ 黄豆＋茄子

茄子与黄豆一起吃，可以平衡营养，而且具有保护血管的作用。

✔ 猪肉＋茄子

茄子含有膳食纤维，可降低猪肉中的胆固醇，搭配食用更有营养。

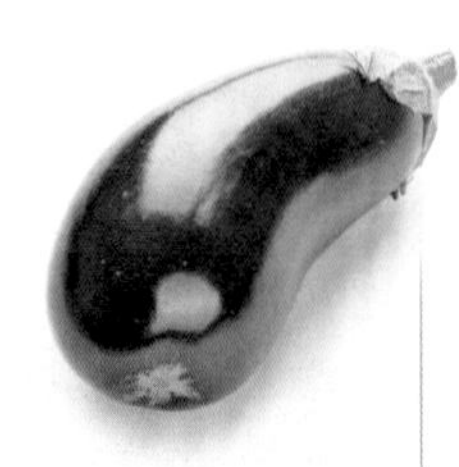

健脾助消化

彩椒

防癌功效：彩椒和青椒都属于辣椒的变种，属于杂交植物，并不是转基因食品。彩椒味道甜、不辣，非常适合生吃，含丰富的维生素 C 及胡萝卜素，这些物质为强抗氧化剂，可抗白内障、心脏病和癌症。

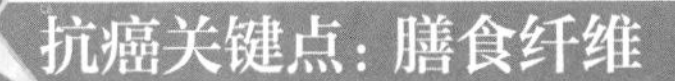

抗癌关键点：膳食纤维

彩椒含有丰富的膳食纤维，能够刺激肠道蠕动，缓解便秘，预防结肠癌、直肠癌等。

彩椒具有的强大抗氧化作用，可活化体内细胞，有延缓衰老的功效。又因其鲜艳的色彩，能够增强食欲，对处于化疗期的癌症患者有改善食欲的功效。

营养成分表

营养成分	含量	同类食物含量比较
蛋白质	1.3 克	低
脂肪	0.2 克	低
碳水化合物	6.4 克	低
膳食纤维（不溶性）	3.3 克	中
胡萝卜素	794 微克	中
维生素 C	104 毫克	高
硒	0.12 微克	低

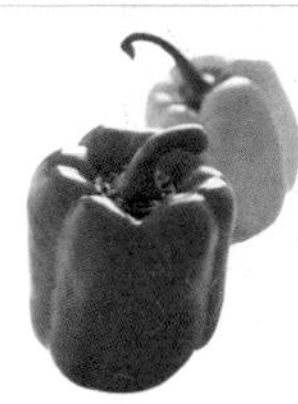

彩椒不是转基因食品，可放心食用。

选购青椒时应以肉质厚实、有弹性、柄部呈鲜绿色的为宜。

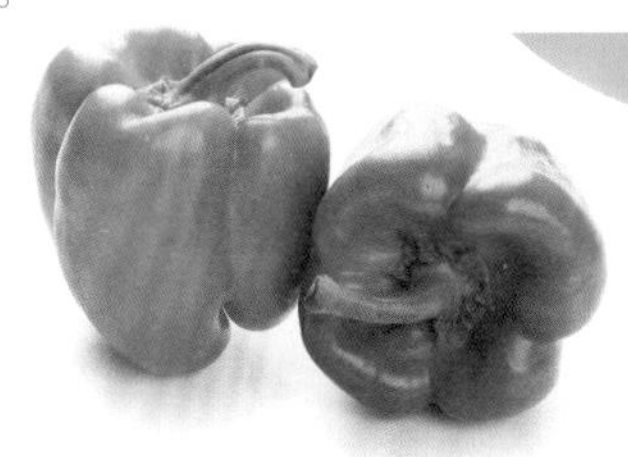

清热镇痛、提升食欲

青椒

防癌功效：青椒富含维生素 C，能提升免疫力，防止细胞氧化。青椒还含有多种维生素和微量元素，具有抗氧化作用，能预防癌症。

抗癌关键点：β- 胡萝卜素

青椒富含 β- 胡萝卜素，可在体内转化为维生素 A，强化黏膜，协助黏液正常分泌，抑制细菌在体内滋生，并能防止体内器官氧化，有预防乳腺癌、大肠癌、前列腺癌的功效。

营养成分表

营养成分	含量	同类食物含量比较
蛋白质	1 克	低
脂肪	0.2 克	低
碳水化合物	5.4 克	低
膳食纤维（不溶性）	1.4 克	中
维生素 C	72 毫克	高
钙	14 毫克	中
硒	0.38 微克	中

宜

增进食欲、预防癌变

辣椒

防癌功效：辣椒能促进血液循环，增加血管的弹性，降低血管硬化的机会，有助于预防心血管疾病。辣椒又含有丰富的维生素C，有抗氧化的功效，可增强免疫力、延缓衰老。

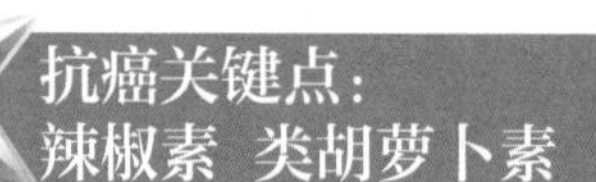

抗癌关键点：辣椒素 类胡萝卜素

辣椒的有效成分辣椒素是一种抗氧化物质，能调整有关细胞的新陈代谢，从而终止细胞组织的癌变过程，降低癌变的发生率。辣椒素还有帮助减肥的作用，能够降低因肥胖而导致的慢性病的发病率，进而预防癌症。

辣椒中含有丰富的类胡萝卜素，保护正常细胞免受癌细胞的吞噬，达到预防癌症的目的。

辣椒炒鸡蛋

材料：辣椒400克，鸡蛋2个，姜丝、蒜片、盐各适量。

做法：①辣椒洗净，切成丝；鸡蛋打到碗里，打成蛋液。②油锅置火上，烧热，将鸡蛋炒熟，盛出备用。③另起油锅，煸香姜丝、蒜片，放入辣椒迅速翻炒，放入鸡蛋，加盐调味即可。

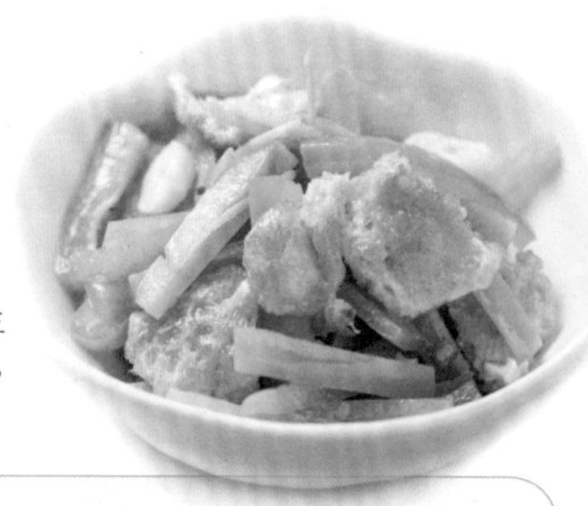

辣椒炒鸡蛋富含维生素、蛋白质和脂肪，还可以增进食欲。

营养成分表

营养成分	含量	同类食物含量比较
蛋白质	1.4克	低
脂肪	0.3克	低
碳水化合物	5.8克	低
膳食纤维(不溶性)	2.1克	中
维生素C	62毫克	高
镁	15毫克	中

营养搭配

茭白+辣椒

二者搭配，有开胃和中的功效，适用于食欲缺乏、口淡乏味等病症。

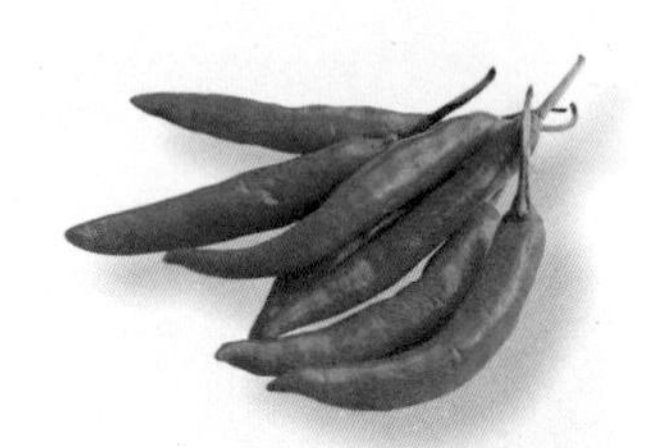

保护心血管健康

土豆

防癌功效：土豆能健脾和胃，适合癌症患者在放疗、化疗时期常食，土豆又富含碳水化合物，可以当作主食吃。土豆还能促进肠道排便，缓解慢性疾病的发生。

抗癌关键点：B 族维生素 维生素 C

土豆富含维生素 B_6、泛酸和维生素 C。其中的维生素 B_6 和泛酸能增强淋巴组织中淋巴细胞的功能，提高免疫力，有助于防癌抗癌。

土豆中的维生素 C 与泛酸具有强化黏膜组织的作用，可以预防上皮组织发生癌症。

营养成分表

营养成分	含量	同类食物含量比较
蛋白质	2 克	低
脂肪	0.2 克	低
碳水化合物	17.2 克	中
膳食纤维（不溶性）	0.7 克	低
胡萝卜素	30 微克	低
维生素 C	27 毫克	中
钾	342 毫克	中

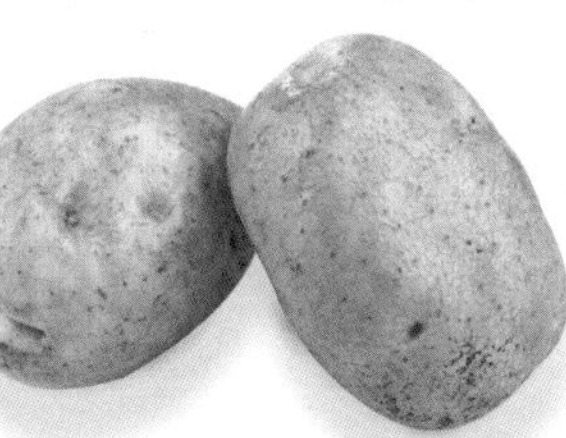

土豆有利于身体健康，预防癌症。

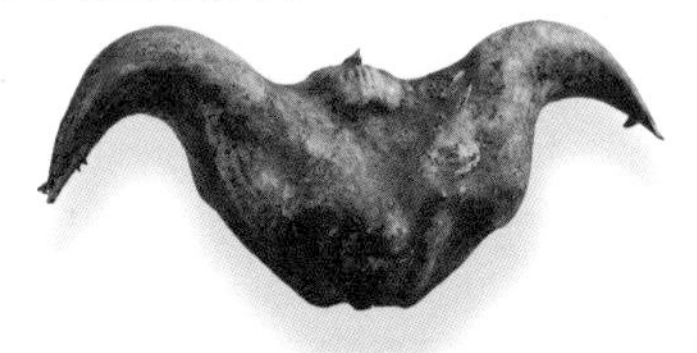

新鲜的菱角在秋季上市，此时吃菱角最好。

清肺除烦、健脾益胃

菱角

防癌功效：菱角富含蛋白质、膳食纤维，还有少量脂肪，常食有减肥功效。菱角还具有防治食管癌、胃癌、子宫癌的功效。

抗癌关键点：醇浸液

菱角中的醇浸液有抗癌作用，药理实验证明，菱角对抑制癌细胞的变性及组织增生均有效果，菱角所含活性抗癌物质对小鼠腹水型肝癌有明显的抑制作用。

营养成分表

营养成分	含量	同类食物含量比较
蛋白质	4.5 克	中
脂肪	0.1 克	低
碳水化合物	21.4 克	中
膳食纤维（不溶性）	1.7 克	中
维生素 C	13 毫克	中
磷	93 毫克	高
钾	437 毫克	高

宜

抑制肿瘤细胞增殖

山药

防癌功效：山药富含多种维生素、氨基酸和矿物质，
可以防治人体脂质代谢异常，以及动脉硬化，
对维护胰岛素正常功能也有一定作用，还有抑制癌细胞的作用。

抗癌关键点：山药多糖

山药含有山药多糖，能清除多种自由基，提高人体内抗氧化酶系统活性，减少氧化产物含量。某些品种的山药可降低人类乳腺癌细胞的生长活性。还有研究发现，山药多糖对黑色素瘤细胞和肺癌细胞有明显的抑制作用。

此外，山药的最大特点是含有大量黏蛋白。黏蛋白是多糖蛋白质的混合物，对人体具有特殊的保健作用，能防止脂肪沉积在心血管上，保持血管弹性，阻止动脉粥样硬化过早发生，对防治慢性病癌变有很好的疗效。

山药南瓜小米糊

材料：小米 50 克，南瓜 80 克，山药 30 克。

做法：①将南瓜去皮，去瓤，切片；小米浸泡 2 小时后，洗净捞出；山药去皮，洗净，切块。②将以上材料倒入豆浆机中，加水至上下水位线之间，按“米糊”键，至豆浆机提示米糊做好即可。

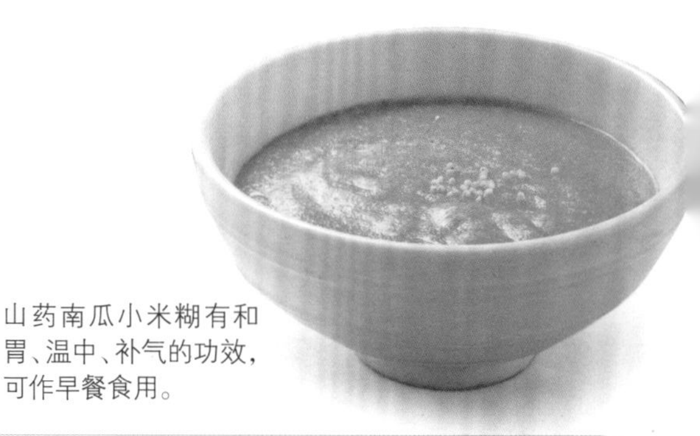

山药南瓜小米糊有和胃、温中、补气的功效，可作早餐食用。

营养成分表

营养成分	含量	同类食物含量比较
蛋白质	1.9 克	低
脂肪	0.2 克	低
碳水化合物	12.4 克	中
膳食纤维(不溶性)	0.8 克	低
磷	34 毫克	中
钾	213 毫克	中

营养搭配

✔ 南瓜 + 山药

二者熬粥，营养美味，能调节血糖、排出毒素。

✔ 苦瓜 + 山药

苦瓜和山药均有减肥、降血糖的功效，一起食用可增强减肥排毒的效果。

抑制癌变细胞生长

胡萝卜

防癌功效：胡萝卜中的胡萝卜素可抗癌，
木质素有提高机体抗癌免疫力和消灭癌细胞的作用。
胡萝卜素能在体内转化为维生素 A，能抑制癌变细胞生长。

抗癌关键点：胡萝卜素

胡萝卜含有丰富的胡萝卜素，胡萝卜素可在人体内转化为维生素 A。维生素 A 能够维护人体上皮细胞组织的健康，还能防止多种类型上皮肿瘤的发生和发展。肿瘤细胞的发生与上皮细胞分化能力的丧失有关，而维生素 A 能使上皮细胞分化成特定组织，使肿瘤前期细胞进行修补，自行恢复正常，所以可以减少癌症的威胁。

西红柿胡萝卜汁

材料：胡萝卜 1 根，西红柿半个，蜂蜜适量。

做法：①胡萝卜洗净，切小块，热水焯烫后冷却；西红柿洗净，切小块。②将胡萝卜和西红柿放入榨汁机，搅打成汁后连渣一起倒入杯中，放入适量蜂蜜即可饮用。

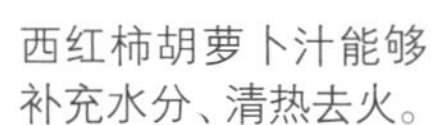
西红柿胡萝卜汁能够补充水分、清热去火。

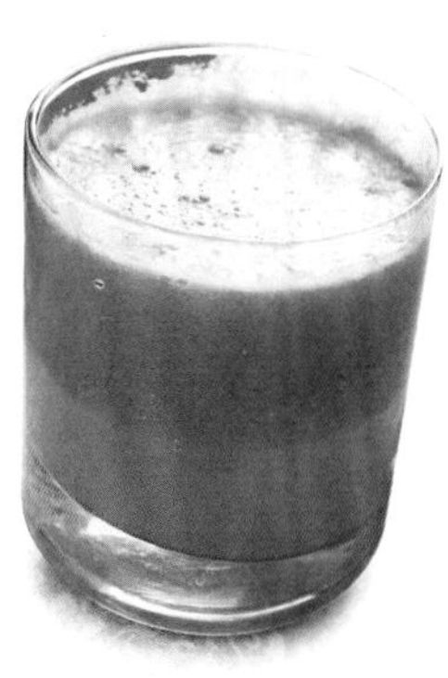

营养成分表

营养成分	含量	同类食物含量比较
碳水化合物	8.8 克	低
膳食纤维（不溶性）	1.1 克	中
胡萝卜素	4130 微克	高
维生素 B_2	0.03 毫克	中
硒	0.63 微克	中
钾	190 毫克	中

营养搭配

✔ 苦瓜 + 胡萝卜

二者均含有降糖物质，胡萝卜还具有降低血脂，促进肾上腺素的合成，降压、强心的作用。

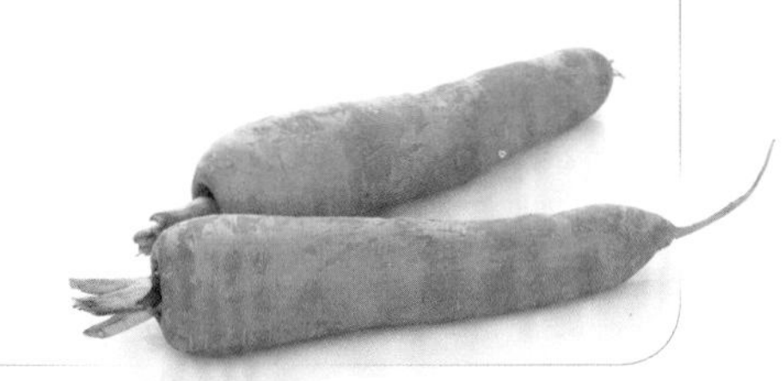

宜

抗氧化能力强、预防癌症

芦笋

防癌功效：芦笋所含蛋白质、碳水化合物、多种维生素和微量元素的质量均优于普通蔬菜，而且热量较低。芦笋中还含有较多的天冬酰胺、天冬氨酸等物质，天冬酰胺酶是治疗白血病的药物。

抗癌关键点：硒 核酸

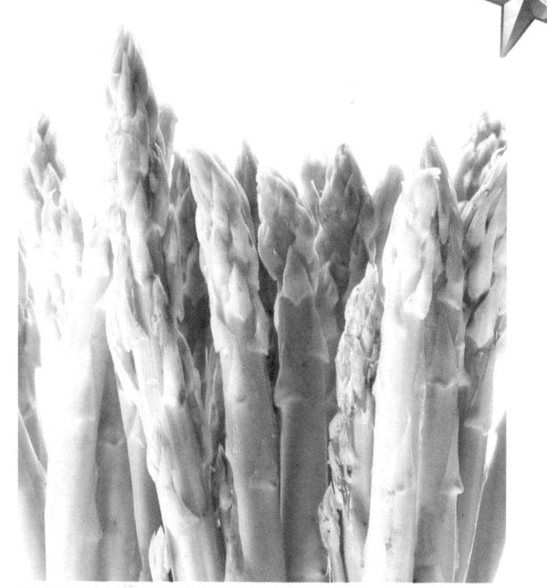

芦笋尖质地鲜嫩，焯烫时间不宜过久。

芦笋中的硒，能阻止癌细胞的分裂与生长，抑制致癌物的活力并加速解毒，甚至使癌细胞发生逆转，刺激机体免疫功能，促进抗体的形成，提高对癌症的抵抗力。

芦笋还含有叶酸、核酸，能强化其营养物质的防癌抗癌作用，有效控制癌细胞的生长。芦笋对大多数的癌症都有一定的缓解作用，对膀胱癌、肺癌、皮肤癌等有特殊缓解作用。

营养成分表

营养成分	含量	同类食物含量比较
蛋白质	1.4 克	中
碳水化合物	4.9 克	低
膳食纤维（不溶性）	1.9 克	中
维生素 C	45 毫克	高
钾	213 毫克	中
硒	0.21 微克	中

营养搭配

芦笋＋猪肉

有利于吸收维生素 B_{12}，可预防恶性贫血。

芦笋＋百合

百合润肺，芦笋益脾肺，二者搭配能预防肺癌。

芦笋有“蔬菜之王”的美誉。

1 芦笋猕猴桃柠檬汁

材料：芦笋 8 根，猕猴桃 1 个，柠檬 1/4 个。

做法：①芦笋洗净，切小段；猕猴桃切开两端，用勺挖出果肉，切小块；柠檬洗净，切小块。②将芦笋、猕猴桃和柠檬放入榨汁机，搅打成汁后连渣一起倒入杯中，即可饮用。

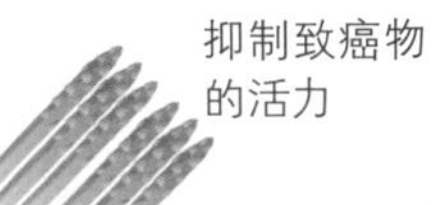

抑制致癌物的活力

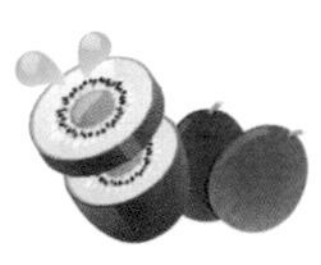

富含膳食纤维

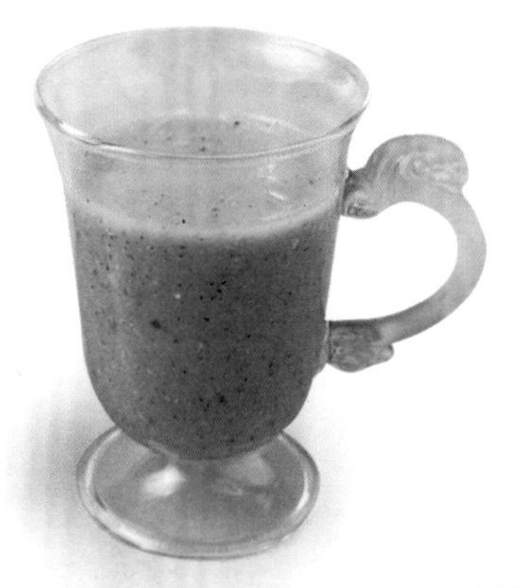

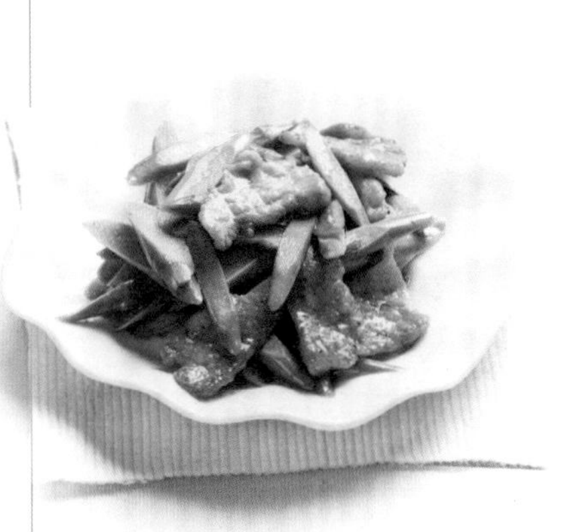

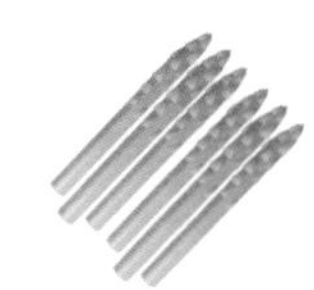

阻止癌细胞生长

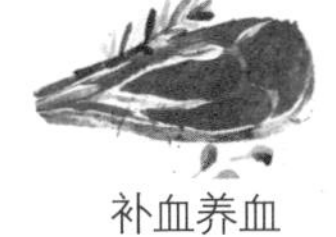

补血养血

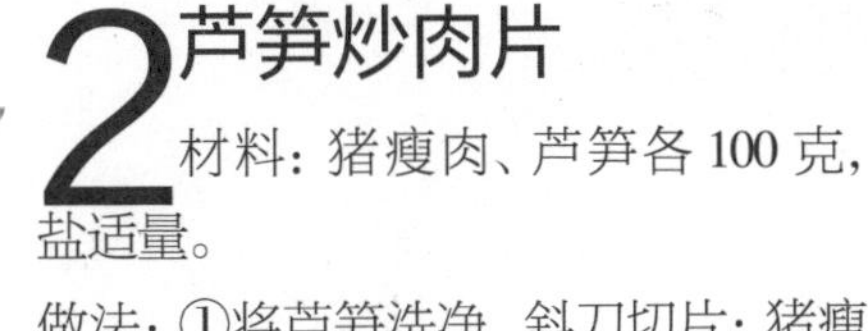

2 芦笋炒肉片

材料：猪瘦肉、芦笋各 100 克，盐适量。

做法：①将芦笋洗净，斜刀切片；猪瘦肉切片。②油锅置火上，烧至五成热，下入肉片煸炒，再加入芦笋，翻炒至熟，出锅前加盐调味即可。

3 芦笋炒百合

材料：芦笋 400 克，鲜百合 1 颗，盐适量。

做法：①芦笋洗净，斜刀切片，在沸水中焯熟；百合剥成片，洗净。②锅置火上，倒入食用油，放入百合，大火快炒，再放入芦笋，迅速翻炒，加盐调味即可。

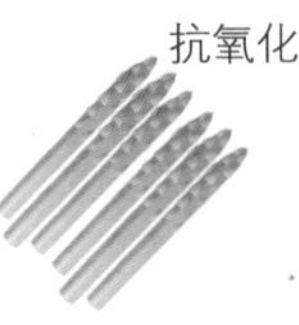

抗氧化

改善睡眠

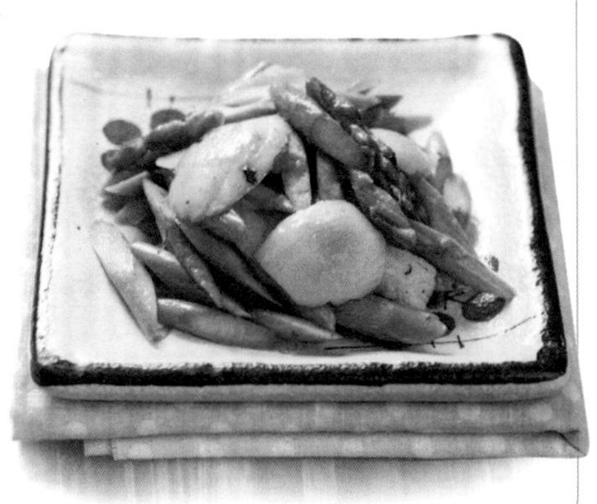

宜

抑制癌细胞生长、提升食欲

洋葱

防癌功效：洋葱含有硫质和人体必需的维生素，能降低胃中亚硝酸盐含量，延缓皮肤老化，防止老年斑出现。

另外洋葱中含有“槲皮素”，是目前已知较好的天然抗癌物质之一。

抗癌关键点：类黄酮 槲皮素

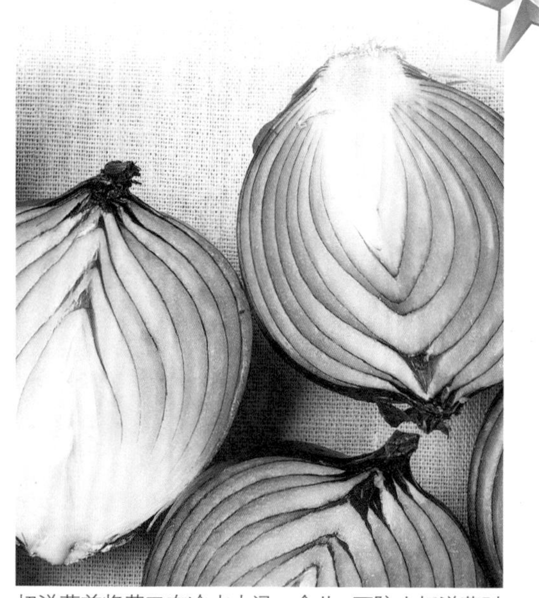

切洋葱前将菜刀在冷水中浸一会儿，可防止切洋葱时辣眼睛。

洋葱含有大量的类黄酮，能消除强致癌物及肿瘤刺激物的作用，抑制恶性肿瘤的生长。

洋葱中的槲皮素能显著抑制促癌剂的作用，抑制致癌物质活性，阻止癌细胞生长。

洋葱中还含有蒜素，是天然抗生素，有杀菌作用，提升免疫力。也因此，洋葱有一定的刺激性，能够提升食欲，适合处于治疗期不思饮食的癌症患者食用。但最好不要生吃洋葱，以免过度刺激肠胃。

营养成分表

营养成分	含量	同类食物含量比较
蛋白质	1.1 克	低
脂肪	0.2 克	低
碳水化合物	9 克	低
膳食纤维（不溶性）	0.9 克	低
钾	147 毫克	低
硒	0.92 微克	中

营养搭配

✔ 茶叶 + 洋葱

二者都含有大量的类黄酮天然抗氧化剂，长期同食，可降低冠心病的发病率。

✔ 大米 + 洋葱

大米能提高人体免疫力，降低高血压的发病率，还能预防糖尿病。大米与洋葱煮粥，降压降脂，提高机体免疫力。

1 洋葱炒牛肉丝

材料：洋葱150克，牛肉100克，料酒、葱末、姜丝、盐、酱油、水淀粉各适量。

做法：①将洋葱与牛肉洗净，分别切丝，牛肉丝用水淀粉抓芡。②炒锅加油，大火烧至七成热，煸香葱末、姜丝，加牛肉丝、料酒，炒至九成熟，加洋葱丝炒片刻，加盐、酱油调味，炒匀即可。

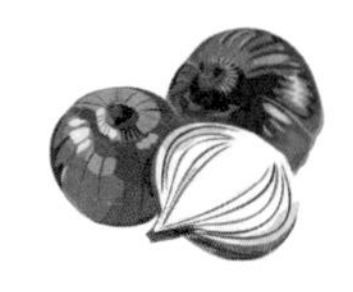

促进肠胃蠕动，增进食欲

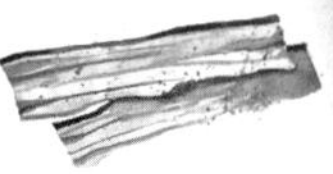

益气血，强筋骨

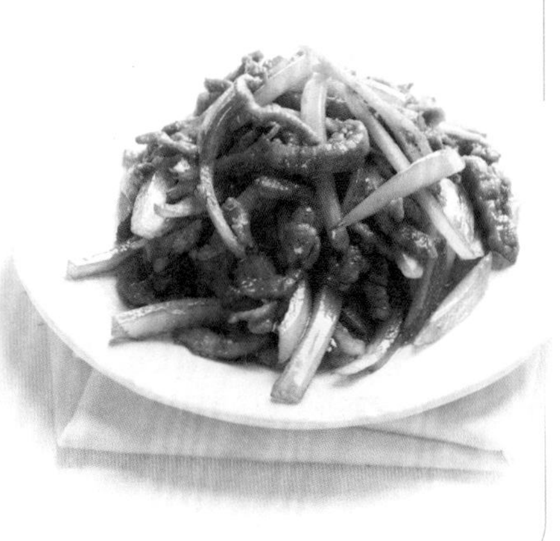

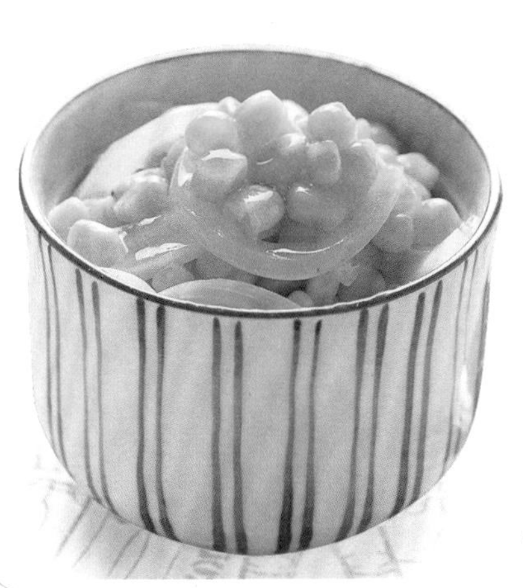

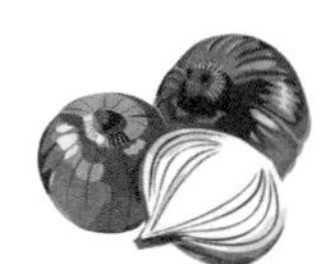

有益消化

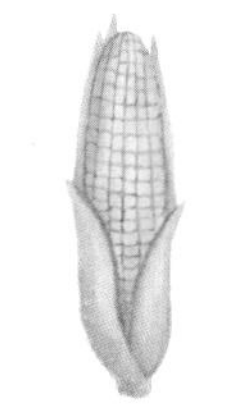

补充大量膳食纤维

2 洋葱玉米粥

材料：洋葱120克，玉米粒100克，盐适量。

做法：①洋葱去根去皮，切成丝，用盐腌制片刻。②玉米粒洗净，锅置火上，放入玉米粒和适量水，大火烧沸后改小火熬煮。③待玉米粒煮熟时，放入洋葱，小火继续熬煮，待粥熟时，加盐调味即可。

3 牛奶洋葱汤

材料：牛奶500毫升，洋葱1个，盐适量。

做法：①洋葱去蒂，洗净切丝。②油锅烧热，放入洋葱炒香；然后加适量水，小火慢慢熬出洋葱甜味。③待洋葱软烂后，再倒入牛奶煮沸，加盐调味即可。

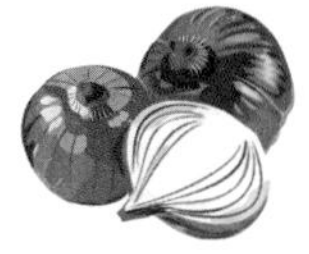

杀菌，祛寒

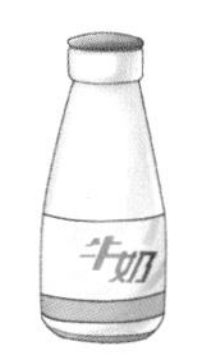

促进睡眠

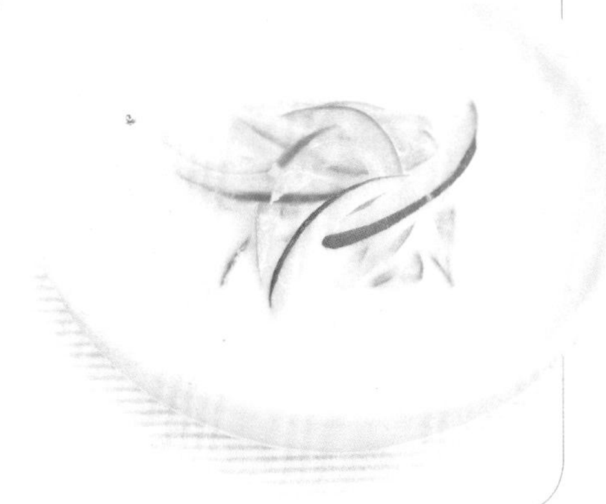

宜

延缓衰老、抑制癌细胞生长

芹菜

防癌功效：芹菜是高膳食纤维食品，经肠内消化作用会产生木质素，
这是一种抗氧化剂，可以抑制肠内细菌产生的致癌物质。
常食芹菜还能预防便秘，减少致癌物与结肠黏膜的接触，预防癌症。

抗癌关键点：芹菜素

芹菜富含芹菜素，芹菜素属于类黄酮，能抑制肿瘤细胞生长，诱导肿瘤细胞凋亡，还可抑制肿瘤血管的形成和肿瘤细胞的侵袭及转移。

芹菜含有β-胡萝卜素，有很强的抗氧化性，有助于消除体内自由基，延缓衰老，防止细胞癌变。

芹菜黄瓜汁

材料：芹菜1根，黄瓜2根。

做法：①黄瓜洗净，切段；芹菜去根，去叶，洗净，切段。②将食材放入榨汁机中，加适量温开水，榨出汁即可。

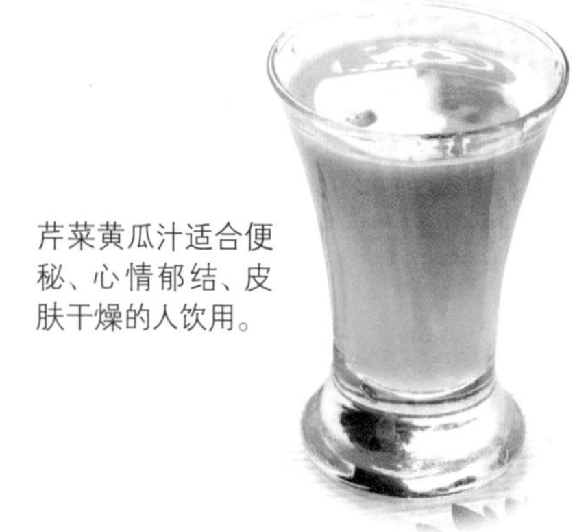

芹菜黄瓜汁适合便秘、心情郁结、皮肤干燥的人饮用。

营养成分表

营养成分	含量	同类食物含量比较
蛋白质	0.8克	低
脂肪	0.1克	低
碳水化合物	3.9克	低
膳食纤维(不溶性)	1.4克	中
维生素E	2.21毫克	中
镁	10毫克	低
硒	0.47微克	中

营养搭配

✔ 花生+芹菜

芹菜与花生一起吃，有助于降低血压、血脂，是高血压、高脂血症和血管硬化患者的理想食品。

✔ 芹菜+豆腐干

芹菜平肝降压，安神镇静，利尿消肿，与豆腐干搭配，可清热解毒，润肠通便。

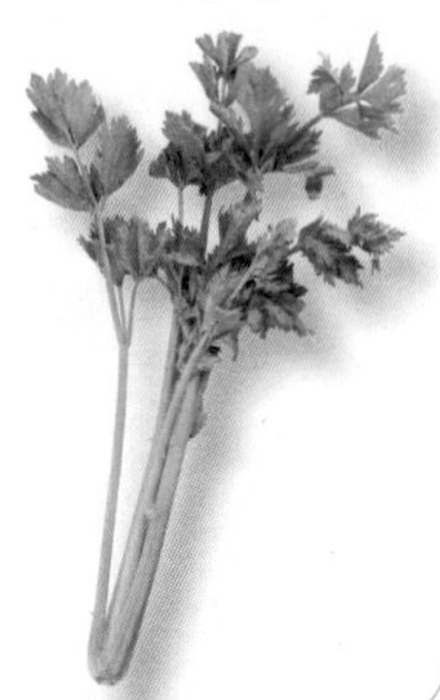

改善贫血

菠菜

防癌功效：菠菜中含有多种抗氧化物，有助于预防因自由基损伤细胞造成的癌症。

每天吃 1 碗菠菜可使患肺癌的概率降低。

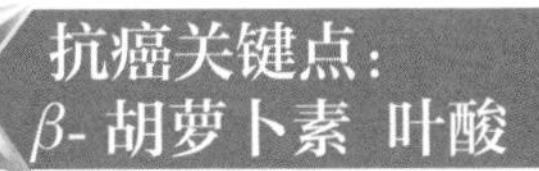

抗癌关键点：β- 胡萝卜素 叶酸

菠菜富含 β- 胡萝卜素，可在体内转化为维生素 A，使黏膜强韧，能防止体内器官氧化，有预防肺癌、乳腺癌、大肠癌、前列腺癌的功效。

菠菜富含叶酸，能促进红细胞再生，对处于治疗后康复期的患者有改善贫血的作用。叶酸还有益于大脑神经发育，有助于抑制肺癌。菠菜中大量的抗氧化剂如维生素 E 和硒元素，具有抗衰老、促进细胞增殖等作用，可以预防癌症。

西红柿菠菜玉米汤

材料：西红柿 1 个，菠菜、玉米粒各 100 克，香油、盐各适量。

做法：①西红柿用开水烫一下，去皮，切块；菠菜洗净。②西红柿和玉米粒放入汤锅中，加入适量水，大火煮沸后转小火煲 30 分钟；接着放入菠菜煮熟，加盐，最后淋上香油即可。

西红柿菠菜玉米汤颜色鲜艳、味道咸鲜，能提升食欲，促进消化。

营养成分表

营养成分	含量	同类食物含量比较
蛋白质	2.6 克	低
碳水化合物	4.5 克	低
膳食纤维（不溶性）	1.7 克	中
胡萝卜素	2.92 毫克	高
维生素 C	32 毫克	中
钙	66 毫克	中

营养搭配

✔ 大蒜 + 菠菜

菠菜中含有丰富的维生素 B_1，与含有大蒜素的大蒜搭配食用，可消除疲劳，保护皮肤，集中注意力。

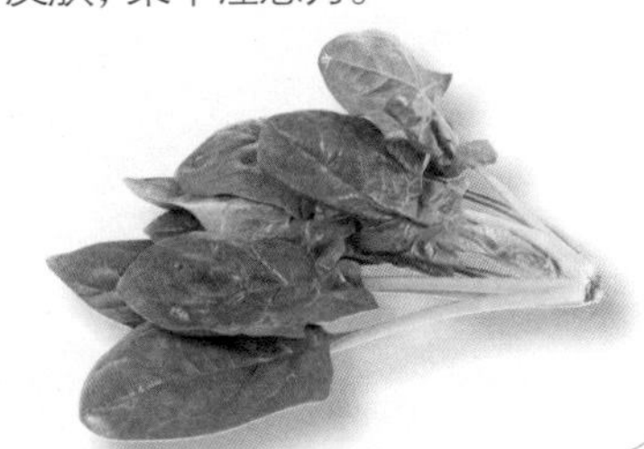

宜

清肝止血、抑制癌细胞产生

荠菜

防癌功效：荠菜既是一种美味野菜，又具有较高的医用价值，全草可入药。荠菜中所含的二硫酚硫酮，具有抗癌作用。荠菜还含有丰富的维生素C，可防止硝酸盐和亚硝酸盐转变成致癌物亚硝胺，预防胃癌和食管癌。

抗癌关键点：延胡索酸 吲哚类

研究发现，荠菜中的延胡索酸是防癌的主要活性物质，能增强免疫力，提升细胞的抗癌能力。

荠菜中有类似麦角碱作用的物质，其浸剂对离体肠管、膀胱、子宫平滑肌等均有明显的收缩作用。所含吲哚类化合物、芳香异硫氰酸可抑制癌细胞产生，有防癌功效。

荠菜豆腐羹

材料：豆腐500克，荠菜150克，面筋5个，胡萝卜、水发香菇各30克，高汤、盐、姜末、香油、水淀粉各适量。

做法：①豆腐切丁；香菇去蒂洗净切丁；荠菜去杂洗净切成细末；面筋切成小丁。②炒锅下油烧至七成热，放入高汤、豆腐、香菇、胡萝卜、荠菜、面筋，再加入盐、姜末烧开，用水淀粉勾芡，淋上香油即可。

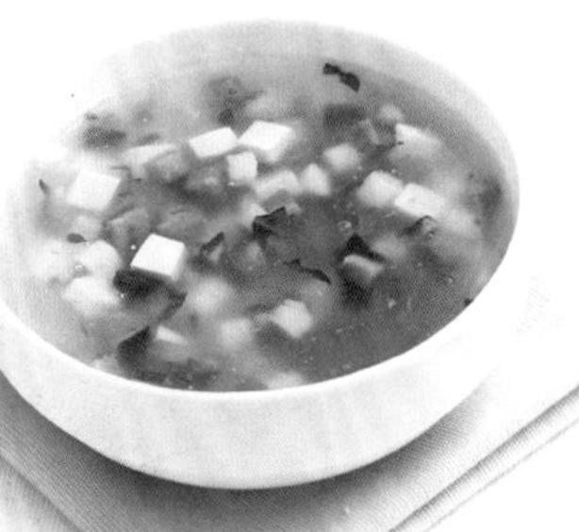

荠菜豆腐羹中含有多种蔬菜，营养丰富，能迅速补充能量。

营养成分表

营养成分	含量	同类食物含量比较
蛋白质	2.9克	高
脂肪	0.4克	低
碳水化合物	4.7克	低
膳食纤维（不溶性）	1.7克	中
胡萝卜素	2.59毫克	高
维生素C	43毫克	高
钙	294毫克	高
铁	5.4毫克	高

营养搭配

荠菜+豆腐

二者一起食用有清热降压的功效。

荠菜+鸡蛋

二者一起食用可以有效缓解眩晕头痛。

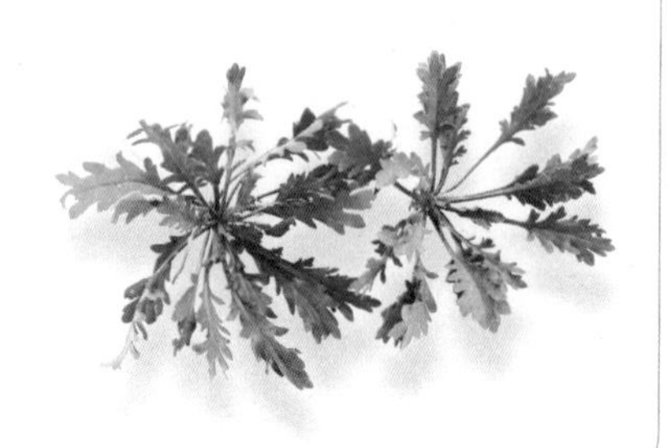

宜

润肠通便、保护黏膜健康

空心菜

防癌功效：空心菜具有很强的排毒功能，空心菜中的果胶能加速体内有毒物质的排泄，木质素能提高巨噬细胞吞噬细菌的活力，杀菌消炎。空心菜还能通便防癌，对防治便秘及减少肠道癌变有积极的作用。

抗癌关键点：木质素

空心菜中富含木质素，能增大食物消化后的体积，缓解便秘，预防结肠癌、直肠癌等。木质素还能提升体内巨噬细胞的活力，有抗癌功效。

空心菜含有钾、氯等调节水液平衡的元素，食用后可预防肠道内的菌群失调，对防癌有益。

香蕉空心菜粥

材料：香蕉、空心菜各100克，大米80克。

做法：①香蕉去皮，切小块；空心菜洗净，切段；大米洗净，浸泡30分钟。②锅置火上，放入大米和适量水，大火烧沸后改小火，熬煮成粥。③放入香蕉块、空心菜，搅拌均匀，略煮片刻，待粥煮熟时，关火即可。

香蕉空心菜粥有润肠通便的功效，可预防便秘。

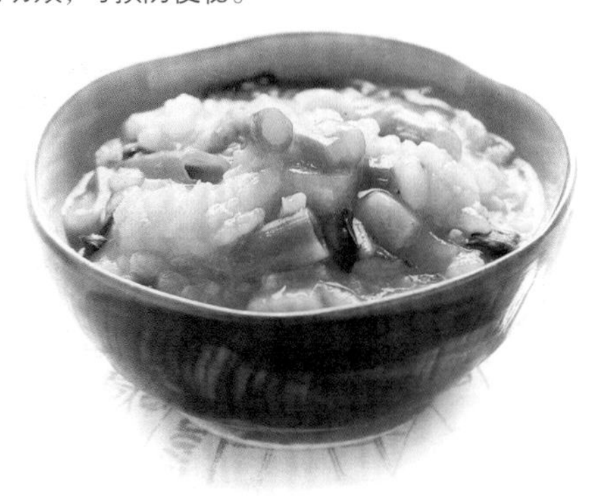

营养成分表

营养成分	含量	同类食物含量比较
蛋白质	2.2克	低
脂肪	0.3克	低
碳水化合物	3.6克	低
膳食纤维（不溶性）	1.4克	中
维生素C	25毫克	中
维生素E	1.09毫克	中
钙	99毫克	中
硒	1.2微克	中

营养搭配

✔ 彩椒＋空心菜

二者同食，味道甘爽，含丰富维生素和矿物质，还可降压、解毒、消肿。

✔ 鸡爪＋空心菜

鸡爪富含胶原蛋白，空心菜含有大量膳食纤维，二者同食，清热解毒，利尿消肿。

宜

润肠通便、降糖防癌

南瓜

防癌功效：南瓜是药食两用的常见食材之一，具有良好的降低血压、血脂的功效。南瓜能消除致癌物质亚硝胺的突变作用，有防癌功效，并能帮助肝功能、肾功能的恢复，增强肝细胞、肾细胞的再生能力。

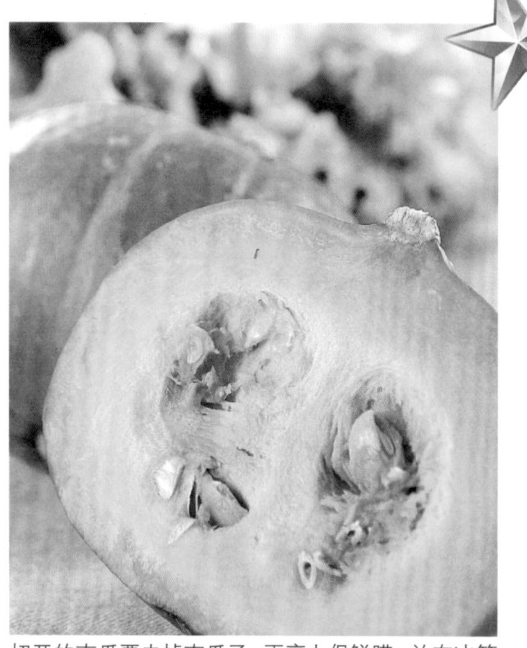

切开的南瓜要去掉南瓜子，再裹上保鲜膜，放在冰箱冷藏。

抗癌关键点：甘露醇 维生素C

南瓜中含有甘露醇类物质，具有较好的通便作用，可以减少粪便中毒素对人体的危害，降低结肠癌发生的概率。

南瓜中所含的维生素C，可防止亚硝酸盐在消化道中转变成致癌物质亚硝胺，可预防食管癌和胃癌。

南瓜中所含维生素A的衍生物，可以降低机体对致癌物质的敏感程度，稳定上皮细胞，防止其癌变，预防肺癌、膀胱癌等。

南瓜中还含有丰富的锌，为人体生长发育所必需的重要物质。

营养成分表

营养成分	含量	同类食物含量比较
蛋白质	0.7克	低
碳水化合物	5.3克	低
膳食纤维(不溶性)	0.8克	低
胡萝卜素	890微克	中
维生素C	8毫克	低

营养搭配

✔ 虾皮+南瓜

虾皮与南瓜一起吃，再加点紫菜，有护肝补肾强体的功效。

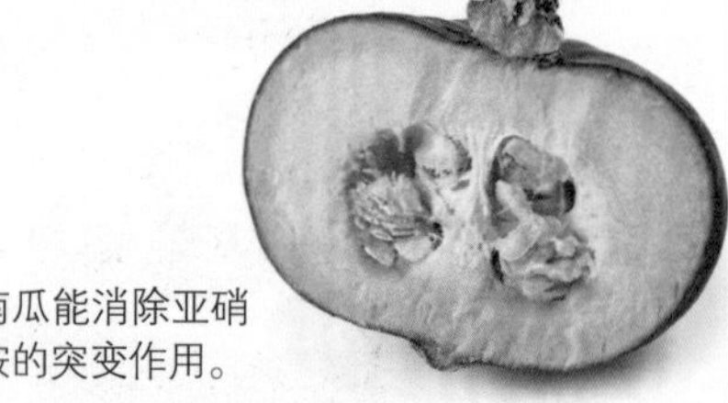

南瓜能消除亚硝胺的突变作用。

1 南瓜饼

材料：小南瓜1个，糯米粉100克，白糖适量。

做法：①小南瓜去皮和瓤，切片，上锅蒸熟，碾成南瓜泥。②南瓜泥拌上白糖，加适量糯米粉揉成团，醒一会儿；将揉好的面团分成几份，压成小饼。③油锅烧热后转小火，放入南瓜饼，经常翻动，煎熟即可。

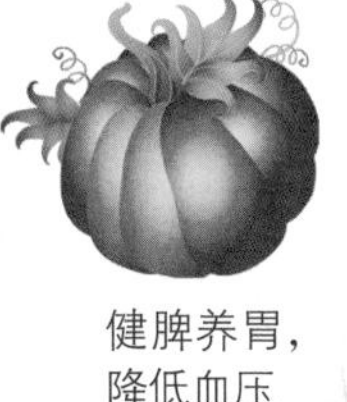

健脾养胃，降低血压

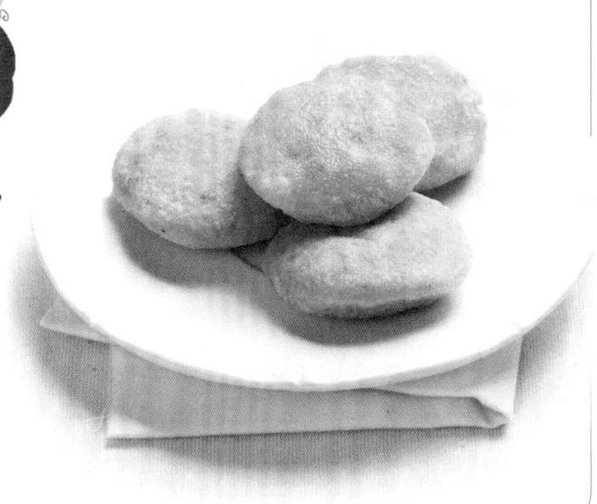

2 南瓜红芸豆沙拉

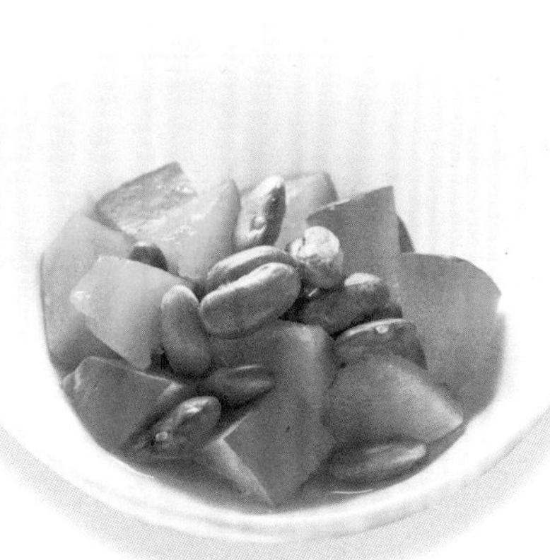

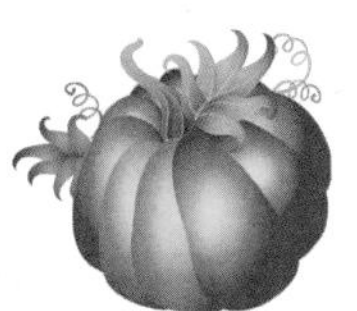

促进新陈代谢

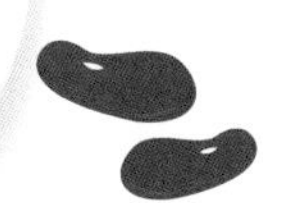

利水消肿

材料：南瓜200克，红芸豆20克，柠檬汁、盐、黑胡椒粉、橄榄油各适量。

做法：①南瓜洗净，切成小块，上锅蒸熟，装盘；红芸豆洗净，煮熟，沥干。②将红芸豆放入南瓜中，加柠檬汁、盐、黑胡椒粉调味，再加入适量橄榄油，搅拌均匀即可。

3 百合南瓜粥

材料：鲜百合20克，南瓜250克，大米100克，冰糖适量。

做法：①鲜百合洗净，剥小瓣；南瓜去皮洗净，切小块；大米洗净，浸泡30分钟。②锅置火上，放入大米、南瓜块和适量水，大火烧沸后改小火熬煮。③待煮到大米熟烂后，加入鲜百合和冰糖，搅拌均匀即可。

帮助肝、肾功能恢复

润燥清热

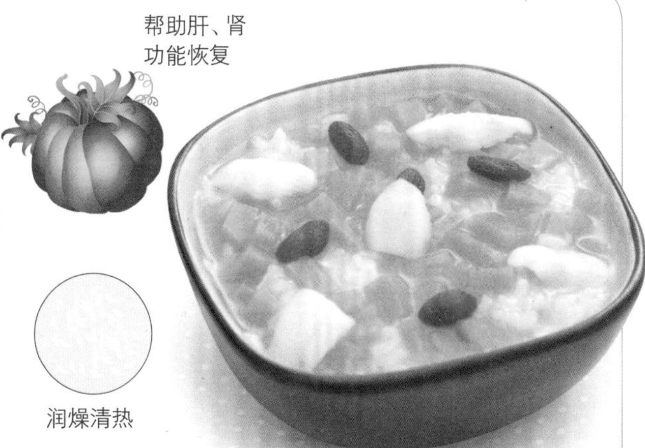

宜

清热解毒、防止癌细胞生长和扩散

苦瓜

防癌功效：苦瓜中含有几种具有明显抗癌活性的蛋白质，这些蛋白质能够激发体内免疫系统的防御功能，增强免疫细胞的活性，抑制癌细胞增殖甚至将其杀死。

抗癌关键点：奎宁蛋白 苦味素

苦瓜的抗癌功效来自一种类奎宁蛋白，它是一种能激活免疫细胞的活性蛋白，可将癌细胞或其他不正常的细胞杀掉。苦瓜种子中还含有一种蛋白酶抑制剂，能抑制肿瘤细胞分泌蛋白酶，从而抑制癌细胞的侵袭和转移。

苦瓜中所含的苦味素可抑制恶性肿瘤分泌蛋白质，防止癌细胞生长和扩散。有的学者做体外实验时发现，苦瓜能使人舌、喉、口腔底部、鼻咽部癌细胞生长受到抑制。

营养成分表

营养成分	含量	同类食物含量比较
蛋白质	1 克	低
脂肪	0.1 克	低
碳水化合物	4.9 克	低
膳食纤维（不溶性）	1.4 克	中
维生素 B_1	0.03 毫克	中
维生素 B_2	0.03 毫克	中
维生素 C	56 毫克	高
锌	0.36 毫克	中

营养搭配

茄子 + 苦瓜

苦瓜清心明目、益气壮阳，茄子止痛活血、清热消肿，是糖尿病并发心血管疾病患者的最佳饮食。

青椒 + 苦瓜

富含维生素 C、铁、辣椒素的青椒，与富含维生素 C 的苦瓜组合，是理想的抗衰老菜肴。

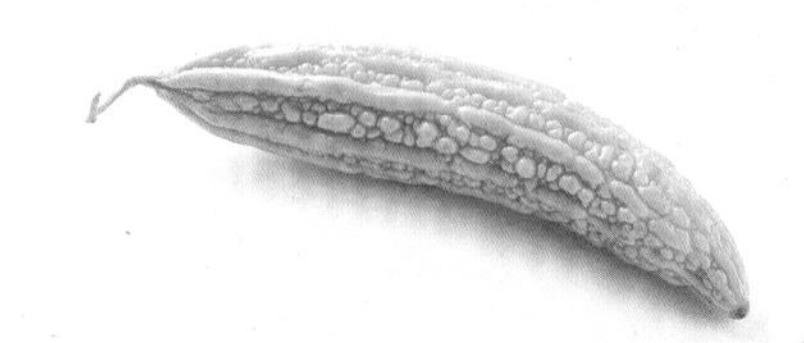

苦瓜胡萝卜黄瓜汁

材料：苦瓜 1/2 根，胡萝卜、黄瓜各 1 根，蜂蜜适量。

做法：①苦瓜去瓤洗净，切小块；胡萝卜洗净，热水焯烫后冷却，切小块；黄瓜洗净，切小块。②将苦瓜、胡萝卜和黄瓜放入榨汁机，搅打成汁后连渣一起倒入杯中，放入适量蜂蜜后即可饮用。

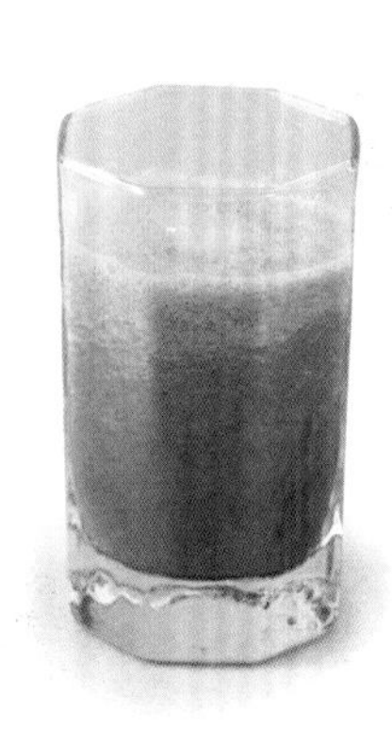

宜

激发细胞免疫功能

黄瓜

防癌功效：黄瓜具有清热利水、解毒的功效，对胸热等有独特的功效，对除湿、滑肠、镇痛利尿也有明显效果。黄瓜中的葫芦素具有防癌抗癌的功效。

抗癌关键点：葫芦素

黄瓜含有一种叫葫芦素的物质，属于三萜化合物，能激发细胞免疫功能，在阻止肝细胞脂肪变性，抑制肝纤维增生等方面有一定作用。葫芦素还能增强机体免疫力，有助于提高巨噬细胞的吞噬力，预防细胞癌变。

西梅黄瓜汁

材料：西梅4个，黄瓜1根，蜂蜜适量。

做法：①西梅洗净，去核，切小块；黄瓜洗净，切小块。②将西梅和黄瓜放入榨汁机，搅打成汁后连渣一起倒入杯中，加入适量蜂蜜，饮用即可。

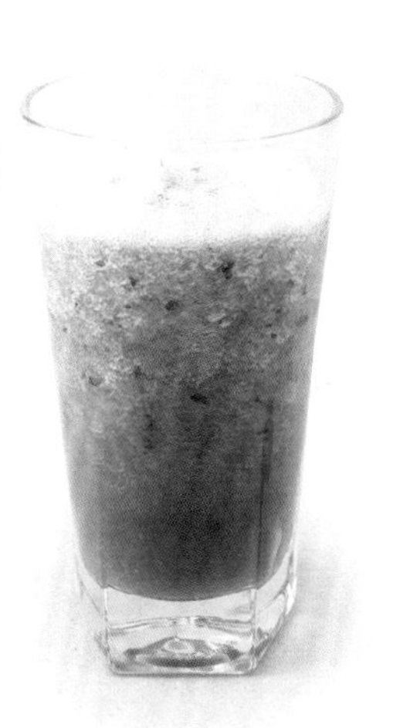

西梅黄瓜汁可润肠通便，帮助排出体内毒素。

营养成分表

营养成分	含量	同类食物含量比较
蛋白质	0.8克	低
脂肪	0.2克	低
碳水化合物	2.9克	低
膳食纤维（不溶性）	0.5克	低
维生素C	9毫克	低
钾	102毫克	低

营养搭配

✔ 木耳＋黄瓜

生黄瓜有减肥的功效，木耳有滋补强身、补血的作用，二者同食，可以平衡营养。

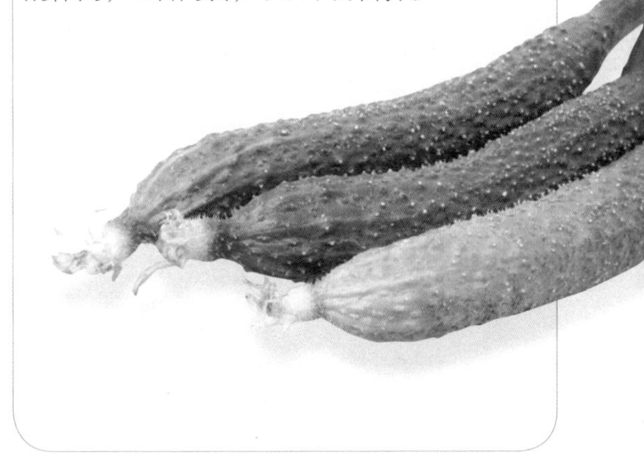

宜

活化免疫细胞，防止癌细胞转移

香菇

防癌功效：香菇含有香菇多糖，能够活化免疫细胞，还含有双链核糖核酸，是干扰素的诱导剂，能够进入癌细胞，抑制其增殖。在各种癌症手术后，持续食用香菇，还可以防止癌细胞的转移。

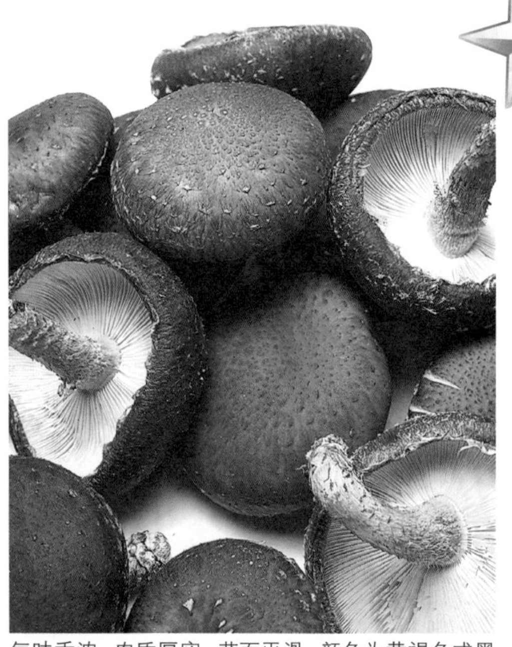

气味香浓，肉质厚实，菇面平滑，颜色为黄褐色或黑褐色的香菇为佳。

抗癌关键点：香菇多糖

香菇中能分离出一种高纯度、高分子结构的具有较强抗肿瘤作用的有机物——香菇多糖。动物实验证明，香菇多糖抑制肿瘤的作用与其能提高机体的细胞免疫和体液免疫功能有关，它能够活化巨噬细胞、T 细胞等，达到抗癌的目的。

研究表明，香菇中含有一种叫 β- 葡萄糖苷酶的物质，可加强机体的抗癌作用，对多种恶性肿瘤如白血病、食管癌、胃癌、肠癌、肺癌、肝癌等都有预防作用。

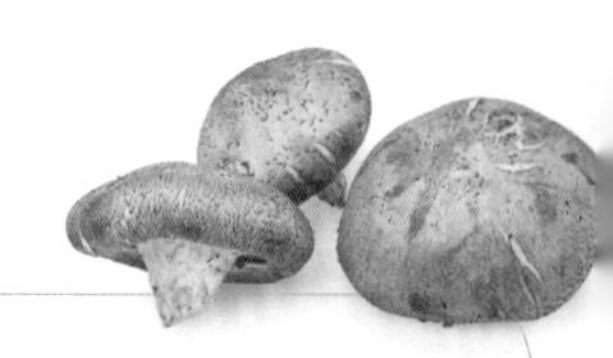

营养成分表

营养成分	含量	同类食物含量比较
蛋白质	2.2 克	低
脂肪	0.3 克	低
碳水化合物	5.2 克	低
膳食纤维（不溶性）	3.3 克	中
锌	0.66 毫克	中
硒	2.58 微克	高

营养搭配

✔ 莴苣 + 香菇

搭配食用，可利尿通便、降脂降压，适用于慢性肾炎、习惯性便秘、高血压、高脂血症。

✘ 冷水 + 香菇

香菇含有核酸分解酶，只有用热水浸泡时，才能分解出独特的鲜味，用冷水会令香菇的鲜香大减。

1 番茄酱炒香菇

材料：鲜香菇500克，番茄酱、盐、料酒、白糖各适量。

做法：①将香菇去杂洗净，切片，放入沸水锅焯一下，捞出冲凉，沥水。②油锅置火上，放入番茄酱炒至浓稠，将香菇放入锅中，加盐、料酒、白糖。③如果汤汁较稠，可加上适量水，大火烧沸，然后改用小火稍煮，至香菇熟透即可。

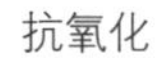
抗氧化

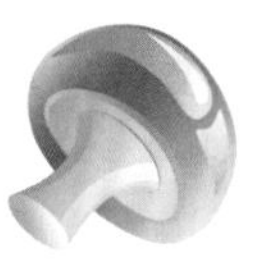

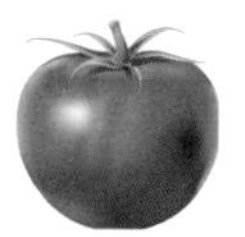

富含维生素 C

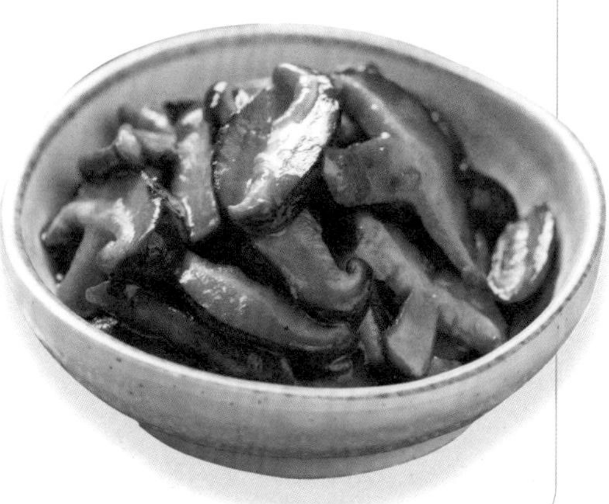

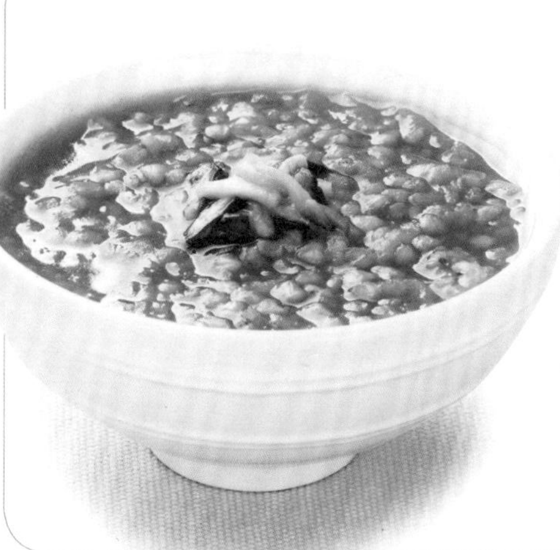

提高抗癌免疫细胞活力

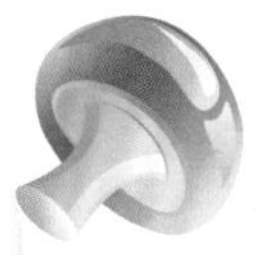

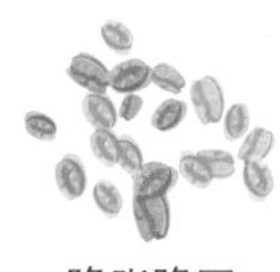

降脂降压

2 香菇荞麦粥

材料：鲜香菇 40 克，荞麦、红米各 80 克，盐、香油各适量。

做法：①香菇去蒂洗净，切成丝；荞麦、红米洗净，分别浸泡 2 小时。②锅置火上，放入荞麦、红米和适量水，大火烧沸后改小火熬煮。③待粥煮熟时，放入香菇丝，小火煮 10 分钟，加盐调味，关火，淋上香油即可。

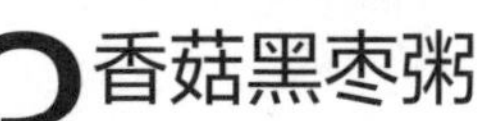

3 香菇黑枣粥

材料：香菇 150 克，黑枣 5 个，大米 100 克，盐适量。

做法：①香菇洗净，切小块；黑枣去核洗净；大米洗净，浸泡 30 分钟。②锅置火上，放入大米和适量水，大火烧沸。③放入香菇和黑枣，再次烧沸后改小火，熬煮成粥，待粥煮熟时，加盐调味即可。

预防动脉硬化、肝硬化

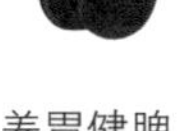

养胃健脾，润心肺、生津液

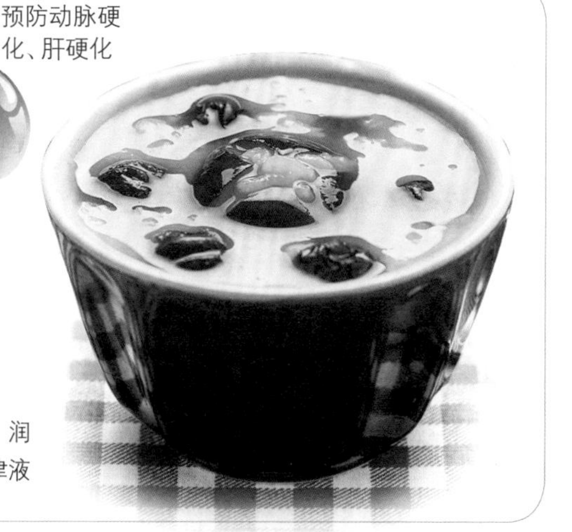

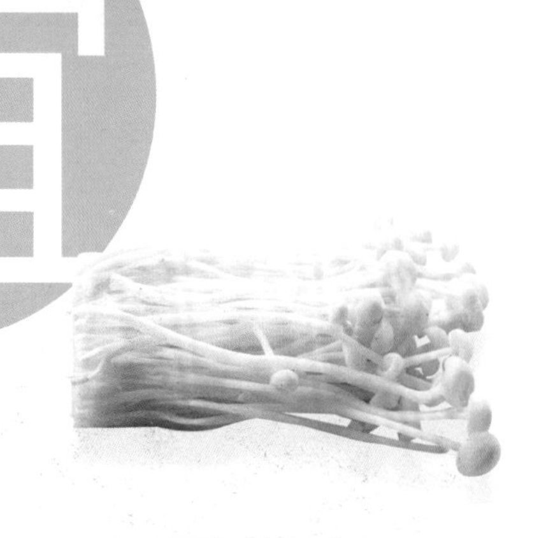

预防宫颈癌

金针菇

防癌功效：金针菇是一种高蛋白、低碳水化合物的食品，有助于排出重金属离子和代谢过程中产生的毒素和废物。金针菇中的蕈菌多糖等物质有助于提高人体免疫力，抗菌消炎，预防肿瘤等。

抗癌关键点：金针菇多糖

从金针菇中提取的朴菇素能有效抑制肿瘤的生长，具有明显的抗癌作用。而金针菇中的多糖体对肝癌、肺癌均有明显的抗癌作用。

金针菇茎内含有一种蛋白，可以刺激宫颈癌患者体内的天然抗癌机制，从而使患者依靠自身免疫力来对抗癌细胞。

营养成分表

营养成分	含量	同类食物含量比较
蛋白质	2.4 克	低
膳食纤维（不溶性）	2.7 克	中
磷	97 毫克	中

预防乳腺癌

猴头菇

防癌功效：猴头菇中含有的不饱和脂肪酸，有利于血液循环，能降低血液胆固醇含量，提高机体免疫功能，可以延缓人体衰老。猴头菇能抑制癌细胞中的遗传物质的合成，从而可以预防消化道癌症和其他恶性肿瘤。

抗癌关键点：猴头菇多糖

猴头菇含有的多糖体、多肽类物质对癌细胞有较强的抑制作用，同时能明显增加机体内的蛋白组成成分，产生干扰素，进而增强抗癌防癌效果，想要预防乳腺癌要多吃猴头菇。

营养成分表

营养成分	含量	同类食物含量比较
蛋白质	2 克	低
脂肪	0.2 克	低
碳水化合物	4.9 克	低
膳食纤维（不溶性）	4.2 克	中
维生素 B_1	0.01 毫克	低
维生素 C	4 毫克	低

猴头菇在预防皮肤癌、乳腺癌、消化道癌症等方面有很好的效果。

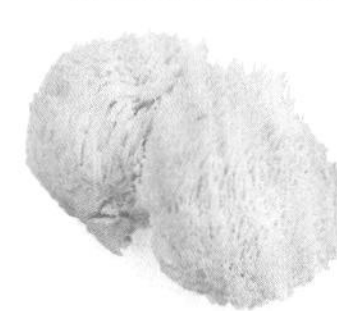

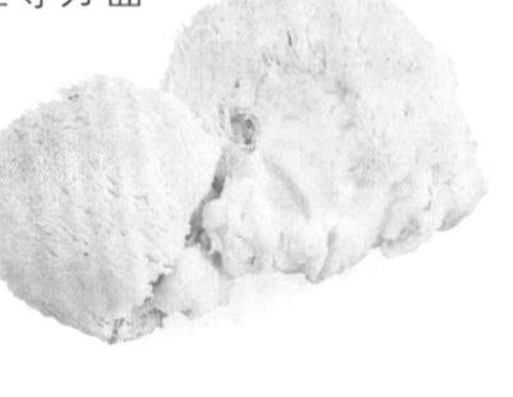

宜

预防肺癌

木耳

防癌功效：木耳含有丰富的植物胶原成分，
它具有较强的吸附作用，常吃木耳能起到清理肺部和消化道的作用，
对预防肺癌、肝癌等有很好的作用。

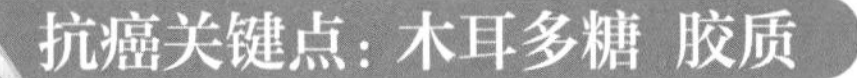

抗癌关键点：木耳多糖 胶质

木耳含有木耳多糖，能够明显增强核酸和蛋白质代谢的作用，促进血清蛋白质的生物合成，增强机体抗病能力，对机体损伤有保护作用。因此，处于术后、放疗、化疗后康复期的患者，多吃木耳有助于机体恢复。

木耳中的胶质可把残留在人体消化系统内的灰尘、杂质吸附并集中起来排出体外，从而起到清胃涤肠的作用，有助于预防肺癌、肝癌等。

木耳豆面饼

材料：木耳30克，黄豆粉200克，红枣10个，面粉250克。

做法：①将木耳洗净，加水泡发，用小火煮熟烂。②红枣洗净，泡发后置于锅内，加水适量，煮沸后转用小火炖至熟烂，剔除皮、核。③将枣糊、木耳羹、黄豆粉与面粉和匀，制成饼，在平底锅上用油烙熟即可。

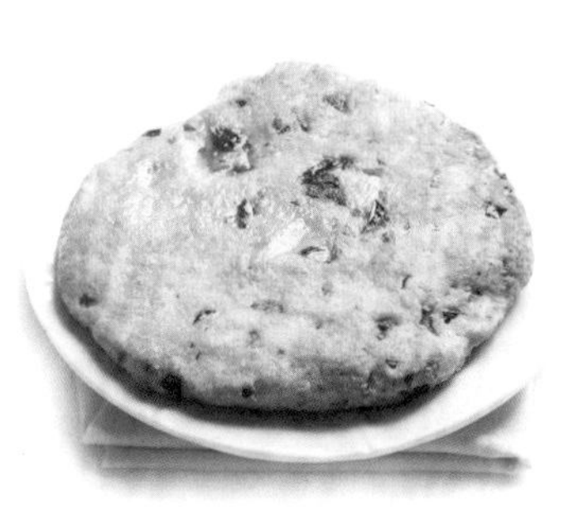

木耳豆面饼富含膳食纤维，能预防便秘，补充能量。

营养成分表（干木耳）

营养成分	含量	同类食物含量比较
蛋白质	12.1克	高
脂肪	1.5克	中
碳水化合物	35.7克	中
膳食纤维（不溶性）	29.9克	高
钙	247毫克	高
铁	97.4毫克	高

营养搭配

✔ 木耳+圆白菜

二者同食能健胃补脑，强身生津。

✔ 木耳+红枣

二者同食能起到补血作用。

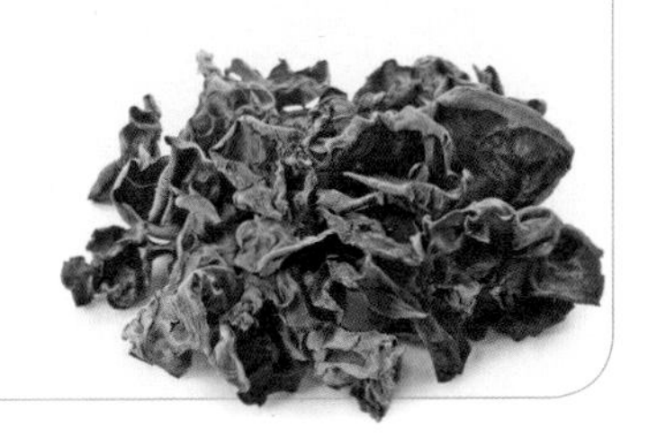

宜

提高治疗耐受力

银耳

防癌功效：银耳性平、无毒，既有补脾开胃的功效，又有益气清肠的作用，还可以滋阴润肺。另外，银耳还能增强人体免疫力，以及增强肿瘤患者对放疗、化疗的耐受力。

抗癌关键点：银耳多糖

银耳中所含有效抗癌成分为银耳多糖，银耳多糖抗癌机制不同于细胞毒类药物的直接杀伤作用，而是通过提高机体免疫功能，间接抑制肿瘤的生长。常食银耳可增强人体的免疫力，调动淋巴细胞，加强白细胞的吞噬能力，兴奋骨髓造血功能，控制恶性肿瘤生长。

莲子银耳汤

材料：莲子、桂圆肉各 30 克，红枣 2 个，银耳 60 克，白糖适量。

做法：①莲子提前用温水浸泡 1 小时；桂圆肉洗净；红枣洗净，去核；银耳用温水浸泡，洗净，撕片。②莲子、桂圆肉、红枣和银耳放入砂锅中，加适量水，大火煮沸后转小火煲 1 小时，加白糖调味即可。

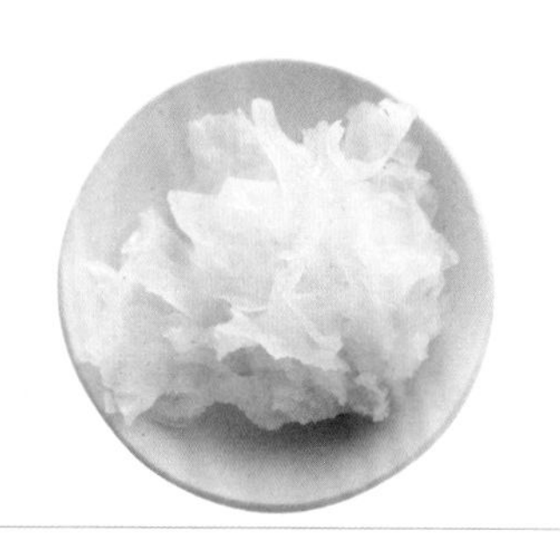

莲子银耳汤清热去火，适合放疗、化疗后处于康复期的癌症患者食用。

营养成分表（干银耳）

营养成分	含量	同类食物含量比较
蛋白质	10 克	高
脂肪	1.4 克	中
碳水化合物	67.3 克	高
膳食纤维（不溶性）	30.4 克	高
钾	1.59 毫克	高
磷	369 毫克	高

营养搭配

✔ 菠菜＋银耳

银耳清肺热、益气补脾，菠菜则含有丰富的维生素和铁、钙，二者做汤，可滋阴润燥、补气利水。

✔ 木耳＋银耳

银耳补肾润肺、生津提神，木耳益气润肺、养血美容，二者同食，有益于糖尿病患者滋补身体。

咸菜

咸菜是为了延长蔬菜的保存时间而发明的

咸菜是大众餐桌上较常见的食物，但随着食品安全意识的提高，特别在知道咸菜腌制过程中会产生易致癌的亚硝酸盐后，很多人对咸菜选择“敬而远之”，那么是不是健康饮食中就一点都不能吃咸菜呢？

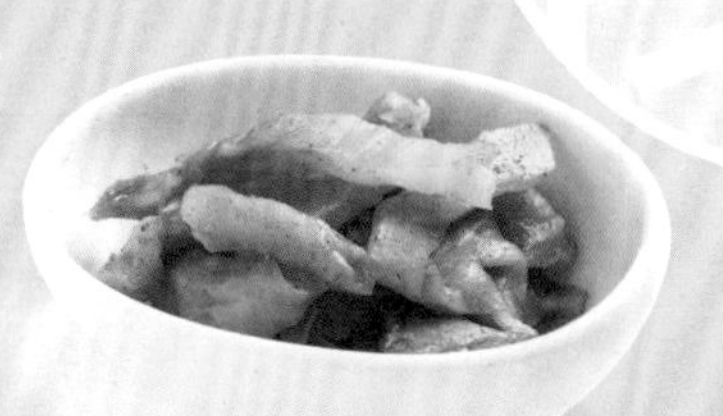

到底为什么不宜吃咸菜

咸菜对人体构成威胁是因为咸菜含有大量的盐分，尤其中老年人要是常吃多吃，不仅会使血压升高，促使动脉硬化，而且还会加快钙的流失。高浓度食盐会破坏胃黏膜，甚至诱发胃癌，所以咸菜要少吃。

咸菜中亚硝酸盐真的那么可怕吗

众所周知，亚硝酸盐为强致癌物。其实蔬菜中硝酸盐和亚硝酸盐同时存在，且硝酸盐远多于亚硝酸盐，但蔬菜在腌制的过程中，其细胞中的生物酶被释放出来，在酶的作用下，硝酸盐逐渐变为亚硝酸盐，并在某个时间达到最高值，这时，咸菜是没有完全腌制好的，这个时候食用对人体危害非常大。但是，随着腌制时间的延长，亚硝酸盐含量又会逐步降低到最低值。

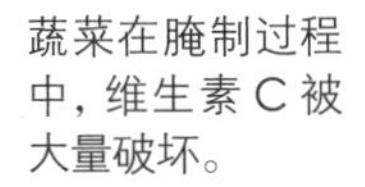

蔬菜在腌制过程中，维生素C被大量破坏。

一般来讲，腌制咸菜4小时后，亚硝酸盐开始明显增加，7天后亚硝酸盐达到高峰，第9天开始下降，在20天后亚硝酸盐达到了一个最低值，这个时候吃才是相对安全的。但是，不同的腌菜也有差异，如雪里蕻，在腌制四五天的时候已经达到最高值；腌酸菜需要约20天就能基本降解亚硝酸盐，但榨菜就需要30天左右。

咸菜吃多了容易导致胃酸增加。

食品安全知多少

避免吃腌制时间很短的咸菜

咸菜在腌制过程中含盐量大大上升，而如果腌制时间不够、盐分不够，蔬菜容易腐败变质，产生对人体有害的物质，所以一定要选购正规厂家制作、包装完整的产品，减少产品质量及卫生问题。

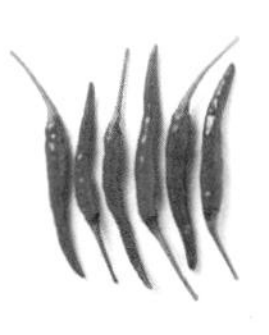

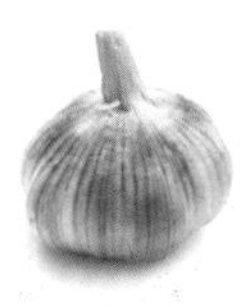

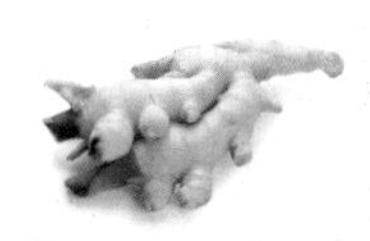

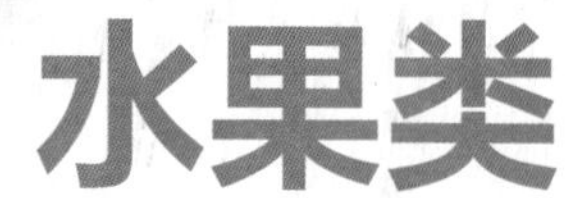

水果为什么能防癌抗癌

水果与蔬菜的防癌抗癌效果和作用相似。世界卫生组织、美国农业部以及国际上对癌症的研究指出，每天至少摄取7份(约560克)蔬菜、水果，就可以使患癌症的风险降低20%。

现在研究已经证明，胡萝卜、西红柿、橘类水果等具有较强的抗癌作用，尤其是对口腔、食管、胃、结肠、肺等部位的抗肿瘤作用更强。水果中的抗癌成分有类胡萝卜素、维生素C、维生素E、视黄醇类、微量元素硒、膳食纤维、二巯基硫酮、异硫氰酸酯、吲哚、酚类、蛋白质酶抑制剂、葱属硫合物、植物固醇、植物雌激素、类黄酮、叶酸等，这些物质都有助于抑制癌细胞的生长和繁殖，达到预防癌症的目的。

研究表明，有十几种水果可以起到有效降低患癌症概率的作用，而且多数是我们身边常见的水果，包括苹果、橙子、草莓、猕猴桃、葡萄、葡萄柚、西瓜、柠檬、樱桃等。它们中的一些特殊成分在预防结肠癌、乳腺癌、前列腺癌、胃癌等方面，具有其他食品难以替代的益处。

水果类防癌抗癌关键营养素

营养素	防癌抗癌功效	常见食材
膳食纤维	促进致癌物的排出	猕猴桃、香蕉等
花青素	抗氧化、阻断癌细胞扩散	葡萄、蓝莓等
胡萝卜素	强化上皮细胞、提升免疫力	橘子、桃等
维生素C	抗氧化、提升免疫力	橙子、柠檬等
果胶	降低体内胆固醇、缓解慢性病	苹果、草莓等
钾	强健骨骼	香蕉、枇杷等
镁	活化体内多种酶	葡萄柚、番木瓜等

宜

润肠通便、缓解压力

香蕉

防癌功效：香蕉具有一定的防癌功效，而且越成熟的香蕉，其抗癌效能就越高。所以，香蕉愈成熟即表皮上黑斑愈多，它的免疫活性也就愈高，想预防癌症可以适当多吃熟香蕉。

抗癌关键点：活性物质 TNF

香蕉中含有能排解人体内活性氧化物等毒性物质、提高免疫力的化学物质，当人们摄入香蕉时，体内的白细胞会受到刺激，从而使白细胞数量增多、活动加快。熟透的香蕉会产生能攻击异常细胞的活性物质 TNF，能有效对抗肿瘤。

香蕉富含碳水化合物和膳食纤维，可清热润肠，促进肠胃蠕动，保护胃肠黏膜。

香蕉在人体内能帮助大脑制造血清素，给人带来欢乐、平静，甚至还有镇痛的效应。因此，适当多吃香蕉能缓解癌症患者的精神压力，帮助排遣抑郁心理。

香蕉豆沙酸奶汁

材料：香蕉 1 根，红豆沙 30 克，酸奶 250 毫升。

做法：①将香蕉去皮，切成块状，放入豆浆机中，加水至上下水位线之间，启动豆浆机搅打成汁。②将香蕉汁倒入杯中，加入红豆沙和酸奶，搅拌均匀，即可直接饮用。

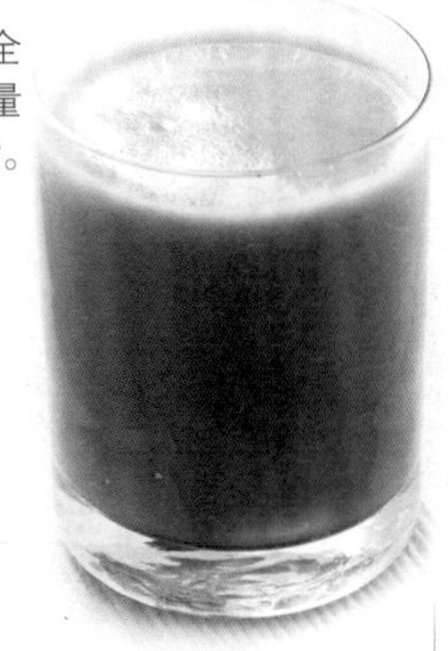

香蕉豆沙酸奶汁营养全面，可促进消化，热量较高，能迅速补充能量。

营养成分表

营养成分	含量	同类食物含量比较
蛋白质	1.4 克	中
碳水化合物	22 克	中
膳食纤维（不溶性）	1.2 克	中
钾	256 毫克	高
镁	43 毫克	中
磷	28 毫克	中

营养搭配

✔ 香蕉 + 燕麦

二者同食可以提高人体血清素含量，改善睡眠。

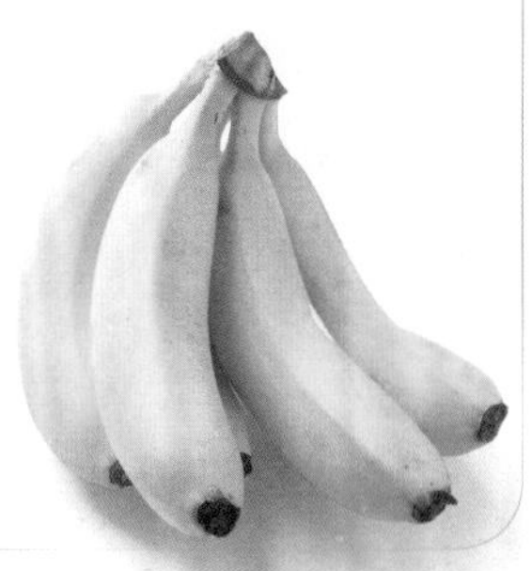

宜

对抗自由基、预防心血管疾病

苹果

防癌功效：苹果是最常见的水果之一，营养价值也很全面。苹果富含膳食纤维，能预防便秘，还有助于清除胆固醇，减少心血管疾病的发生。还有多种微量元素，有较强的抗氧化能力，能预防多种慢性病，阻止细胞癌变。

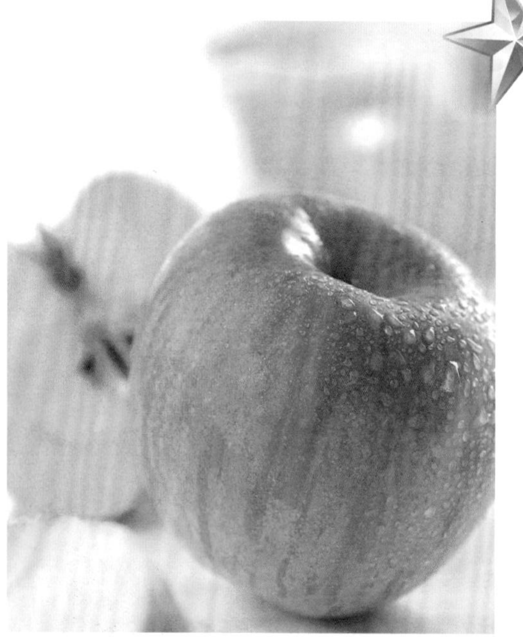

苹果皮膳食纤维含量丰富，带皮吃更营养。

抗癌关键点：苹果多酚 类黄酮

苹果含有苹果多酚，具有降低胆固醇、抑制坏胆固醇氧化的作用，能够预防血栓、预防心血管疾病。

研究证明，苹果中所含的类黄酮化合物是能降低癌症发病率的有效物质。经常食用苹果的人们，肺癌的患病率降低约40%，患其他癌症的概率也比一般人少约20%。

苹果果皮上可能附着有蜡或者农药，需用盐搓洗表面后食用。

营养成分表

营养成分	含量	同类食物含量比较
蛋白质	0.2克	低
脂肪	0.2克	低
碳水化合物	13.5克	低
膳食纤维(不溶性)	1.2克	中
维生素E	2.12毫克	高
钾	119毫克	中

营养搭配

魔芋+苹果

魔芋是低热量、高纤维的食品，搭配苹果，可以促进肠道蠕动。

芦荟+苹果

二者搭配，可生津止渴、健脾益肾、消食顺气，有润肺宽胸的作用。

1 苹果芹菜汁

材料：苹果1个，芹菜1根，柠檬汁适量。

做法：①苹果洗净去核，切小块；芹菜洗净，切小块。②将苹果和芹菜放入搅拌机，加入适量凉开水，搅打成汁，饮用时加入适量柠檬汁即可。

提供丰富的维生素和矿物质

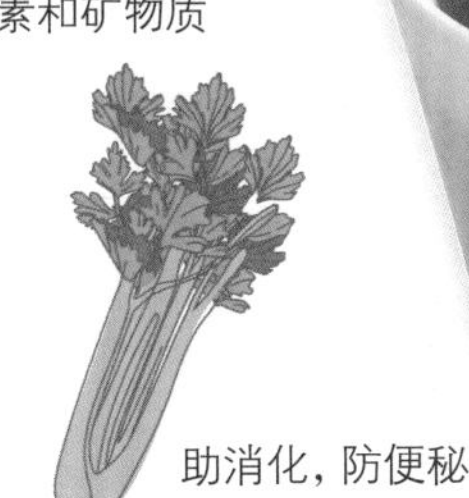

助消化，防便秘

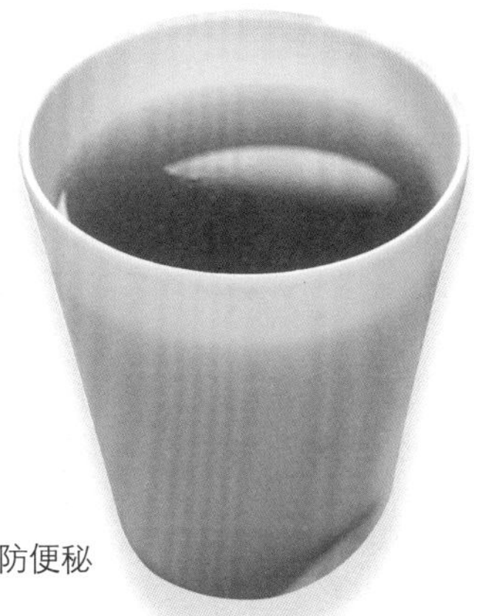

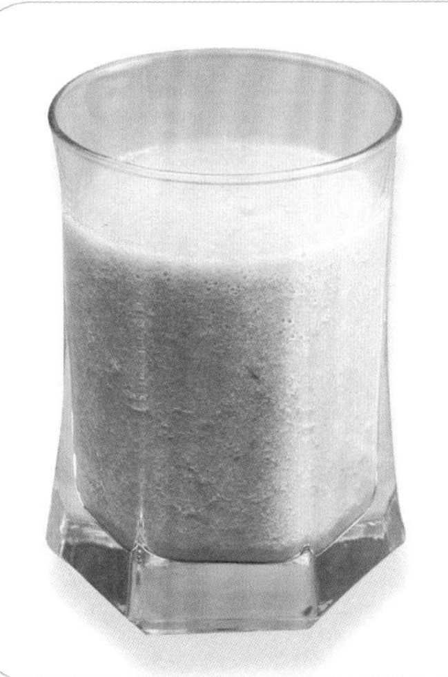

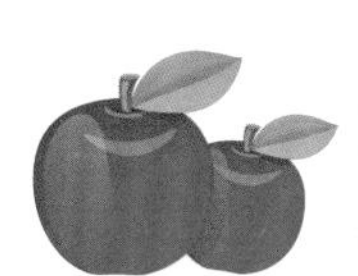

润肤养颜

生津开胃

2 菠萝苹果茼蒿汁

材料：菠萝1块，苹果1/2个，茼蒿1把，蜂蜜适量。

做法：①菠萝去皮去刺，洗净，切小块，在盐水中浸泡30分钟，捞出；苹果洗净，切小块；茼蒿洗净，切小段，在沸水中焯熟，留茼蒿水。②将菠萝、苹果和茼蒿放入搅拌机，加入适量茼蒿水，搅打成汁后倒入杯中，待冷却后放入适量蜂蜜，即可饮用。

3 苹果橘子魔芋汤

材料：魔芋50克，苹果、橘子各1个，白糖适量。

做法：①魔芋洗净，切成条，用开水焯2分钟，捞出，沥干；橘子剥成瓣；苹果洗净，切丁。②魔芋、苹果和橘子放入汤锅中，加入适量水，大火煮沸后转小火煲30分钟，加白糖调味即可。

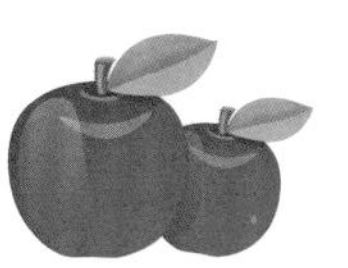

健胃消食

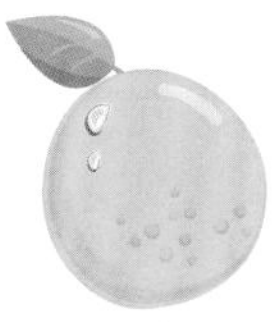

可用橙子替代橘子

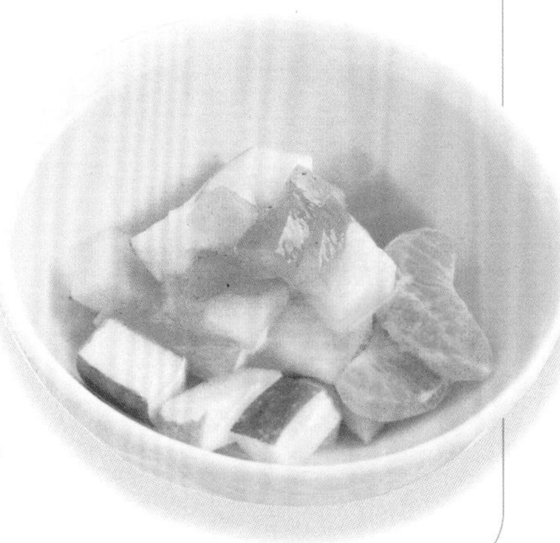

宜

抗氧化、维护上皮组织

哈密瓜

防癌功效：哈密瓜营养丰富，其含有的维生素 C 有助于人体抵抗传染病。哈密瓜还含有丰富的抗氧化剂类黄酮，可以保护身体免受癌症困扰。

抗癌关键点：胡萝卜素 维生素 C

哈密瓜中富含 β- 胡萝卜素，是强效的抗氧化剂，能预防肺癌、乳腺癌、宫颈癌及结肠癌等。

哈密瓜中的维生素 C 能防止细胞氧化，抑制亚硝酸盐与胺类结合成为亚硝胺，有效预防胃癌、食管癌等。

番木瓜哈密瓜奶

材料：番木瓜 1 块，哈密瓜 1/4 个，牛奶 200 毫升。

做法：①番木瓜去皮去瓤，洗净，切小块；哈密瓜去皮去瓤，洗净，切小块。②将番木瓜、哈密瓜放入搅拌机，倒入牛奶，搅打成汁后倒入杯中，及时饮用即可。

番木瓜和哈密瓜都有美容润肤的功效，常饮可滋润皮肤。

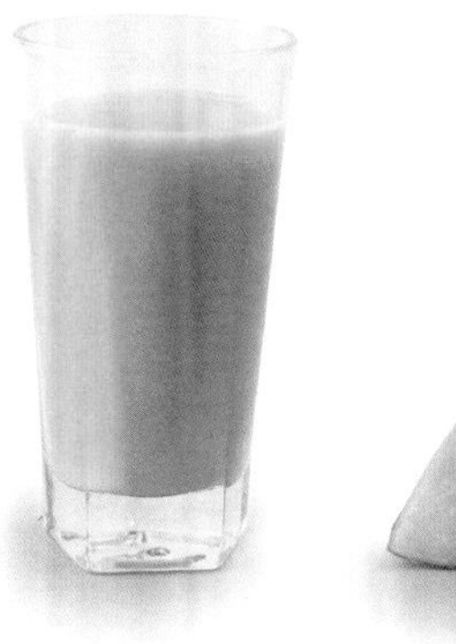

营养成分表

营养成分	含量	同类食物含量比较
蛋白质	0.5 克	低
碳水化合物	7.9 克	低
膳食纤维（不溶性）	0.2 克	低
胡萝卜素	920 微克	高
维生素 C	12 毫克	中
磷	19 毫克	低
镁	19 毫克	中
钙	4 毫克	低

营养搭配

哈密瓜 + 百合

哈密瓜对高胆固醇症有好处，还能抗氧化。百合则可以润肺止咳、清心安神、养阴益气。二者同食效果更佳。

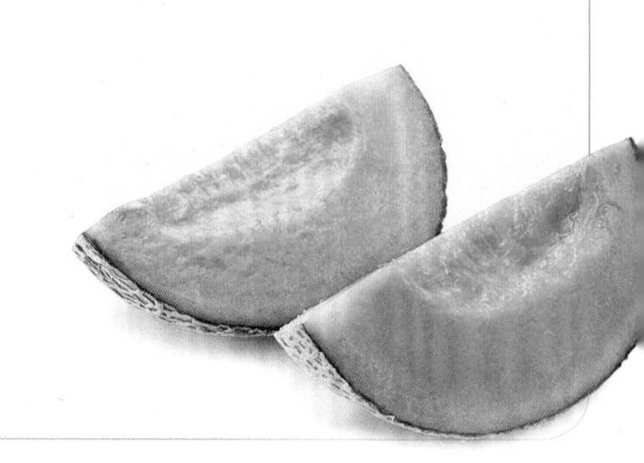

降低细胞癌变概率

橙子

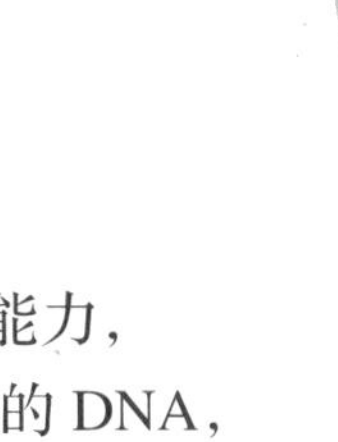

防癌功效：橙子有很强的抗氧化能力，
有降低血压的功效，并能保护细胞中的 DNA，
降低正常细胞癌变概率，减少癌症的发生。

抗癌关键点：橙皮苷 类黄酮

橙子含有橙皮苷，这种物质具有维持渗透压，增强毛细血管韧性，缩短出血时间，降低胆固醇等作用，有缓解慢性病发生的作用，进而预防癌症。

橙子含有丰富的类黄酮物质和类胡萝卜素，类黄酮物质具有抗炎症、抗肿瘤、强化血管和抑制凝血的作用；类胡萝卜素则具有很强的抗氧化功效。

芒果橙汁

材料：芒果、橙子各 1 个，蜂蜜适量。

做法：①芒果对切，去核，在切面切十字花刀，去皮取肉；橙子去皮去子，取出果肉，切小块。②将芒果和橙子放入榨汁机，搅打成汁后连渣一起倒入杯中，待冷却后放入适量蜂蜜即可。

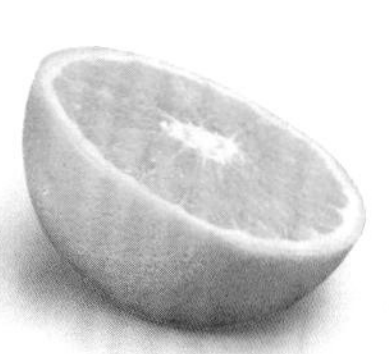

芒果橙汁能补充维生素，促进消化，滋润皮肤。

营养成分表

营养成分	含量	同类食物含量比较
蛋白质	0.8 克	中
脂肪	0.2 克	低
碳水化合物	11.1 克	低
膳食纤维（不溶性）	0.6 克	低
维生素 B_1	0.05 毫克	高
维生素 B_2	0.04 毫克	中
维生素 C	33 毫克	高
钙	20 毫克	中

营养搭配

✔ 橘子＋橙子

橘子中所含的维生素 P，可加强橙子所含维生素 C 对人体的作用，增强癌症患者的免疫力，还可预防感冒。

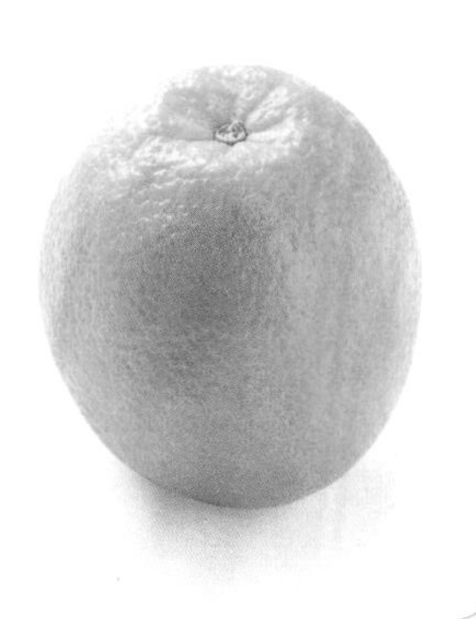

富含维生素 C

葡萄柚

防癌功效：葡萄柚中的柚苷配基可刺激癌细胞中的 DNA 修复，从而达到抗癌功效。同时，葡萄柚富含维生素 C，可增强人体抵抗疾病的能力。

抗癌关键点：维生素 C

葡萄柚属于柑橘类水果，含有丰富的维生素 C、胡萝卜素、类黄酮成分，有助于降低食管癌及胃癌的发生。

葡萄柚中含有宝贵的天然维生素 P 和丰富的维生素 C。维生素 C 可参与人体胶原蛋白的合成，促进抗体的生成，以增强机体的解毒能力。维生素 P 能防止维生素 C 被氧化而受到破坏，增强维生素的吸收效果，达到预防癌症的目的。

葡萄柚菠萝汁

材料：葡萄柚 1/2 个，菠萝 1 块。

做法：①葡萄柚去皮，取出果肉，掰成瓣，去掉薄膜，切小块；菠萝去皮，洗净，切小块，在盐水中浸泡 30 分钟，捞出。②将葡萄柚和菠萝放入榨汁机，搅打成汁后连渣一起倒入杯中，即可饮用。

葡萄柚能促进消化，菠萝能健胃消食，二者榨汁能清理肠胃。

营养成分表

营养成分	含量	同类食物含量比较
蛋白质	0.8 克	中
碳水化合物	10.5 克	低
膳食纤维（不溶性）	0.6 克	低
胡萝卜素	160 微克	中
维生素 E	0.56 毫克	中
维生素 C	33 毫克	高

营养搭配

⊗ 葡萄柚＋降血压药

一些常用的降血压药物成分可能与葡萄柚汁产生相互作用，引起严重的血压下降等不良反应。

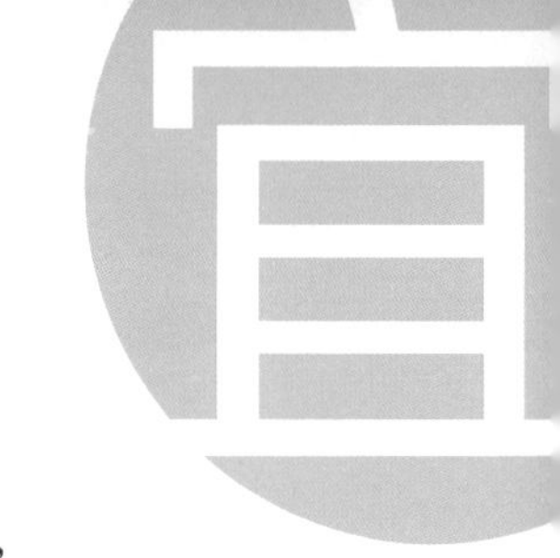

柠檬片泡水能防癌

柠檬

防癌功效：柠檬富含类黄酮、维生素C和维生素P，能增强血管弹性和韧性，可预防和治疗慢性病，达到预防癌症的目的。

抗癌关键点：维生素C 柠檬苦素

柠檬富含维生素C，能维持人体各种组织和细胞间质的生成，并保持它们正常的生理功能，增强机体免疫力，减少患癌症的风险。

柠檬含有柠檬苦素，具有抗肿瘤、抗病毒、镇痛、消炎、催眠等多种功效。研究显示，柠檬苦素能抑制包括白血病细胞、宫颈癌细胞、乳腺癌细胞和肝癌细胞等多种癌症细胞的生长。

苹果柠檬汁

材料：苹果1个，柠檬1/2个。

做法：①苹果洗净去核，切小块；柠檬洗净，切小块。②将苹果和柠檬放入榨汁机，搅打成汁后连渣一起倒入杯中，及时饮用即可。

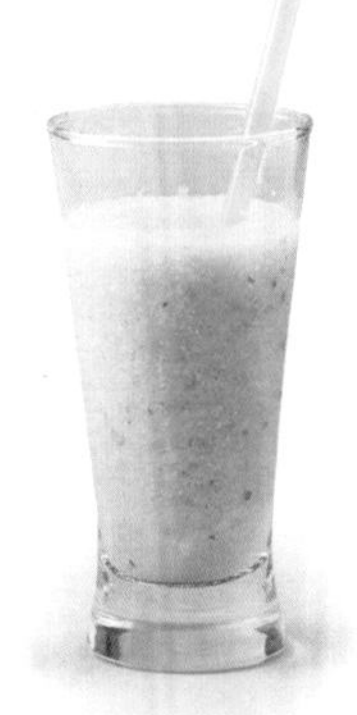

苹果柠檬汁维生素丰富，连渣一起食用能将营养物质全部吸收。

营养成分表

营养成分	含量	同类食物含量比较
蛋白质	1.1克	中
脂肪	1.2克	中
膳食纤维（不溶性）	1.3克	中
维生素C	22毫克	中
维生素E	1.14毫克	中
钙	101毫克	高

营养搭配

✔ 芦荟+柠檬

芦荟可抑制炎症、去除疼痛，柠檬可帮助产生唾液，口腔黏膜破损的患者可饮用用芦荟和柠檬制作的果汁。

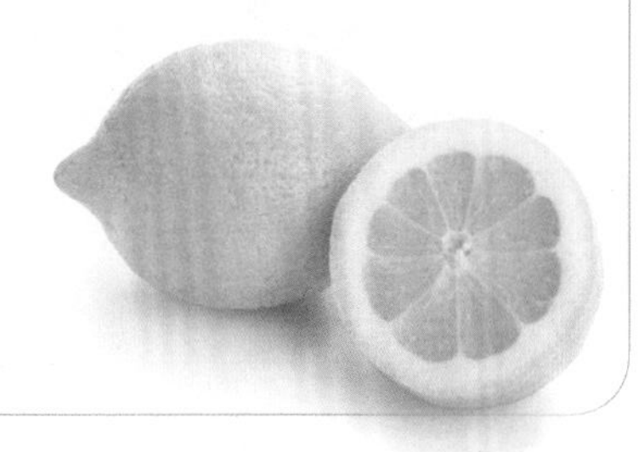

宜

补充维生素 C、增强免疫力

猕猴桃

防癌功效：猕猴桃营养丰富，又以维生素 C 含量多著称，维生素 C 是天然的抗氧化剂，有助于提高免疫力，延缓衰老，预防多种慢性病，从而起到防癌抗癌功效。

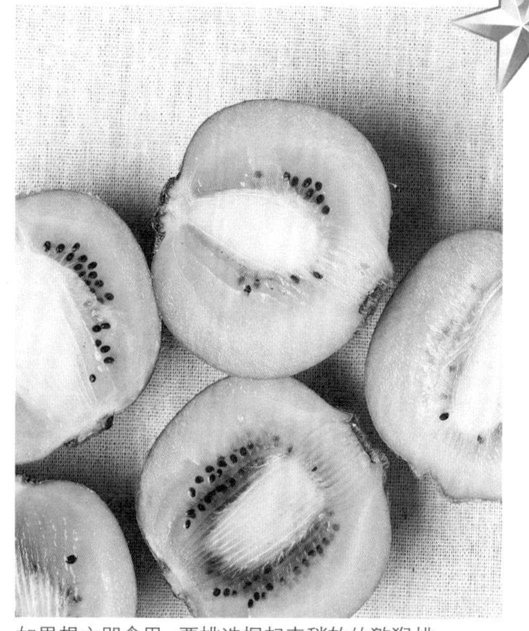

如果想立即食用，要挑选握起来稍软的猕猴桃。

抗癌关键点：维生素 C 叶酸

猕猴桃含维生素 C 极为丰富，大量的维生素 C 可促进干扰素的产生，有利于增强机体免疫功能，增强机体对癌症的抵抗力。大量的维生素 C 还可阻止致癌物亚硝酸化合物的生成，起到预防癌症的作用。

猕猴桃还含有叶酸，能够预防恶性贫血，对处于康复期的癌症患者有改善贫血的作用。叶酸还有助于细胞分化和 DNA 合成，能预防心脏病和癌症。

猕猴桃具有养颜、提高免疫力、抗癌、抗衰老的功效。

营养成分表

营养成分	含量	同类食物含量比较
蛋白质	0.8 克	中
脂肪	0.6 克	低
碳水化合物	14.5 克	中
膳食纤维（不溶性）	2.6 克	中
维生素 C	62 毫克	高
维生素 E	2.43 毫克	高

营养搭配

✔ 酸奶 + 猕猴桃

酸奶富含益生菌，与营养丰富的猕猴桃同食，可促进肠道健康，防治便秘。

✔ 吃烧烤时应吃点猕猴桃

常吃烧烤食物能使癌症的发病率升高，猕猴桃中富含的维生素 C 作为一种抗氧化剂，能够防止癌症发生，建议吃烧烤时最好吃些猕猴桃或维生素 C。

1 猕猴桃桑葚酸奶

材料：桑葚 15 个，猕猴桃 1 个，酸奶 200 毫升。

做法：①桑葚用淡盐水浸泡 20 分钟，用水洗净；猕猴桃切开两端，用勺挖出果肉，切小块。②将桑葚、猕猴桃和酸奶放入搅拌机，加入适量水，搅打成汁，倒入杯中后饮用即可。

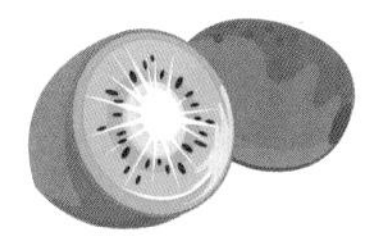

缓解肌肤衰老

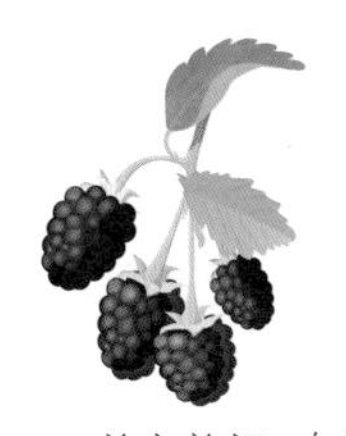

美容养颜，乌发

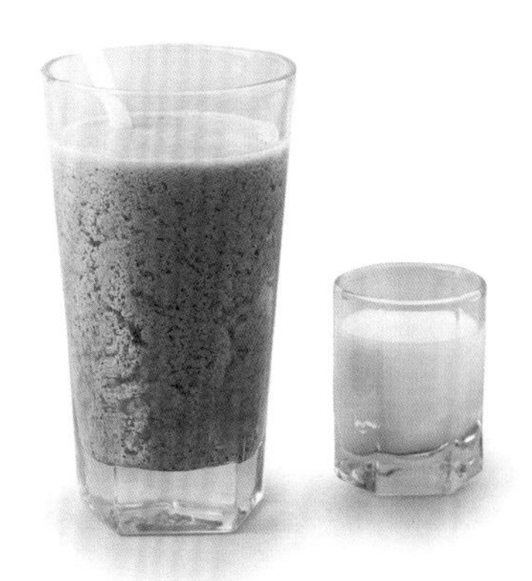

2 猕猴桃芹菜汁

材料：猕猴桃 1 个，芹菜 1 根，蜂蜜适量。

做法：①猕猴桃切开两端，用勺挖出果肉，切小块；芹菜洗净，切小块，热水焯烫后凉凉。②将猕猴桃和芹菜放入搅拌机，加入适量凉开水，搅打成汁，倒入杯中，待冷却后加适量蜂蜜饮用即可。

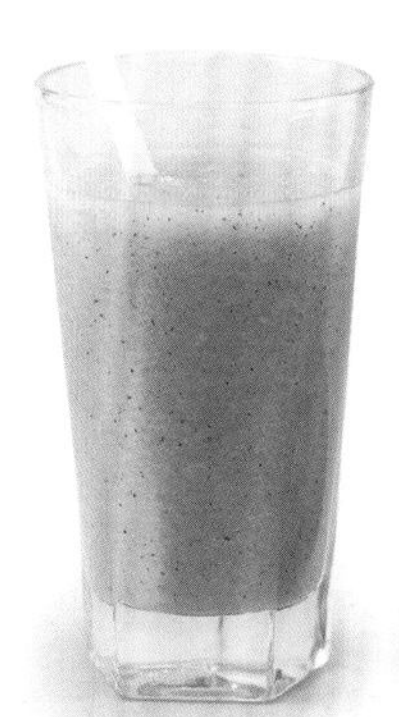

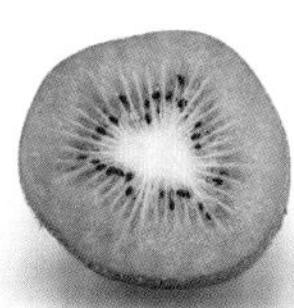

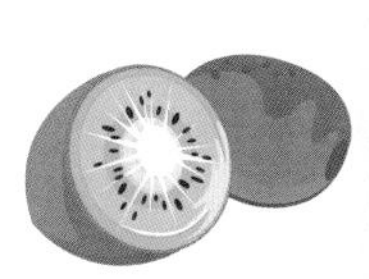

降胆固醇

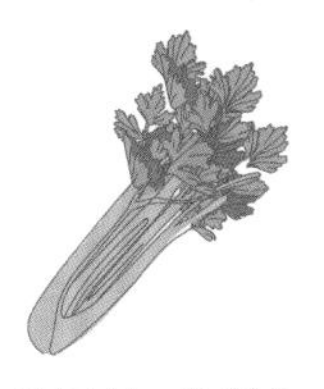

热量低，助消化

3 猕猴桃羹

材料：猕猴桃 2 个，薏米 100 克，红枣 3 个，红糖 30 克。

做法：①猕猴桃切开两端，用勺挖出果肉，切碎捣烂成糊状。②将薏米、红枣洗净后同入锅中，加适量水，用大火煮沸，后改以小火煨煮至黏稠状，趁热调入猕猴桃糊，加红糖拌匀，再煮沸即可。

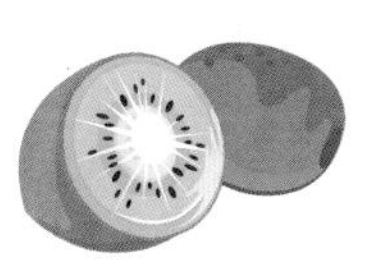

美容养颜

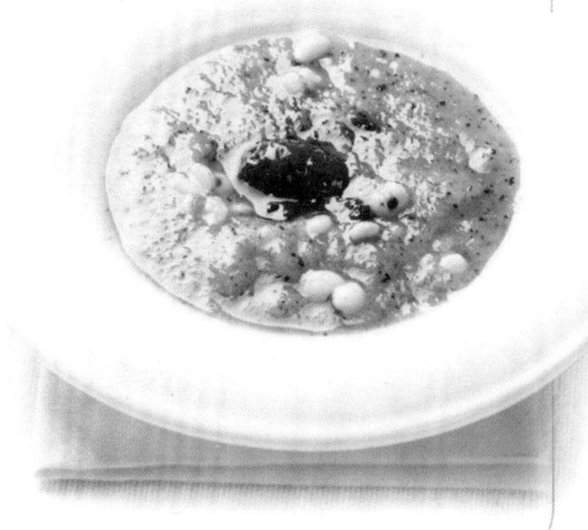

宜

清除体内有害物质

草莓

防癌功效：草莓营养丰富，所含大量果胶及膳食纤维可促进胃肠蠕动，帮助消化，改善便秘，预防痔疮、肠癌的发生，而且草莓最好在饭后吃，更有助于消化。

抗癌关键点：类黄酮 天冬氨酸

草莓中含有的高强度抗氧化剂物质，如类黄酮、花青素等，可以抵御氧化，延缓衰老过程，还有抵御癌症、糖尿病和心脏病的功效。

草莓中含有天冬氨酸，可以自然平和地清除体内的重金属离子，清除体内有害物质，减轻慢性疾病的危害，达到预防癌症的目的。

草莓中钾元素含量高，能调节体内电解质平衡，稳定心率，促进血液循环，有助于癌症患者调理身体，改善贫血症状。

牛奶草莓泥

材料：牛奶 200 毫升，草莓 250 克，白糖适量。

做法：①草莓去蒂洗净，捣碎，加入白糖再捣成泥。②牛奶放入锅内，上火煮开，关火凉凉后，加入草莓泥，搅拌均匀即可。

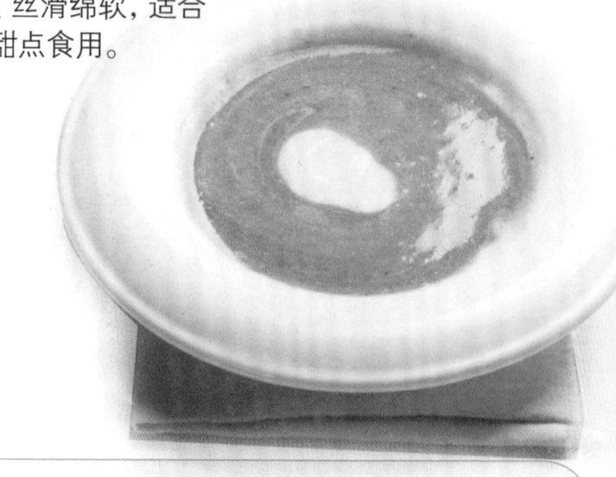

牛奶草莓泥口味酸甜、丝滑绵软，适合作甜点食用。

营养成分表

营养成分	含量	同类食物含量比较
蛋白质	1 克	中
碳水化合物	7.1 克	低
膳食纤维（不溶性）	1.1 克	中
维生素 B_2	0.03 毫克	中
维生素 C	47 毫克	高
钾	131 毫克	高

营养搭配

✔ 牛奶 + 草莓

二者搭配着吃，不仅为机体提供了丰富的营养，还具有清凉解渴、养心安神的功效。

✔ 盐 + 草莓

草莓含钾，而盐中含钠，二者同吃，不但营养互补，还会感觉草莓更甜。

抗氧化、抑制癌细胞

葡萄

防癌功效：葡萄含有多种微量元素，能提高人体免疫力，保护正常细胞，预防癌症，还有降低胆固醇、改善贫血的作用。葡萄中还含有褪黑素，有助于睡眠，能缓解癌症患者失眠症状。

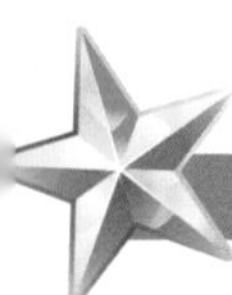

抗癌关键点：花青素 白藜芦

葡萄，特别是葡萄子中，含有丰富的花青素，是强效的抗氧化剂，能对抗自由基，可减轻正常细胞的氧化性伤害，阻断癌细胞扩散。

葡萄中的白藜芦醇，是一种生物性很强的天然多酚类物质，主要存在于葡萄皮中。白藜芦醇是肿瘤的化学预防剂，具有抗发炎的作用，研究发现白藜芦醇对乳腺癌、胃癌、结肠癌、前列腺癌、白血病、卵巢癌、皮肤癌等多种恶性肿瘤细胞均有明显的抑制作用。

葡萄香瓜汁

材料：葡萄 10 个，香瓜 1 个。

做法：①葡萄用盐水浸泡 10 分钟，用水冲洗干净；香瓜去皮去子，洗净，切小块。②将葡萄和香瓜放入搅拌机内，加入适量凉开水，搅打成汁，倒入杯中饮用即可。

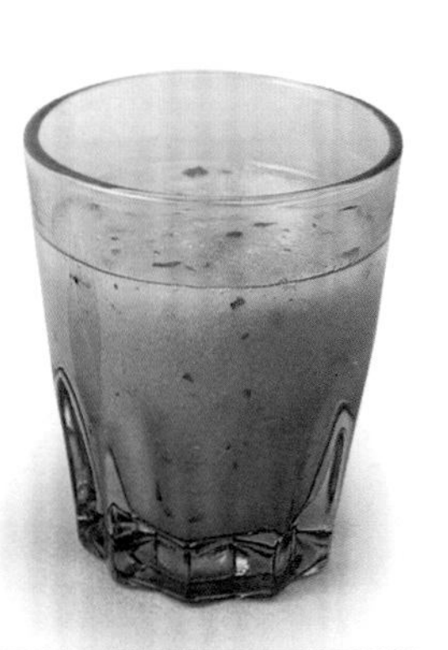

葡萄香瓜汁热量不高，但是能促进人体消化功能。

营养成分表

营养成分	含量	同类食物含量比较
碳水化合物	10.3 克	低
膳食纤维（不溶性）	0.4 克	低
胡萝卜素	50 微克	中
维生素 C	25 毫克	中
维生素 E	0.7 毫克	低
钾	104 毫克	中

营养搭配

每天喝点葡萄酒

葡萄酒中含有单宁、花青素、白藜芦醇等多酚类物质，是天然的抗氧化剂，具有很好的抗癌效果。

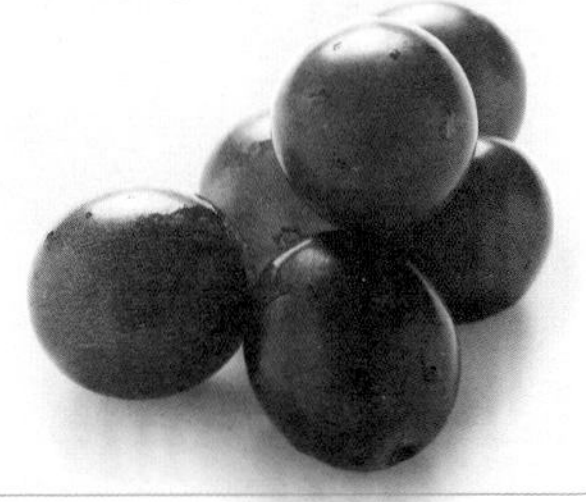

宜

增强抗癌活性

番木瓜

防癌功效：番木瓜中维生素C的含量很高，能防止细胞氧化，强化血管、黏膜，具有阻止人体致癌物质亚硝胺合成的本领，能很好地预防各种消化道肿瘤。

抗癌关键点：番木瓜蛋白酶

番木瓜含有番木瓜蛋白酶，与消化系统分泌的胃蛋白酶相似，可将蛋白质分解为氨基酸，改善慢性消化不良和慢性胃炎，有助于预防癌变。

番木瓜含有番木瓜碱，据研究证实具有抗癌作用，对淋巴性白血病细胞有强烈的抗癌活性，可以起到预防癌症的作用。

牛奶番木瓜雪梨汤

材料：牛奶500毫升，番木瓜、雪梨各1个，蜂蜜适量。

做法：①番木瓜洗净，去皮，去子，切块；雪梨洗净，去皮，去核，切块。②番木瓜和雪梨放入瓦罐内，加入牛奶和适量水，盖上瓦罐盖，放入锅中，隔水炖1小时，凉凉后，加蜂蜜调味即可。

牛奶番木瓜雪梨汤有滋润皮肤的作用，还可以促进消化、预防便秘。

营养成分表

营养成分	含量	同类食物含量比较
蛋白质	0.4克	低
脂肪	0.1克	低
碳水化合物	7克	低
膳食纤维（不溶性）	0.8克	低
胡萝卜素	870微克	高
维生素C	43毫克	高
硒	1.8微克	高

营养搭配

✔ 番木瓜＋牛肉/猪瘦肉

在烹制牛肉或猪瘦肉时加些番木瓜，可使肉较易煮烂，而且味道更鲜美，还有助于消化吸收。

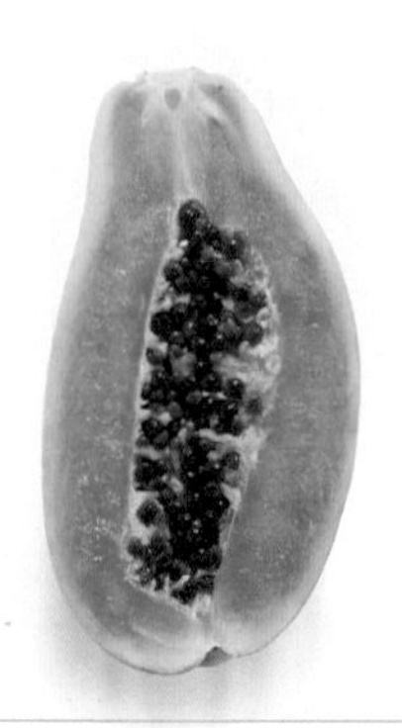

宜

清热解暑、利尿防癌

西瓜

防癌功效：西瓜含有多种人体所需的维生素和微量元素，如维生素 C、硒、番茄红素及类胡萝卜素等强效抗氧化剂，有预防结肠癌、直肠癌、膀胱癌、前列腺癌及肺癌的功效。

抗癌关键点：精氨酸 瓜氨酸

西瓜含有精氨酸，这种物质能够抑制癌细胞的生长和复制，起到预防癌症的作用。

西瓜含有瓜氨酸，能促进肝中尿素形成，有利尿作用，有助于排出代谢废物，因此肝癌、消化道癌、妇科癌患者有腹水、水肿时，可适量吃些西瓜。

西瓜皮绿豆汤

材料：西瓜皮 500 克，绿豆 100 克。

做法：①绿豆洗净，加水同煮，煮成绿豆汤。②西瓜皮洗净切块，放入煮沸的绿豆汤中再煮，煮沸后冷却即可饮用。

西瓜皮绿豆汤清热去火，还有促进新陈代谢，排出体内毒素的功效。

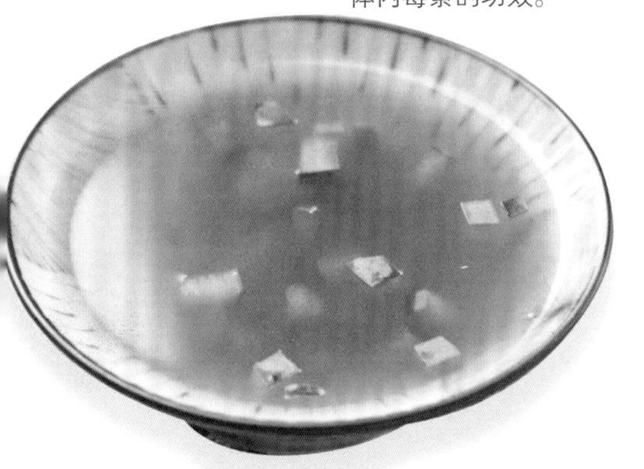

营养成分表

营养成分	含量	同类食物含量比较
蛋白质	0.6 克	低
脂肪	0.1 克	低
碳水化合物	5.8 克	低
膳食纤维（不溶性）	0.3 克	低
维生素 C	6 毫克	低
维生素 E	0.1 毫克	低
钙	8 毫克	中

营养搭配

绿茶 + 西瓜

西瓜和绿茶均能生津止渴，再佐以薄荷，搭配煮茶饮用，可让口气更加清新。

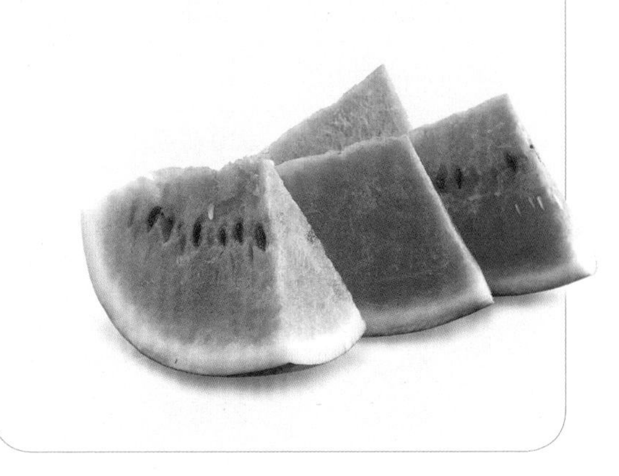

宜

安神助眠、强化免疫功能

樱桃

防癌功效：樱桃含有花青素和鞣花酸等抗氧化成分，能抗氧化，消除自由基，延缓细胞衰老，防止正常细胞癌变。

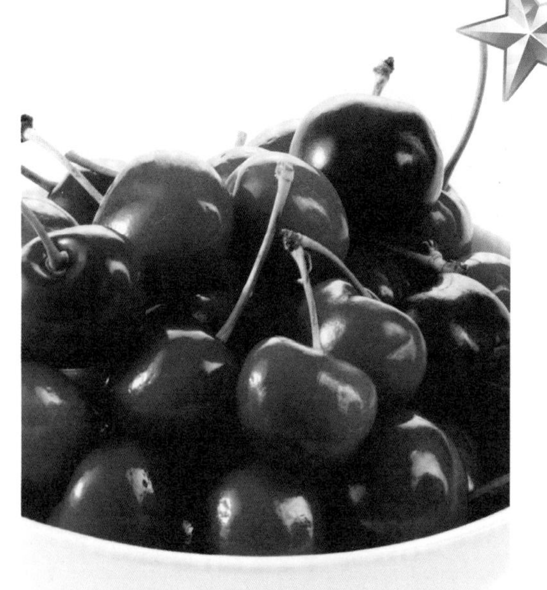

一般颜色鲜红的樱桃吃起来比较酸，暗枣红色的樱桃比较好吃。

抗癌关键点：花青素 鞣花酸

樱桃富含花青素，可抗氧化，消除自由基，能够降低胆固醇、缓解关节炎并预防皮肤癌等癌症。

樱桃含有鞣花酸，这种物质相当于致癌物清除剂，能和某些致癌物成分结合成无害的化合物，以使其不能和细胞的DNA结合，对结肠癌、食管癌、肝癌、肺癌及皮肤肿瘤等有很好的抑制作用。另外，鞣花酸还有美白、祛斑的功效。

营养成分表

营养成分	含量	同类食物含量比较
蛋白质	1.1 克	中
胡萝卜素	210 微克	中
维生素 B_2	0.02 毫克	低
维生素 C	10 毫克	中
维生素 E	2.22 毫克	高
铁	0.4 毫克	中
磷	27 毫克	中

营养搭配

✔ 西米 + 樱桃

樱桃与西米一起煮粥，既可补充营养和能量，又可补铁补血，活血通络。

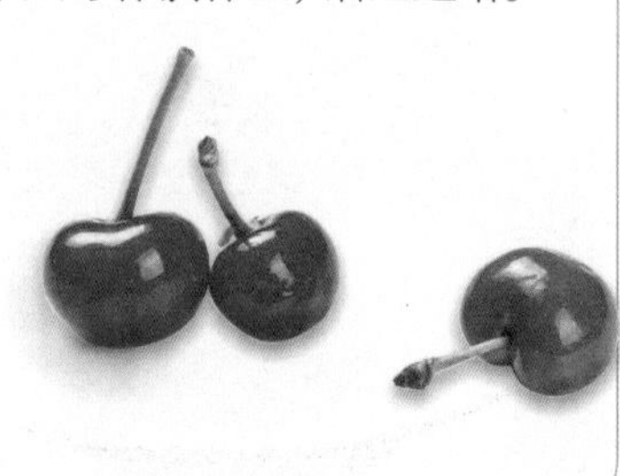

1 樱桃蒸鸡腿

材料：樱桃 20 克，鸡腿 2 只，鸡蛋 2 个，猪肉 100 克，淀粉、料酒、葱花、姜片、盐各适量。

做法：①鸡腿洗净，撒上淀粉，用盐拌匀；猪肉切细末，加盐拌匀；樱桃洗净，去核。②将猪肉末抹在鸡腿上，码上葱花与姜片，淋料酒，蒸熟，鸡蛋打好后放入盐拌匀，淋在鸡肉上。③樱桃摆放在鸡肉上，放锅中蒸至鸡腿熟透即可。

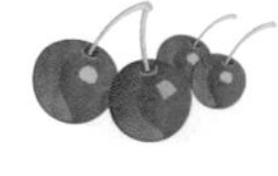

降低胆固醇

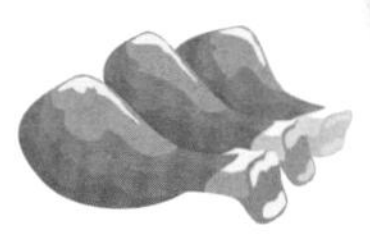

温中益气，增强体质

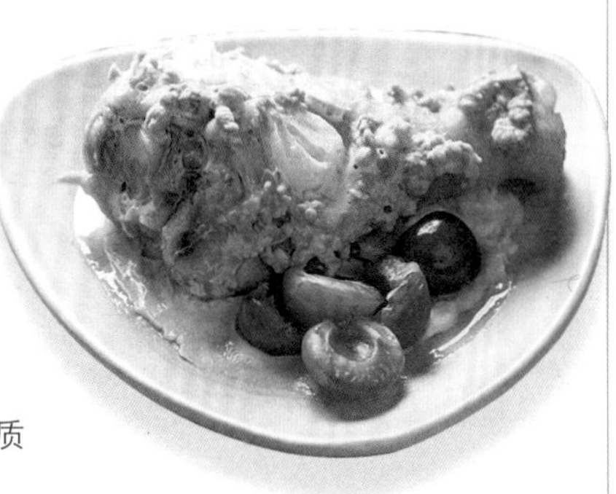

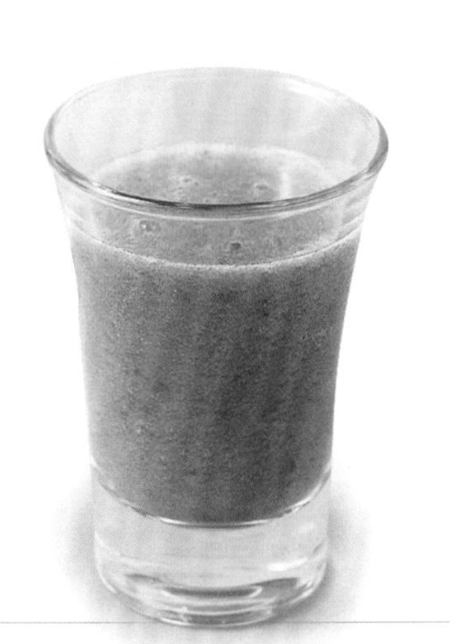

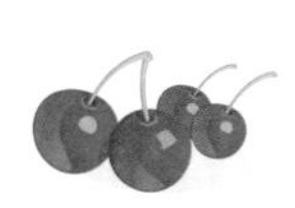

清除致癌物

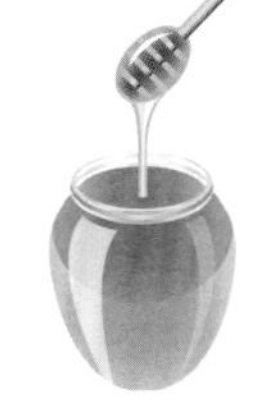

润肠通便

2 樱桃蜂蜜汁

材料：樱桃 20 个，蜂蜜适量。

做法：①樱桃洗净，去梗、去核。②将樱桃放入榨汁机，搅打成汁后连渣一起倒入杯中，放入适量蜂蜜，及时饮用即可。

3 樱桃酸奶

材料：樱桃 20 个，酸奶 250 毫升。

做法：①樱桃洗净，去梗、去核。②将樱桃放入豆浆机中，加入酸奶，按“果蔬汁”键榨汁，制作好后倒出即可。

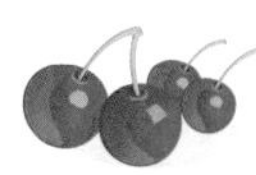

美白祛斑

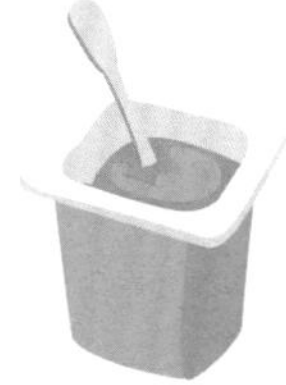

防便秘，促消化

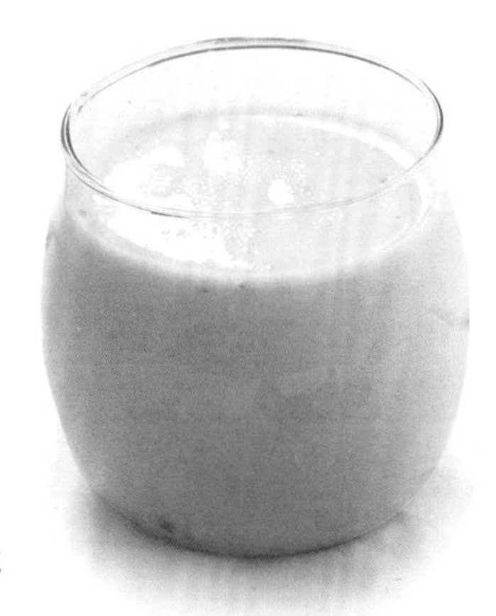

宜

补充维生素 C、健脾开胃

山楂

防癌功效：山楂营养极为丰富，维生素 C、维生素 E 及多种微量元素的含量均高于普通水果，能够有效预防慢性疾病，增强免疫力，预防癌症。山楂中含有一种叫牡荆素的物质，属于类黄酮，具有抗癌作用。

抗癌关键点：维生素 C 山楂酸

山楂中维生素 C 的含量较高，鲜山楂中的维生素 C 含量是柠檬的 2 倍多，更是苹果的近 9 倍，丰富的维生素 C 能防止细胞氧化，强化血管和黏膜。

研究表明，山楂含有山楂酸等多种有机酸和解脂酶，山楂的提取液能够消除合成亚硝胺的前体物质，即能阻断亚硝胺的合成，对防治消化道癌有重要作用。

麦芽山楂蛋羹

材料：麦芽、山药各 15 克，山楂 20 克，鸡蛋 2 个，水淀粉、盐各适量。

做法：①将麦芽、山楂、山药分别洗净，山楂去核，山药去皮、切小块。②将麦芽、山楂、山药一起放入锅内，加适量水，煮 1 小时左右，去渣取汁。③鸡蛋打散。将汤汁煮沸，加入鸡蛋液及水淀粉，边加边搅拌，最后加适量盐调味即可。

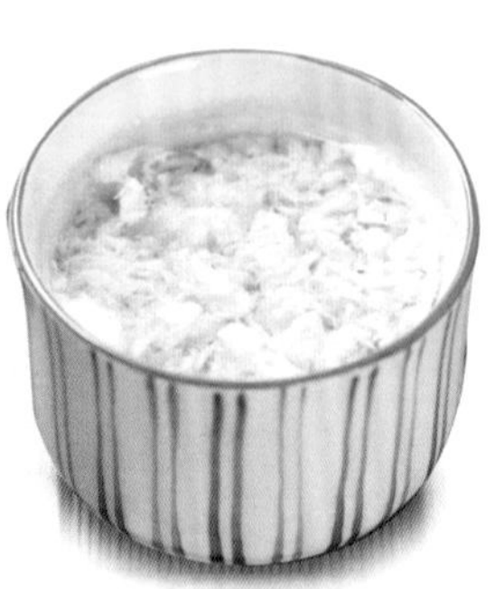

麦芽山楂蛋羹有健脾养胃的作用，可作早餐食用。

营养成分表

营养成分	含量	同类食物含量比较
蛋白质	0.5 克	低
脂肪	0.6 克	低
碳水化合物	25.1 克	中
膳食纤维（不溶性）	3.1 克	高
胡萝卜素	100 微克	中
维生素 B_1	0.02 毫克	低
维生素 C	53 毫克	高
钙	52 毫克	高

营养搭配

✔ 红茶 + 山楂

山楂可开胃消食、活血化瘀，与红茶泡饮，理气和中，消食止痢。

✔ 黄瓜 + 山楂

山楂有降血压、促进胃肠消化的作用，与黄瓜搭配，可除热、解毒、利水，还有减肥功效。

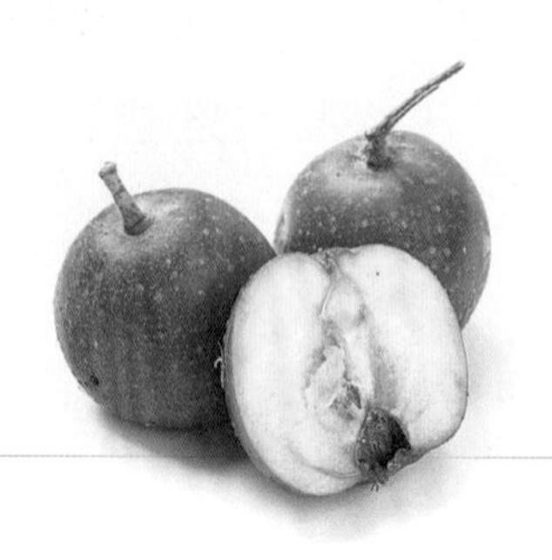

保护细胞免受氧化

枇杷

防癌功效：枇杷富含 β- 胡萝卜素、苹果酸、柠檬酸及多种微量元素，具有保护视力、保持皮肤健康润泽的功效，枇杷可促进食欲、帮助消化，还有预防癌症、延缓衰老的作用。

抗癌关键点：白藜芦醇 β- 胡萝卜素

枇杷含有白藜芦醇，是强效的抗氧化剂，能够消除自由基，清除血管内的有害物质，降低胆固醇，有助于预防心血管疾病和癌症，在预防心脏病、前列腺癌和子宫内膜癌方面有很好的效果。

枇杷中的 β- 胡萝卜素可在体内转化为维生素 A，有助于视力保健，还有防止心脏病和癌症的功效。

枇杷百合银耳汤

材料：枇杷 150 克，水发银耳 50 克，干百合 10 克，冰糖 50 克。

做法：①银耳、枇杷洗净，银耳撕成小朵；百合用清水浸泡 2 分钟，洗净。②银耳、百合、冰糖放入锅内，加水，先大火烧开，再加盖转小火煮 30 分钟。③枇杷去皮去核，切成小块，放入锅中再煮 10 分钟即可。

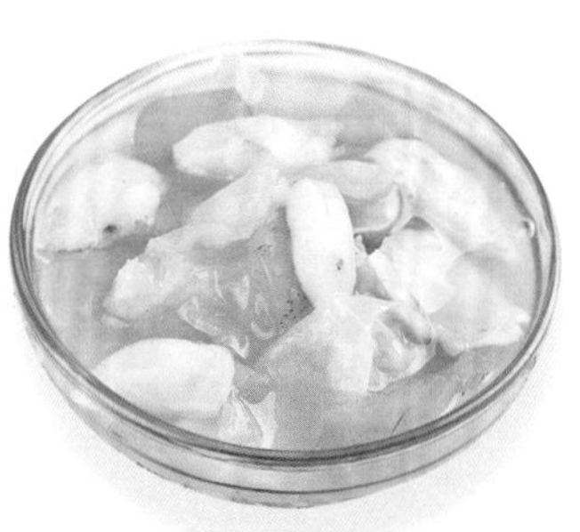

此汤有清肺、润肺的功效，常食能对抗雾霾，预防肺癌。

营养成分表

营养成分	含量	同类食物含量比较
蛋白质	0.8 克	低
脂肪	0.2 克	低
碳水化合物	9.3 克	低
维生素 P	120 微克	高
维生素 C	8 毫克	低
钾	122 毫克	中

营养搭配

番石榴 + 枇杷

二者都含有苹果酸与柠檬酸，有助于增进食欲，帮助消化，增加体能和耐力。

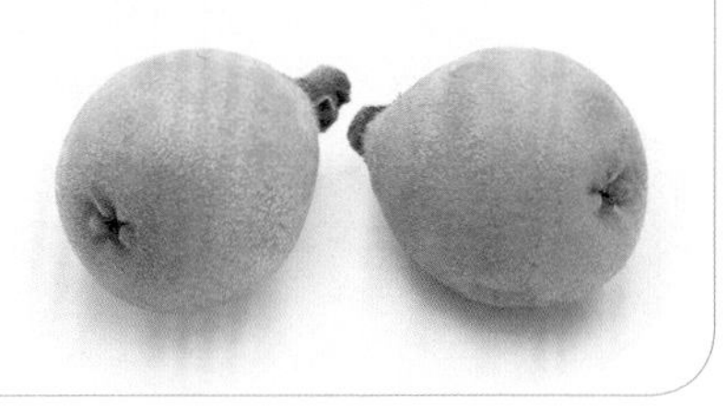

宜

改善贫血、补充维生素 C

红枣

防癌功效：鲜红枣每 100 克维生素 C 含量可达 243 毫克，维生素 P 含量可达 3 385 毫克，有“天然维生素丸”的美称。丰富的维生素含量能够提高机体免疫力，预防癌症。

抗癌关键点：维生素 C

红枣含有三种防癌抗癌成分：维生素 C、环磷酸腺苷和三萜类化合物。维生素 C 能够提升机体免疫力，起到预防癌症的目的。环磷酸腺苷能够保护正常细胞发展，抑制癌细胞生成。三萜类化合物也有预防癌症的作用。

红枣还能够预防和改善缺铁性贫血，处于康复期的癌症患者可以通过适当多吃红枣来改善贫血症状，还能够起到安神的作用，常食红枣还能润肠通便、预防便秘。

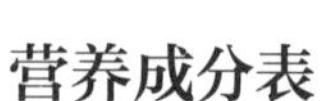

红枣枸杞子燕麦奶

材料：红枣 6 个，枸杞子 20 克，燕麦 15 克，牛奶 500 毫升，白糖适量。

做法：①枸杞子、红枣分别洗净。②将枸杞子、红枣、燕麦放入锅中，加入水，大火煮沸，盖上盖子转小火焖煮 5 分钟。③加入牛奶，边煮边搅拌至起泡，关火加适量白糖调味即可。

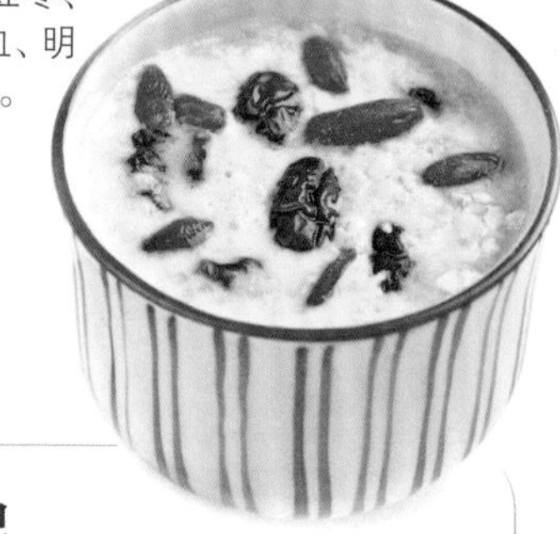

牛奶中放几颗红枣、枸杞子，有补血、明目、健胃的功效。

营养成分表

营养成分	含量	同类食物含量比较
蛋白质	1.1 克	中
碳水化合物	30.5 克	中
膳食纤维（不溶性）	1.9 克	中
胡萝卜素	240 微克	高
维生素 C	243 毫克	高
维生素 P	3 385 毫克	高

营养搭配

✔ 红枣 + 牛奶

二者搭配食用，可为人体提供丰富的蛋白质、脂肪、碳水化合物及多种维生素。

✖ 红枣 + 大葱

《大明本草》曾记载“大葱与枣同食令人五脏不和”，枣甘辛而热，大葱性辛助火，故不宜搭配。

果酱

果酱不等于水果

水果中的营养成分如维生素C、膳食纤维等有损失，糖含量增加，因此果酱不能代替新鲜水果。

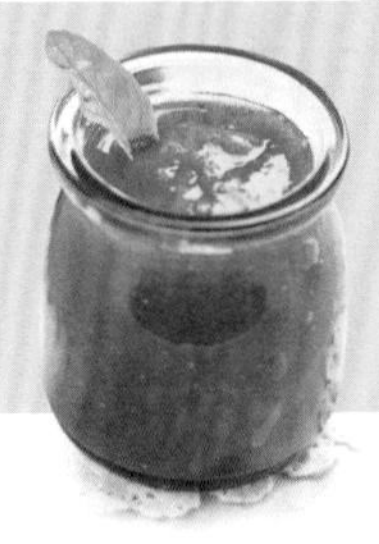

果脯

糖尿病病人忌食

果脯中虽然还保有一定量的营养，但含糖量极高，且容易被人体吸收利用，所以糖尿病病人不能吃。

为什么不宜吃果酱

果酱和水果罐头一样，为了增加口感，果酱中通常含有大量的糖和食品添加剂，多吃对身体无益，还会对身体造成额外的负担。糖尿病患者忌食果酱，冠心病、心肌梗死、肾炎患者也不宜多食。另外，制作果酱通常要经过高温熬制，水果中的营养物质，如维生素C，会在高温下被破坏，失去其原有的营养价值。

果酱口味酸甜，滋味足，有助于提升食欲，如果患者特别没有胃口，可以食用少量的果酱佐餐。

果酱中含有大量的糖，容易引起肥胖，造成消化负担。

食品安全知多少

水果罐头也不宜多吃

水果罐头是经过加工的水果制品，具有口味浓、颜色鲜艳的特点。但是经过深度加工的水果制品含有大量的食品添加剂，而且水果罐头含有更多的糖，会对身体造成负担，长期食用会诱发高脂血症、高血压等慢性病，对健康不利。

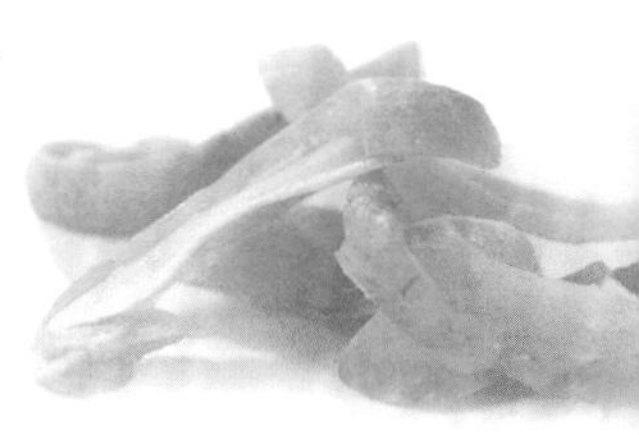

颜色鲜艳的果脯很可能添加了大量食用色素，对肾脏、肝脏产生一定伤害。

为什么不宜吃果脯

果脯，又叫蜜饯，是用新鲜水果经过去皮、去核、糖水煮制、浸泡、烘干和整理包装等工序制成的食品。果脯含水量少，含糖量高，制作周期长，含有较多的食品添加剂。多吃会造成人体血液中含糖量过高，造成糖尿病及心血管疾病等。

现在，市场上对果脯的需求量小，超市中或市场上所售的果脯通常会经过漫长的销售期，如果吃到过期的果脯，对身体更是有害无益。因此，尽量不要食用果脯，即使偶尔购买，在选购时，一定要看好生产日期、保质期等信息。

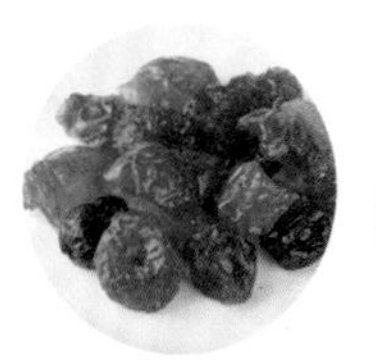

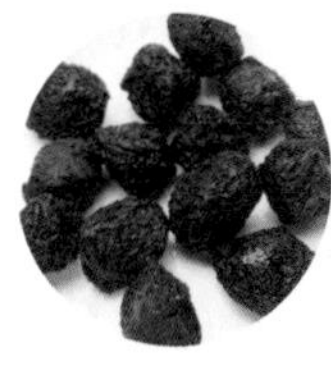

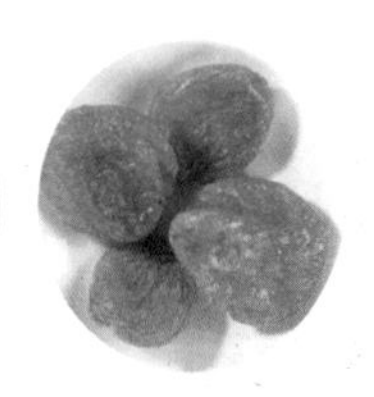

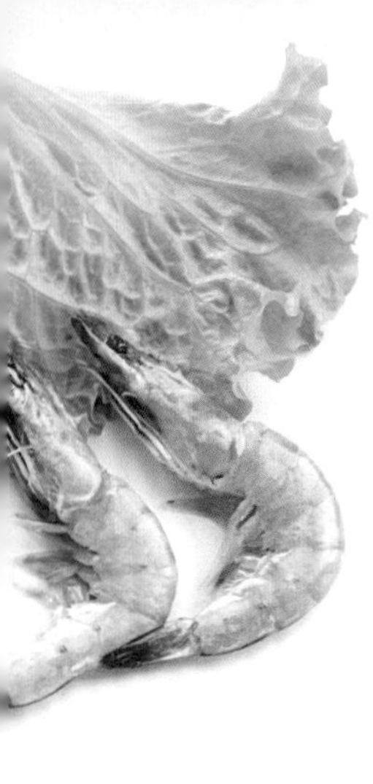

海鲜水产类

海鲜水产为什么能防癌抗癌

一般情况下，不建议癌症患者多吃猪肉、牛肉、羊肉等“红肉”，但建议多吃一些鱼肉，特别是深海鱼，这是为什么？因为深海鱼的蛋白质含量与一般海产鱼类相同，但脂质含量较少，因此深海鱼是一种低脂肪高蛋白的食品，有利于人体吸收，有助于提高免疫力，预防癌症。另外，深海鱼富含维生素 A、维生素 E 及微量元素，是防癌抗癌的重要成分。

在提高细胞免疫功能方面，海产品具有很大优势。首先是鱼类、贝类等提供人体所需的优质蛋白及氨基酸，可纠正低蛋白血症。其次是海产品可提取多种多糖类物质，例如，海带提取的多糖注射液可以明显提高射线照射小鼠的存活率，并能保护动物造血组织。此外，诸多的海产品都含有硒，蟹类、珍珠母及贝类富含锌。近来发现缺碘和多种肿瘤的发生有关，而海带、海蜇、紫菜、牡蛎等诸多海产品都富含碘。

但是吃海鲜要注意防止过敏，虾、蟹、无鳞鱼被中医称为“发物”，主要是指过敏。海鲜多是高蛋白食品，一些代谢产物要从肾脏中排泄，肾功能不良者不可食之过多。

海鲜水产类防癌抗癌关键营养素

营养素	防癌抗癌功效	常见食材
DHA	杀死神经母细胞瘤癌细胞	金枪鱼等
EPA	降低胆固醇、促进饱和脂肪酸代谢	鳗鱼等
ω-3 脂肪酸	调节血脂和胆固醇、增加抗癌药物药性	沙丁鱼等
维生素 A	增强上皮细胞功能，保护黏膜	鳝鱼、裙带菜等
维生素 D	促进机体对钙的吸收、预防皮肤癌	三文鱼等
虾红素	对抗氧化、预防癌症	虾、三文鱼等
硒	对抗氧化、消除自由基、预防癌症	鲈鱼、牡蛎、蛤蜊等

优质不饱和脂肪酸降低胆固醇

金枪鱼

防癌功效：金枪鱼肉低脂肪、低热量，含有优质的蛋白质，金枪鱼中的不饱和脂肪酸能够缓解发炎等症状，并具有降低胆固醇、降低血脂、提高高密度蛋白质的作用，有助于预防慢性病和癌症。

抗癌关键点：DHA EPA 维生素 D

金枪鱼含有 DHA 和 EPA，是能够抑制心血管收缩和血小板凝集的化学物质，可减少心脏中血栓的形成，预防脑卒中。金枪鱼还可以在细胞代谢过程中，抑制坏的前列腺素生成，抑制癌细胞繁殖或转移。

金枪鱼还是良好的维生素 D 来源，人体获取充足的维生素 D 可以降低患皮肤癌的概率。

金枪鱼还含有丰富的硒元素，能够与维生素 E 相结合，有良好的抗氧化作用，延缓衰老，预防癌症。

山药金枪鱼

材料：金枪鱼肉 150 克，山药 100 克，盐、酱油、醋、料酒、蒸鱼豉油、葱花各适量。

做法：①金枪鱼肉切片，用适量盐、酱油、料酒腌制 20~30 分钟；山药去皮，洗净，切片。②用醋与适量蒸鱼豉油调制适量酱汁。③金枪鱼与山药摆放于盘中，入蒸锅大火蒸 5 分钟左右。取出后，淋上酱汁，撒适量葱花即可。

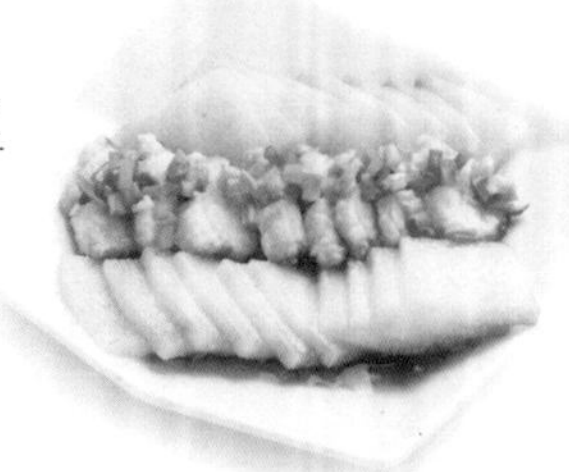

山药金枪鱼营养均衡，制作方式健康，有助于提升免疫力。

营养成分表

营养成分	含量	同类食物含量比较
蛋白质	23.5 克	高
脂肪	0.6 克	低
胆固醇	51 毫克	中
维生素 B_1	0.02 毫克	中
维生素 B_2	0.11 毫克	中
钾	230 毫克	中
锌	0.7 毫克	中

营养搭配

✔ 金枪鱼 + 圆白菜

可以起到抗癌作用。

✔ 金枪鱼 + 山药

可预防心血管疾病，改善肠胃功能，预防动脉硬化。

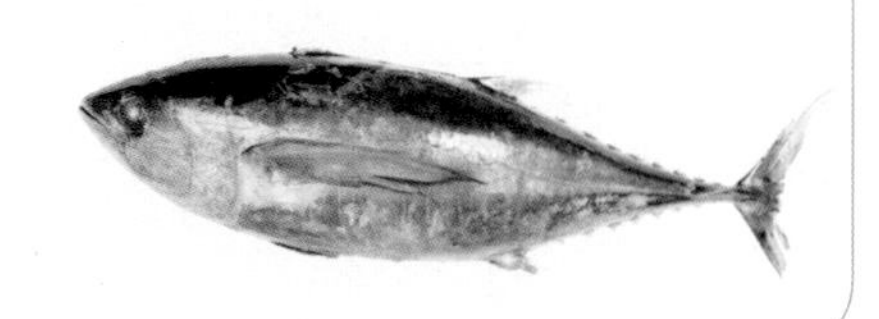

宜

清除自由基、预防癌症

三文鱼

防癌功效：三文鱼含有虾红素，能清除体内自由基，对抗脑部和中枢神经系统方面的氧化，有益于延缓衰老、预防癌症。

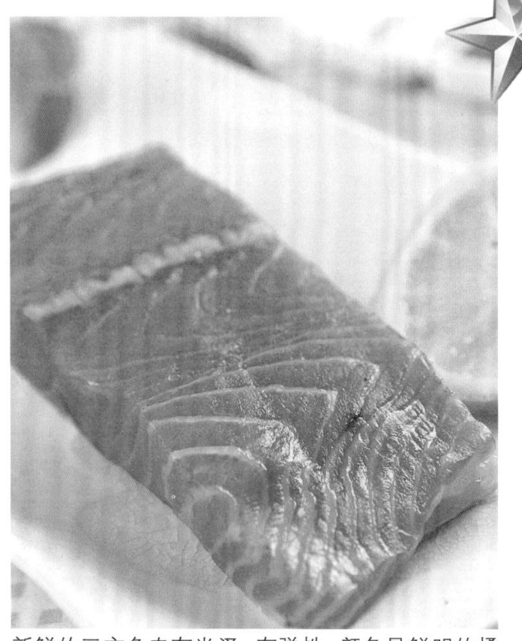

新鲜的三文鱼肉有光泽，有弹性，颜色是鲜明的橘红色。

抗癌关键点：ω-3 脂肪酸 维生素 D

三文鱼富含 ω-3 脂肪酸，有助于脑部和神经系统的发育，还能预防血栓形成，降低血压，减少心脏病、肾脏疾病的发生。ω-3 脂肪酸还能增强免疫细胞识别癌细胞的能力，预防细胞突变，降低罹患癌症的概率。

三文鱼中也含有维生素 D，能促进机体对钙的吸收，特别对儿童来说，有助于生长发育。维生素 D 还能降低患皮肤癌的风险。

营养成分表

营养成分	含量	同类食物含量比较
蛋白质	17.2 克	中
脂肪	7.8 克	高
胆固醇	68 毫克	中
维生素 B_2	0.18 毫克	中
钾	361 毫克	高
锌	1.11 毫克	中

营养搭配

✔ 三文鱼 + 菠菜

可补充维生素 C，达到营养平衡。

✔ 三文鱼 + 西红柿 + 洋葱

可保持三文鱼更多的营养，也更适合癌症患者食用。

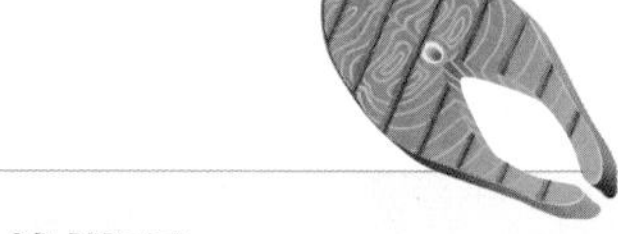

生食三文鱼要选取新鲜的食材，否则易导致腹泻。

1 香煎三文鱼

材料：三文鱼150克，葱段、姜片、盐、蒜末、柠檬汁各适量。

做法：①三文鱼用葱段、姜片、盐腌制20~30分钟。②锅置火上，倒油烧热，放三文鱼，小火慢煎，至一面金黄时，翻面。③煎至两面金黄，且鱼肉熟透，盛出后，淋适量柠檬汁，撒上蒜末即可。

健脾暖胃

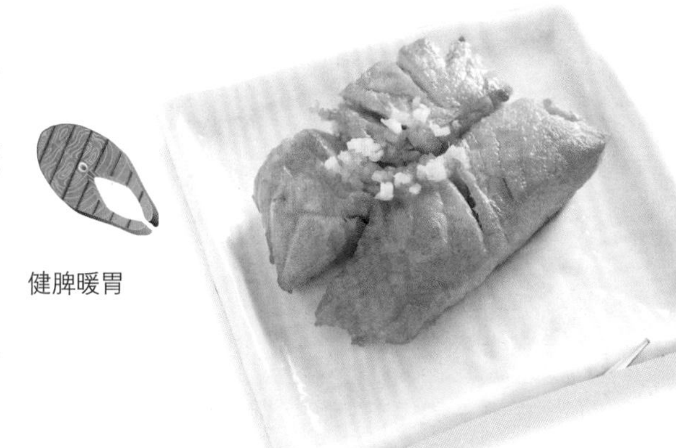

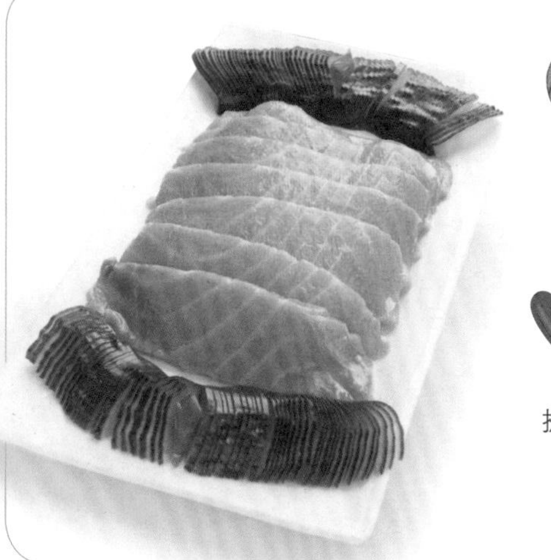

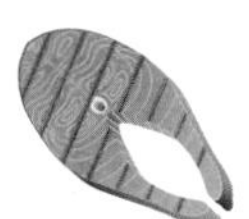

消水肿

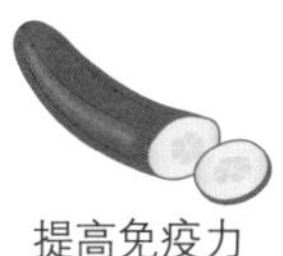

提高免疫力

2 清蒸三文鱼

材料：三文鱼150克，黄瓜100克，姜丝、葱丝、料酒、盐、蒸鱼豉油、橄榄油各适量。

做法：①三文鱼切片，用姜丝、盐、料酒、葱丝腌制20~30分钟，放入蒸盘，蒸5分钟，拣出姜葱；黄瓜洗净，切片，摆放于三文鱼旁。②锅中倒几滴橄榄油、蒸鱼豉油，倒入一汤勺开水，煮开淋于鱼上即可。

3 三文鱼手卷

材料：鲜三文鱼肉150克，寿司用海苔4张，生菜100克，熟米粒、芥末或食醋各适量。

做法：①鲜三文鱼肉去皮，切成大小适度的小薄片。②平铺开海苔，在海苔一角放上生菜，并在生菜上摆好三文鱼片。③从海苔的生菜处开始卷起，卷成圆锥状，用熟米粒将接合处粘好，蘸取芥末或食醋食用。

增进食欲

清肝利胆

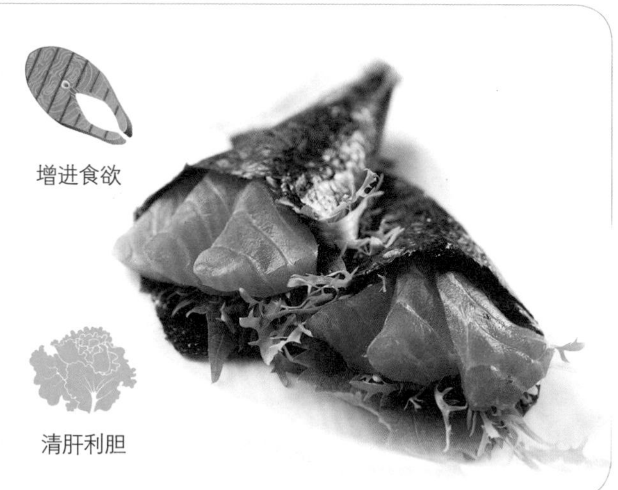

宜

消除自由基、预防癌症

沙丁鱼

防癌功效：沙丁鱼含有丰富的DHA和EPA，
能够降低血液中胆固醇含量，
有效预防心脏冠状动脉硬化等慢性疾病，进而有助于预防癌症。

抗癌关键点：ω-3脂肪酸 硒

沙丁鱼含有ω-3脂肪酸，可以改善高脂蛋白血症、冠心病等症。ω-3脂肪酸还能够增加一些抗癌药物的活性，可以减少肿瘤血管生成、减轻炎症、避免肿瘤转移。

沙丁鱼中的硒含量比较丰富，可降低罹患乳腺癌、前列腺癌的风险，有利于预防心脑血管疾病的发生。

西红柿炒沙丁鱼

材料：沙丁鱼5条，西红柿2个，盐、黑胡椒粉各适量。

做法：①沙丁鱼处理干净，用盐、黑胡椒粉腌制20分钟。②油锅置火上，下沙丁鱼煎至熟，捞出备用。③西红柿洗净，切成小丁，放入锅中炒熟，再放入沙丁鱼共炒，加盐调味即可。

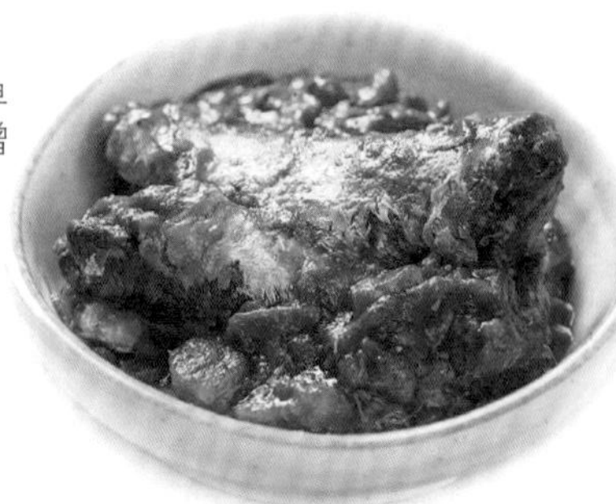

西红柿炒沙丁鱼酸甜可口，能增进食欲。

营养成分表

营养成分	含量	同类食物含量比较
蛋白质	19.8克	中
脂肪	1.1克	低
胆固醇	158毫克	中
磷	183毫克	中
钙	184毫克	中
钠	91.5毫克	低

营养搭配

✔ 沙丁鱼+新鲜蔬菜

新鲜蔬菜可以弥补沙丁鱼维生素C缺乏的不足，同时食用能使营养均衡。

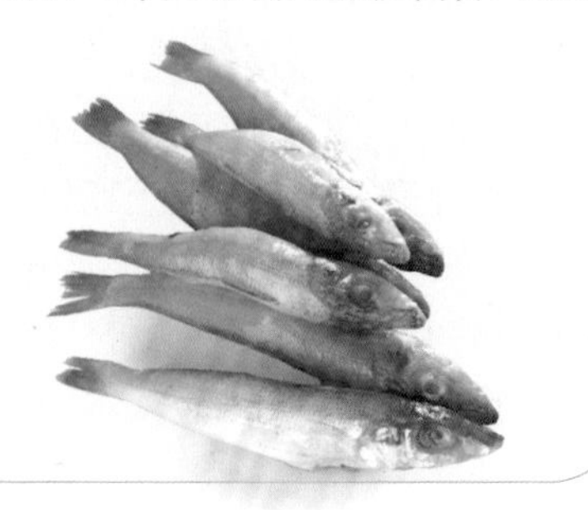

宜

防止癌细胞扩散

鲈鱼

防癌功效：鲈鱼含有丰富的不饱和脂肪酸，可以抑制血栓发生，预防心血管疾病，并降低癌细胞的扩散，提升免疫力。鲈鱼还含有锌元素和容易被人体消化的蛋白质，有淡化伤痕的功效。

抗癌关键点：ω-3 脂肪酸 铜

鲈鱼含有 ω-3 脂肪酸，有对抗肿瘤的作用，可预防癌症，也可预防血栓形成，进而预防心血管疾病的发生。

鲈鱼中含有的铜元素，能帮助脑部神经系统正常运转，有防癌抗癌的功效。铜元素是机体造血时所需的重要元素，因此，有贫血症状的癌症患者可适当多吃鲈鱼，有助于改善贫血，抵抗细胞氧化，延缓衰老。

清蒸鲈鱼

材料：鲈鱼 1 条，香菜、生姜丝、葱丝、盐、料酒、酱油各适量。

做法：①鲈鱼去内脏，洗净，沥干放入蒸盘。②生姜丝、葱丝放鱼盘中，倒入盐、酱油、料酒；香菜择洗干净，切段。③锅置火上，大火蒸 8~10 分钟，取出后饰以香菜段即可。

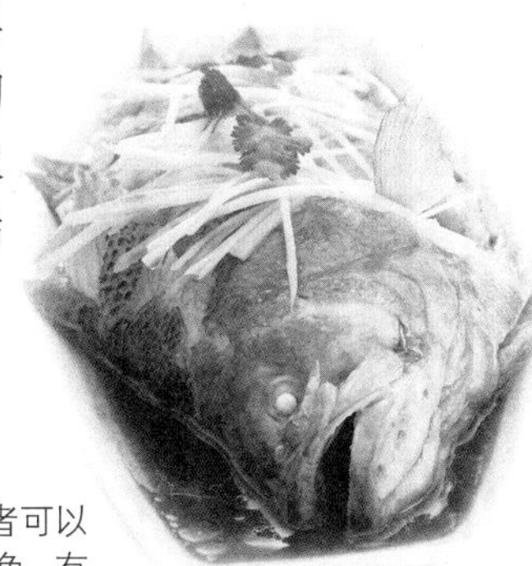

手术后的癌症患者可以适当食用清蒸鲈鱼，有利于术后恢复。

营养成分表

营养成分	含量	同类食物含量比较
蛋白质	18.6 克	中
脂肪	3.4 克	低
胆固醇	86 毫克	低
铜	50 微克	中
钙	138 毫克	高
钠	144.1 毫克	高

营养搭配

南瓜 + 鲈鱼

南瓜中富含类胡萝卜素，与鲈鱼中的维生素 D 搭配食用，可辅助治疗感冒。

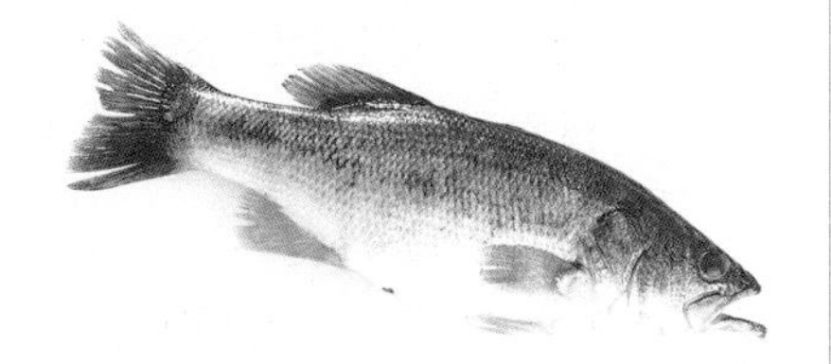

宜

延缓衰老、预防癌症

鳗鱼

防癌功效：鳗鱼具有滋补养生的功效，还能改善夜盲症、贫血等症，鳗鱼含有丰富的钙质，能够强身健骨。鳗鱼肉中含有高密度脂蛋白，可以降低动脉硬化症，抗疲劳、抗衰老，预防癌症。

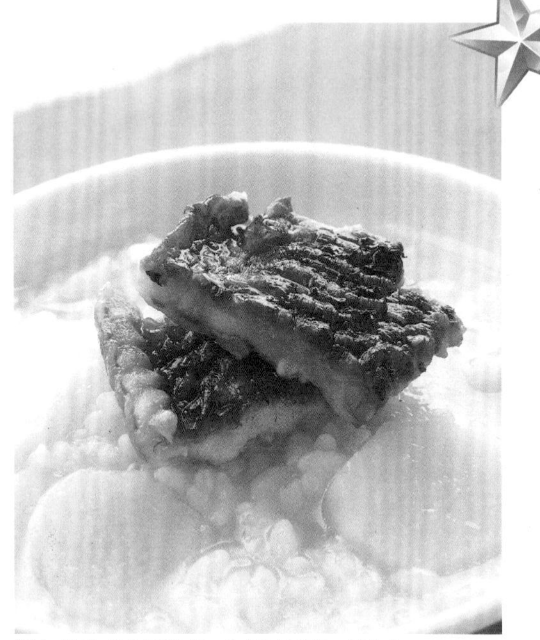

鳗鱼的油脂含量较多，烹饪时以蒸、煮为佳。

抗癌关键点：胶原蛋白 维生素 E

鳗鱼的皮和肉含有丰富的胶原蛋白，常食可美容养颜，延缓皮肤细胞老化，有助于调节代谢，达到延缓衰老、预防癌症的目的。

鳗鱼富含维生素 E，有延缓或阻止癌前病变，防止化学致癌剂的作用，特别是对于上皮组织肿瘤，有良好的预防作用。常食鳗鱼可预防心血管疾病、肿瘤，以及延缓衰老。

营养成分表

营养成分	含量	同类食物含量比较
蛋白质	18.6 克	中
脂肪	10.8 克	中
胆固醇	177 毫克	中
镁	34 毫克	中
钙	42 毫克	高
钠	58.8 毫克	中

营养搭配

鳗鱼＋荸荠

有养肝、明目、清热解毒的功效。

鳗鱼＋山药

可补中益气、温肾止泻。

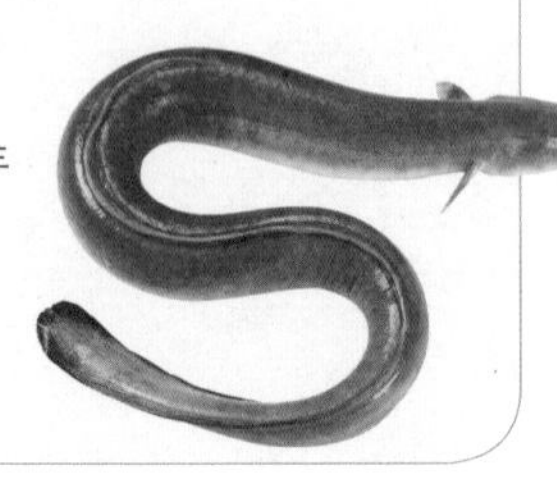

鳗鱼肉中含有丰富的优质蛋白。

1 荸荠炖鳗鱼

材料：鳗鱼150克，荸荠6个，黄瓜片、蒸鱼豉油、料酒各适量。

做法：①鳗鱼去内脏，洗净，切块；荸荠去皮，洗净，切块。②油锅置火上，烧热，下鳗鱼后，烹入适量料酒，微煎鱼块，加适量水，倒入适量蒸鱼豉油，下荸荠。③大火煮开后，改小火略收汁，与黄瓜片一同摆入盘中即可。

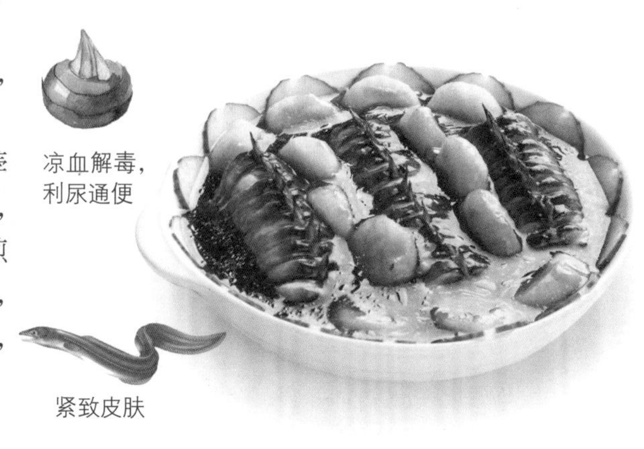
凉血解毒，
利尿通便
紧致皮肤

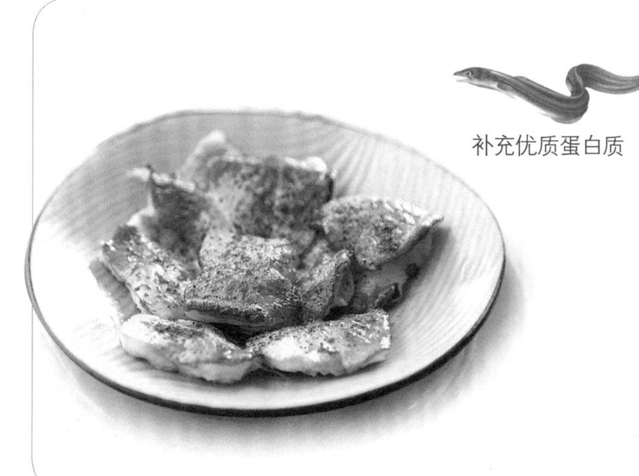
补充优质蛋白质

2 烤鳗鱼

材料：鳗鱼150克，黄酒、白糖、酱油、烧烤料各适量。

做法：①鳗鱼除内脏后，清洗干净，切下两面鳗鱼肉，再切长片，加黄酒、白糖、酱油腌制20~30分钟。②取出鳗鱼，放入蒸锅，大火烧开后，再继续蒸5~10分钟，然后取出。③将鳗鱼块涂上烧烤料，放入烤盘中，移入烤箱200℃烤10分钟左右即可。

3 鳗鱼手卷

材料：鳗鱼150克，海苔1张，苦菊100克，寿司饭50克，胡椒粉、盐、姜丝、料酒、芥末各适量。

做法：①鳗鱼洗净，用盐、料酒、姜丝、胡椒粉腌制，上锅蒸8分钟。②取出后，放入烤箱，烤至香脆，切条；苦菊洗净。③海苔平铺，在一角上铺上适量寿司饭，压紧。④饭上铺苦菊、烤鳗鱼条，卷成圆锥形，蘸适量芥末食用。

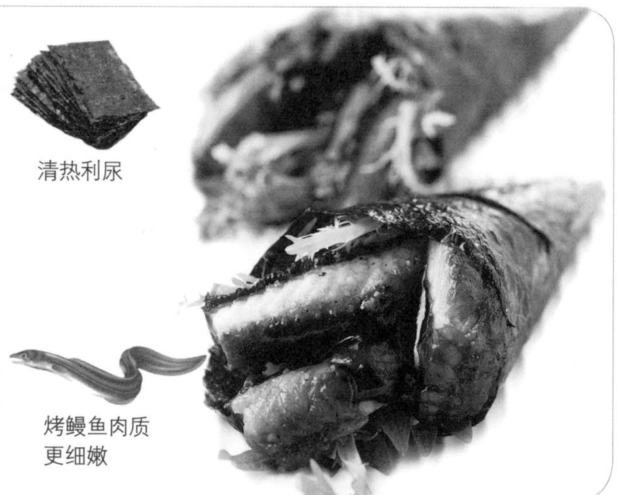
清热利尿
烤鳗鱼肉质
更细嫩

宜

预防皮肤癌

鳝鱼

防癌功效：鳝鱼富含蛋白质、钙、磷等多种营养成分，还含有多种人体必需氨基酸和对人体有益的不饱和脂肪酸，是高蛋白质、低脂肪的食物。常食鳝鱼能降低血液中胆固醇的浓度，预防心血管疾病，进而预防癌症。

抗癌关键点：优质脂肪酸 维生素 A

鳝鱼中的 DHA 和卵磷脂等都是优质的脂肪酸，是构成人体各器官组织细胞膜的主要成分，对脑部发育有益处。优质的脂肪酸还是良好的抗氧化剂，能够消除体内自由基，提高免疫力，达到防癌抗癌的目的。

鳝鱼中同样含有丰富的维生素 A，能够促进皮肤新陈代谢，增强上皮细胞功能，保护黏膜，预防皮肤癌。

栗子烧鳝鱼

材料：鳝鱼 150 克，栗子 50 克，盐、姜片、料酒、酱油各适量。

做法：①鳝鱼放入淡盐水中吐尽沙，去内脏，洗净，放入热水中烫去黏液，切段，放盐、料酒、姜片腌制 20~30 分钟；栗子去壳，切开。②油锅置火上，烧热，下鳝鱼段、栗子翻炒，烹入酱油、料酒，加适量水，加盐调味，小火焖 3~5 分钟，大火收汁即可。

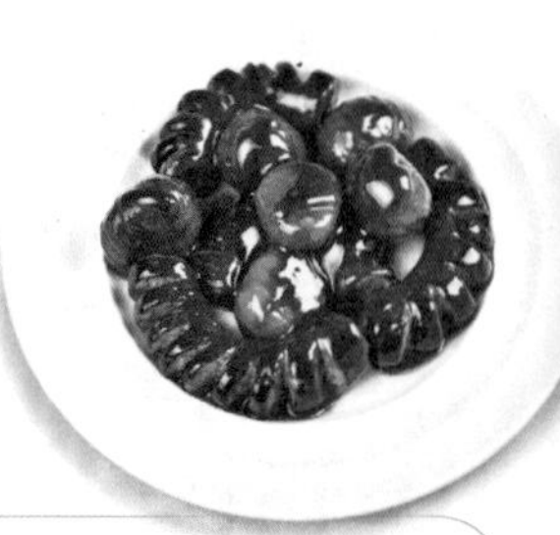

鳝鱼肉能补中益血，与栗子同食有治虚损的功效。

营养成分表

营养成分	含量	同类食物含量比较
蛋白质	18 克	中
脂肪	1.4 克	低
胆固醇	126 毫克	低
维生素 A	50 微克	高
钙	42 毫克	高
钠	70.2 毫克	中

营养搭配

✅ 鳝鱼 + 青椒

可以起到降低血糖的作用。

✅ 鳝鱼 + 芹菜

能稳定血压。

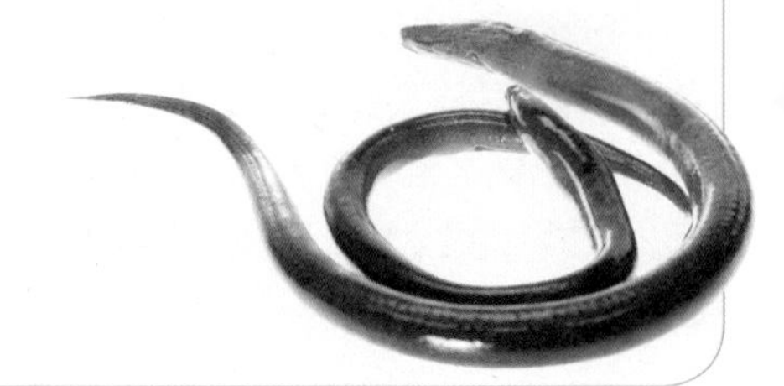

修复受损细胞

虾

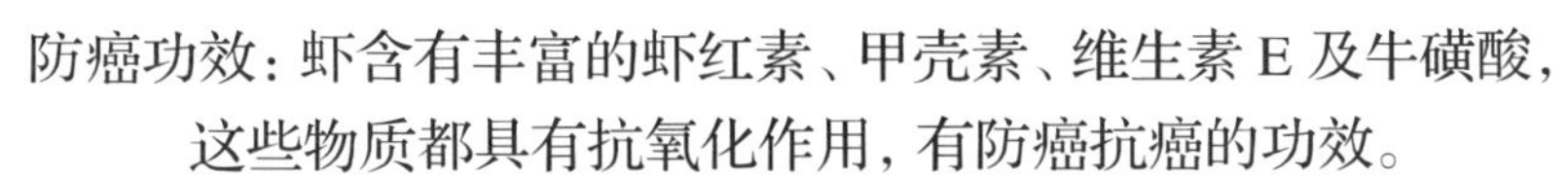
防癌功效：虾含有丰富的虾红素、甲壳素、维生素 E 及牛磺酸，这些物质都具有抗氧化作用，有防癌抗癌的功效。

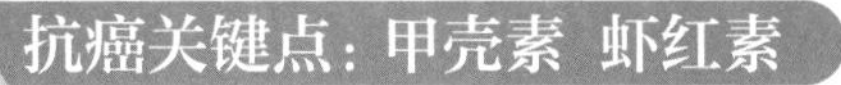
抗癌关键点：甲壳素 虾红素

虾中含有的甲壳素，是一种线性高分子多糖，甲壳素具有抗癌作用，能抑制癌、瘤细胞转移，提高人体免疫力及护肝解毒。甲壳素还能够修复受伤细胞，对于处于手术后，放疗、化疗后康复期的癌症患者而言，有良好的恢复作用。

虾含有虾红素，属于 β- 胡萝卜素，具有抗氧化性，能消除自由基，能够预防癌症。虾红素广泛存在于虾的外壳中，也就是我们说的虾皮，因此食用虾可以连皮一起吃。

菠菜虾仁

材料：菠菜、虾仁各 250 克，料酒、盐、蒜末、姜片各适量。

做法：①将菠菜去杂，洗净，切段；虾仁去杂，洗净。②油锅置火上，下菠菜，用大火快炒，加盐、料酒，炒入味后出锅装盘。③炒锅余油，煸香蒜末、姜片，倒入虾仁煸炒，加入盐、料酒，稍炒几下，待虾仁变红出锅，倒在菠菜上即可。

菠菜和虾仁同食能补钙，炒菜或煮粥都可以。

营养成分表（草虾）

营养成分	含量	同类食物含量比较
蛋白质	18.6 克	中
胆固醇	148 毫克	中
磷	275 毫克	高
钙	59 毫克	低
钠	168.8 毫克	低
钾	363 毫克	中

营养搭配

✕ 虾 + 南瓜

二者同吃会诱发痢疾。

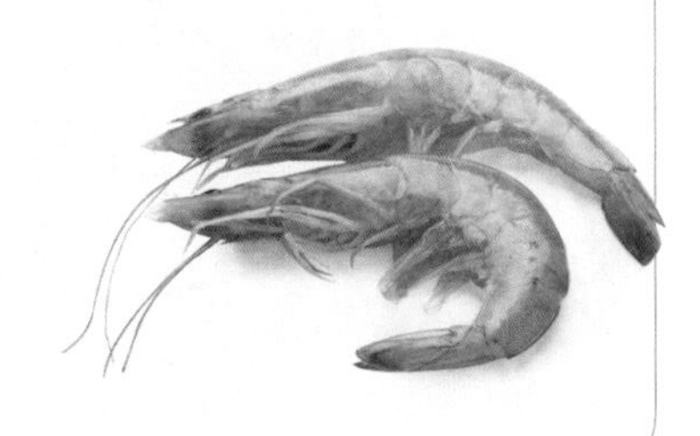

宜

蛤素有预防癌症的功效

蛤蜊

防癌功效：研究表明，蛤蜊中的一种蛤素物质有抗癌作用。
因此，蛤蜊被认为是一种理想的抗癌食品，
有的国家已利用蛤蜊制成抗癌药物，用于肝癌、甲状腺癌的治疗。

抗癌关键点：蛤素 硒

蛤蜊中含有蛤素，是由有毒甲藻产生的脂溶性毒素，属脂溶性环状聚醚化合物，具有防癌抗癌的功效。

蛤蜊中含有丰富的硒元素，能够抗氧化，可以抑制体内致癌物质，防止自由基产生；还可以消除胆固醇，防止心血管疾病的发生，提高免疫力，进而达到预防癌症的目的。

蛤蜊豆腐汤

材料：蛤蜊150克，豆腐100克，香油、姜片、盐、胡椒粉各适量。

做法：①水中滴入两滴香油，放入蛤蜊，让蛤蜊彻底吐净泥沙，洗净；豆腐切块。②锅中放水、姜片，大火煮开后，放入蛤蜊、豆腐，转小火慢煲。③至蛤蜊壳张开，豆腐熟透后，加盐、胡椒粉调味即可。

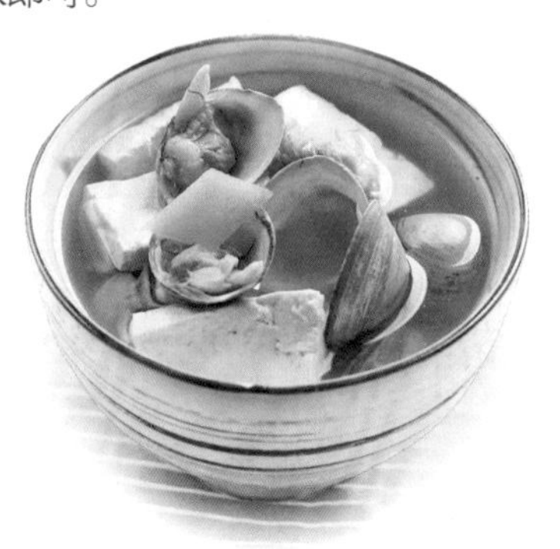

营养成分表

营养成分	含量	同类食物含量比较
蛋白质	10.1 克	中
脂肪	1.1 克	低
胆固醇	156 毫克	中
维生素 A	21 微克	中
维生素 E	2.41 毫克	中
硒	54.31 微克	高
钙	133 毫克	高
钠	425.7 毫克	中

营养搭配

✔ 蛤蜊 + 豆腐

二者同食，有滋阴润燥、清热解毒的功效，可改善气血不足、皮肤粗糙。

✖ 蛤蜊 + 田螺 / 橙子 / 芹菜

同食易导致腹泻。

蛤蜊可滋阴润燥、化痰明目，对干咳、失眠等病症有调理作用。

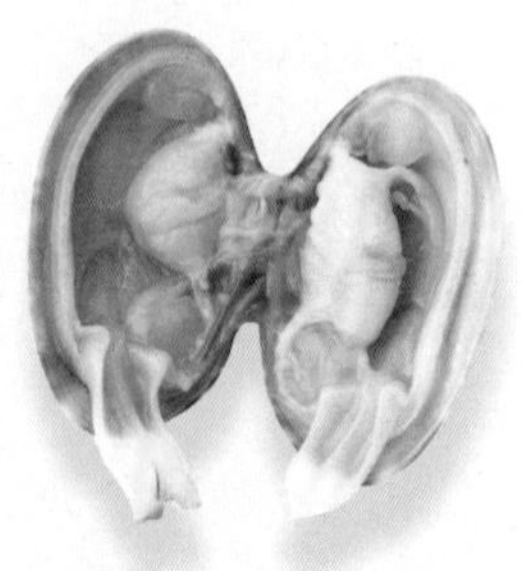

提高免疫细胞功能

牡蛎

防癌功效：牡蛎有“海中牛奶”的美称，其所含钙、硒、锌等矿物质较丰富，有助于提高机体免疫力，有防癌抗癌功效。

抗癌关键点：锌 硒

牡蛎含有丰富的锌元素，锌对免疫细胞的产生和功能发挥有很重要的作用。常食牡蛎可以延缓衰老、帮助伤口愈合，预防癌症。

牡蛎中含有的硒元素具有很强的抗氧化作用，还能够保护心血管，起到预防癌症的作用。

牡蛎冬瓜汤

材料：冬瓜 150 克，牡蛎肉 40 克，虾皮 10 克，香菇 1 朵，盐、姜丝、葱花、枸杞子各适量。

做法：①冬瓜去皮、瓤，切片；牡蛎肉洗净，沸水汆 3 分钟，捞出；香菇去蒂，洗净，切片。②砂锅中加水，放入牡蛎肉、姜丝，用大火煮开后，下冬瓜、香菇，改小火煲 40 分钟。③出锅前，撒上虾皮、葱花、枸杞子，用盐调味即可。

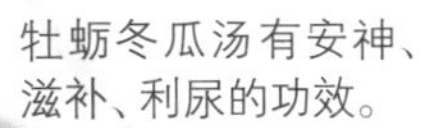

牡蛎冬瓜汤有安神、滋补、利尿的功效。

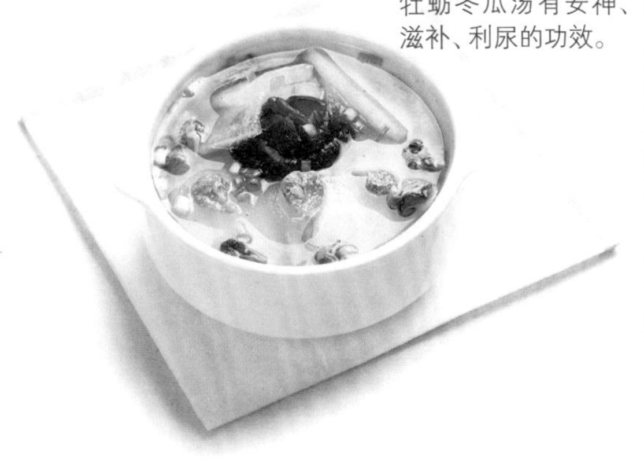

营养成分表

营养成分	含量	同类食物含量比较
蛋白质	5.3 克	低
脂肪	2.1 克	低
胆固醇	100 毫克	低
磷	115 毫克	低
钙	131 毫克	中
硒	44.4 微克	高
锌	9.39 毫克	高

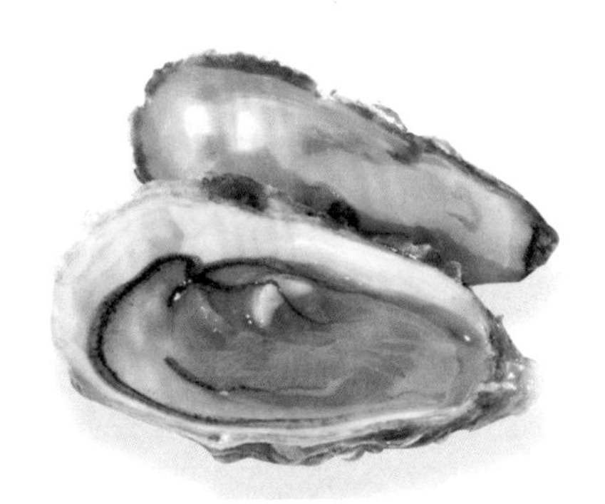

营养搭配

⊗ 牡蛎＋啤酒

二者同食容易引起痛风。

活化巨噬细胞、抑制癌细胞

海带

防癌功效：海带中含有多种多糖类化合物，包括褐藻藻酸双酯钠在内的褐藻胶、岩藻多糖等，能加强免疫力，活化巨噬细胞，抑制癌细胞增生，同时还可以降低血压、血脂及胆固醇，起到预防慢性病、癌症的作用。

抗癌关键点：褐藻藻酸双酯钠

海带中含有一种叫褐藻藻酸双酯钠的物质，可以通过激活巨噬细胞，产生细胞毒素，抑制肿瘤细胞增殖而杀死肿瘤细胞，直接抑制肿瘤细胞生长。

海带中含有岩藻多糖，具有双向调节免疫力的作用，能清除自由基、抗衰老、抗凝血和抗血栓。海带中有一种叫“岩藻多糖”的物质，可以利用癌细胞自身的 DNA 切断酶，达到防癌抗癌的目的。

营养成分表（湿海带）

营养成分	含量	同类食物含量比较
蛋白质	1.1 克	低
脂肪	0.1 克	低
碳水化合物	3 克	低
维生素 B_2	0.1 毫克	高
钙	241 毫克	高
钾	222 毫克	中

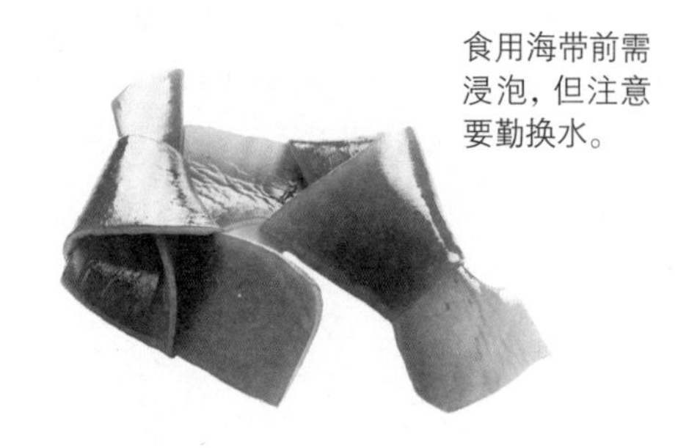

食用海带前需浸泡，但注意要勤换水。

营养搭配

菠菜＋海带

二者均富含磷和钙，适量搭配食用，有助于人体维持钙与磷的平衡，有益于癌症患者的骨骼健康。

1 芝麻彩椒拌海带

材料：海带丝 200 克，彩椒 1/2 个，熟芝麻、盐、酱油、醋、白糖、姜丝、香油各适量。

做法：①彩椒洗净，切成丝；海带丝洗净，在沸水中焯一下，捞出过凉，沥干。②将彩椒、海带丝放入盘中，放入盐、酱油、醋、白糖、姜丝、香油搅拌均匀，再撒入熟芝麻即可。

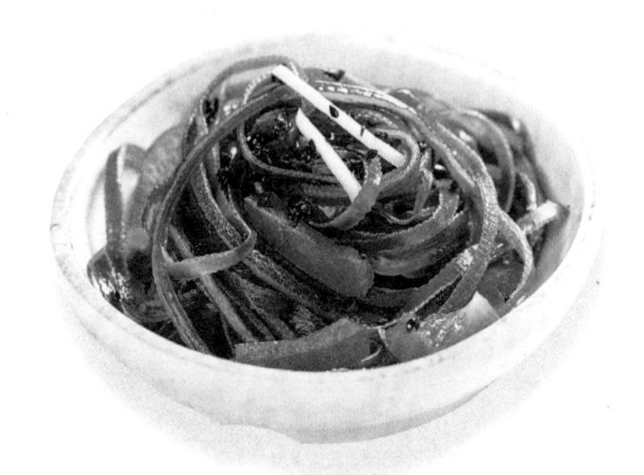

宜

癌症患者不一定都适合

甲鱼

防癌功效：甲鱼有很强的滋补功效，能够改善处于康复期的癌症患者的虚弱体质，并有助于提高淋巴细胞功能，但是癌症患者不一定都适合食用甲鱼。甲鱼味厚、滋腻，容易恶心、呕吐、食欲不佳的患者不宜食用；甲鱼含有大量蛋白质，肾脏功能衰竭的患者不宜食用，否则易造成肾脏负担过重。

抗癌关键点：胶原蛋白

甲鱼肉富含胶原蛋白，能够减少钙的流失，帮助处于康复期的癌症患者强健骨骼。研究表明，甲鱼肉及其提取物能有效预防和抑制肝癌、胃癌、急性淋巴性白血病，并用于防治因放疗、化疗引起的虚弱、贫血、白细胞减少等症。

营养成分表

营养成分	含量	同类食物含量比较
蛋白质	17.9 克	高
脂肪	3.4 克	低
胆固醇	101 毫克	中
维生素 E	1.88 毫克	低
钙	107 毫克	中
钠	537 毫克	中
镁	3.9 毫克	中

海参中含有大量的硒元素，也有防癌抗癌的作用。

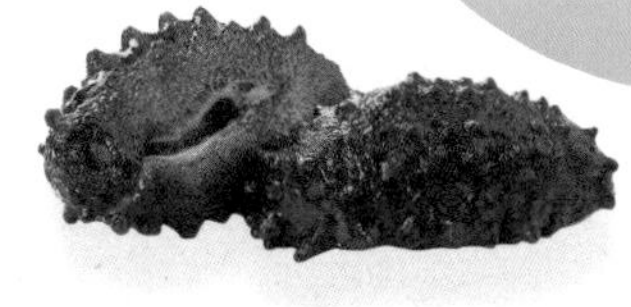

缩小、消除肿瘤

海参

防癌功效：海参中含有的多糖物质，可降低体内血清总胆固醇和甘油三酯指数，起到降低血压和血脂的作用，有助于预防慢性病，预防癌症。

抗癌关键点：黏多糖 海参皂苷

海参含有黏多糖，可提升癌症患者的免疫功能，帮助骨髓增进造血，并可提高抗癌药物的药性。

海参体内有珍贵的海参皂苷，能对抗组织细胞氧化，调节免疫作用和协同菌苗的免疫活性，有助于缩小、消除肿瘤，达到防癌抗癌的目的。

营养成分表

营养成分	含量	同类食物含量比较
蛋白质	16.5 克	高
维生素 E	3.14 毫克	低
钙	285 毫克	中
钠	502.9 毫克	中

宜

增强免疫力、对抗肿瘤

紫菜

防癌功效：紫菜所含的多糖具有明显增强细胞免疫和体液免疫功能的作用，可促进淋巴细胞转化，提高机体的免疫力，预防癌症。

抗癌关键点：紫菜多糖 胡萝卜素

紫菜富含紫菜多糖，能够强化巨噬细胞的吞噬功能，并具有降低血压、血糖、血脂，对抗辐射，抑制肿瘤的作用。紫菜多糖具有多种生物活性，能够增强细胞免疫功能，促进淋巴细胞转化，对抗肿瘤。

紫菜含有类胡萝卜素，能消除体内自由基，延缓细胞衰老，起到抑制癌细胞活性的作用。其中维生素U还可以促进黏膜修复，治疗胃溃疡及十二指肠溃疡等症。

紫菜豆芽汤

材料：紫菜20克，豆芽250克，蒜末、葱花、盐、香油各适量。

做法：①将紫菜撕碎，冷开水漂洗10分钟，沥水；豆芽洗净。②锅置火上，放入豆芽、紫菜和适量水，大火煮沸后，改小火煨煮10分钟，加蒜末、葱花、盐、香油，搅匀即可。

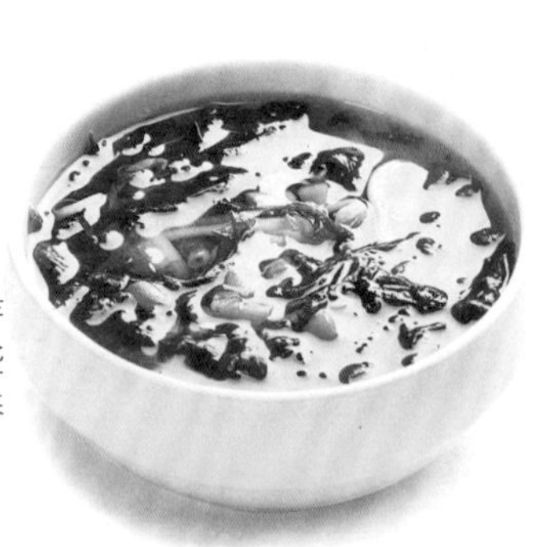

煮沸的紫菜豆芽汤中可以淋一些蛋液，增加营养价值。

营养成分表

营养成分	含量	同类食物含量比较
蛋白质	26.7克	高
碳水化合物	44.1克	高
膳食纤维（不溶性）	21.6克	高
磷	350毫克	高
钾	1796毫克	高
硒	7.22微克	高

营养搭配

✔ 墨鱼＋紫菜

紫菜富含叶酸、铁及维生素B_6，与富含蛋白质及锌的墨鱼搭配食用，可美容及强健体质。

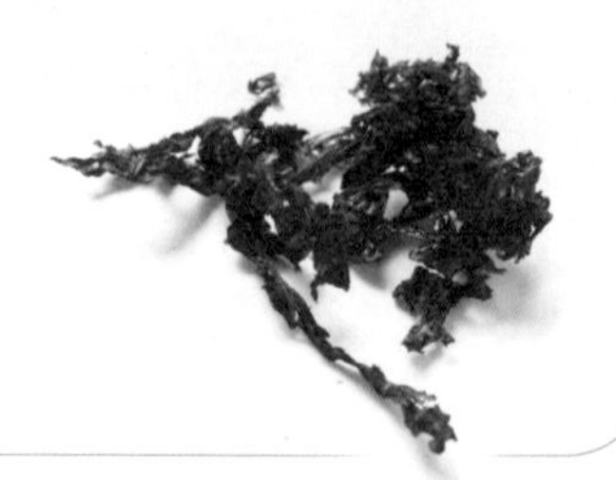

强抗氧化性、预防癌症

裙带菜

防癌功效：裙带菜含有丰富的岩藻黄质，有很强的抗氧化性，能够预防癌症。裙带菜黏液中含有褐藻酸和岩藻固醇，具有降低胆固醇、降低高血压等方面的作用。

抗癌关键点：胡萝卜素 锌

裙带菜富含胡萝卜素，能保持细胞正常分裂，还可以在患癌前期有效缓解癌变过程，起到防癌抗癌的作用。

裙带菜还含有锌元素，锌元素是免疫器官胸腺发育的营养素，能正常分化T淋巴细胞，促进细胞免疫功能。常食裙带菜能够预防前列腺癌、乳腺癌、子宫癌等癌症。

凉拌裙带菜

材料：裙带菜200克，蒜泥、白醋、盐、白糖、香油各适量。

做法：①裙带菜洗净，切丝。②将裙带菜装盘，放入白醋、盐、白糖、香油，拌匀，撒上蒜泥即可。

裙带菜热量低、营养高，有清理肠道、减肥瘦身的功效。

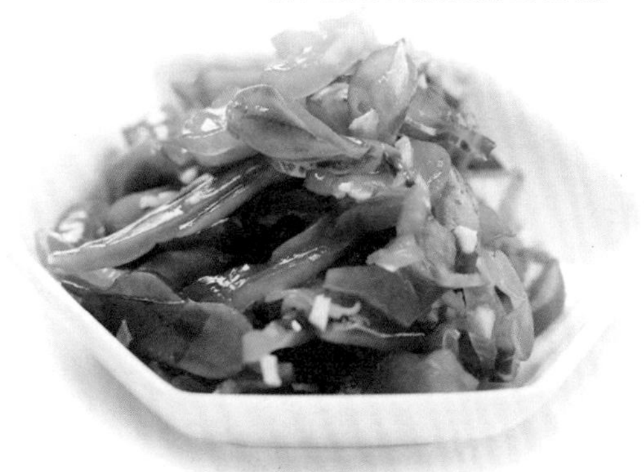

营养成分表

营养成分	含量	同类食物含量比较
蛋白质	25克	高
碳水化合物	41.5克	高
膳食纤维（不溶性）	31.1克	高
胡萝卜素	2.23毫克	高
磷	305毫克	高
钾	335毫克	中
锌	9毫克	高

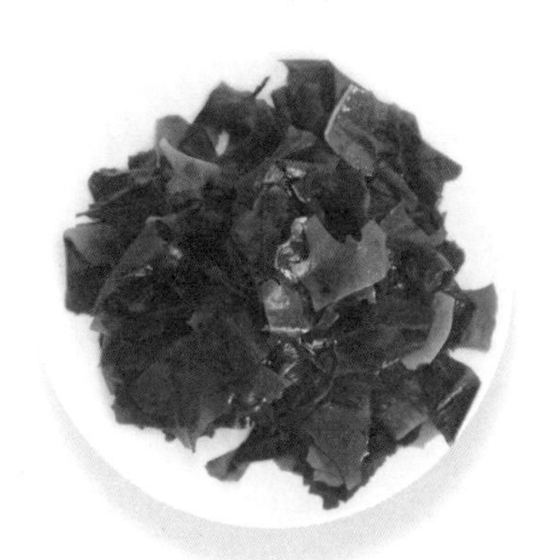

营养搭配

✔ 裙带菜＋菠菜

裙带菜和菠菜都含有较高的胡萝卜素，二者同食能够为机体补充足量的胡萝卜素。

活化巨噬细胞、增强免疫力

石花菜

防癌功效：石花菜又叫海冻菜、凉粉菜、红丝等，是红藻的一种，可提炼琼脂。石花菜含有丰富的多糖及多种矿物质，钠等元素的含量均高于海带等藻类，能够保证人体功能的正常运转，提高免疫力，起到防癌抗癌的作用。

抗癌关键点：多糖

石花菜含有多糖，能活化巨噬细胞，增强人体B细胞及T淋巴细胞的作用，强化人体免疫系统。石花菜还具有降脂功能，对高血压、高血脂有一定的防治作用，有助于防癌抗癌。

石花菜中还含有活性生物酶，具有抗炎、杀菌、复活细胞及净化血液的作用，能将人体内的肠道及胃壁清理干净，保持肝脏功能正常，增强免疫系统，从而有助于防癌抗癌。

凉拌石花菜

材料：石花菜50克，胡萝卜、黄瓜各1/2根，盐、生抽、醋、蒜末、姜末各适量。

做法：①石花菜用温开水浸泡2小时，洗净、沥干，切成丝。②胡萝卜、黄瓜分别洗净，切成丝。③将石花菜、胡萝卜、黄瓜放入大碗中，加入盐、生抽、醋、蒜末和姜末，搅拌均匀即可。

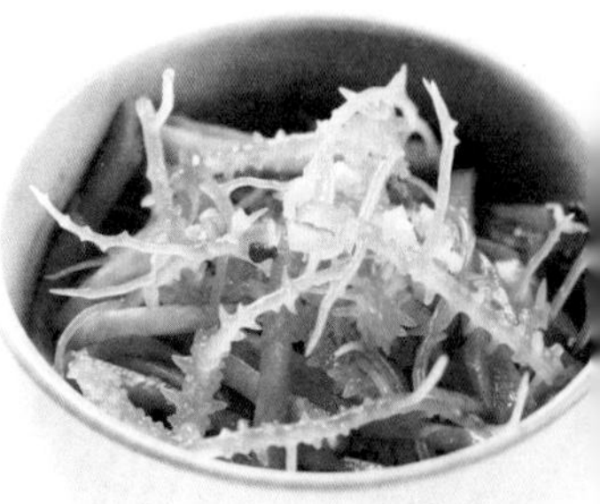

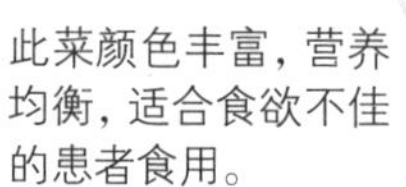

此菜颜色丰富，营养均衡，适合食欲不佳的患者食用。

营养成分表

营养成分	含量	同类食物含量比较
蛋白质	5.4克	中
脂肪	0.1克	低
碳水化合物	72.9克	高
磷	209毫克	高
钠	380.8毫克	中
硒	15.19微克	高

营养搭配

石花菜＋海带

二者同食，有助于治疗甲状腺肿瘤。

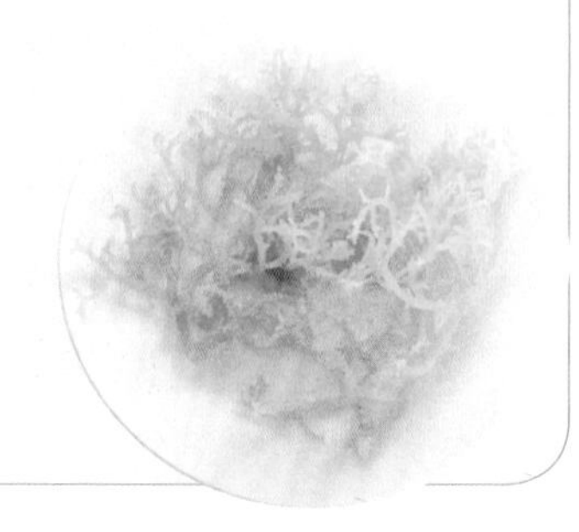

鱼子

患心脑血管疾病的人慎吃

鱼子的胆固醇含量极高，患有心脑血管疾病的人群，尤其是老年人，一定要少吃。

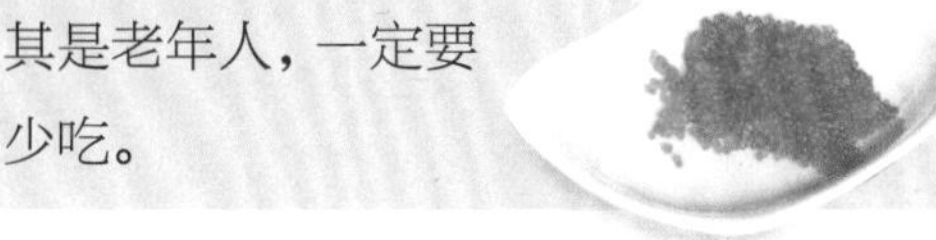

螃蟹

螃蟹是“发物”

如果癌症患者有急性炎症或伤口的话，最好不要吃螃蟹，特别是处于手术后康复期的患者，要禁食。

为什么不宜多吃鱼子

鱼子含有大量蛋白质、胆固醇、维生素及多种微量元素，正常人食用鱼子有助于补充蛋白质、增强体质、健脑乌发，但对癌症患者来说，并不适宜大量食用。鱼子中的大量蛋白质和胆固醇进入癌症患者体内后，会造成蛋白质堆积，对本已虚弱的脾胃功能有害无益，不利于患者的治疗和康复。另外，鱼子虽然很小，但吃下去很难消化，烧煮也很难烧熟透，吃了后容易消化不良，所以癌症患者不宜食用鱼子。

鱼子的胆固醇含量很高，“三高”人群应忌食。

食品安全知多少

不要吃来路不明的鱼子

有些鱼的鱼肉虽然无毒，但鱼的卵巢中含有一种脂蛋白，具有毒性。加热至100° C 经 30 分钟后依然不能完全破坏，吃这些鱼的鱼子便可引起中毒，如鲶鱼、狗鱼、石斑鱼、河豚等。

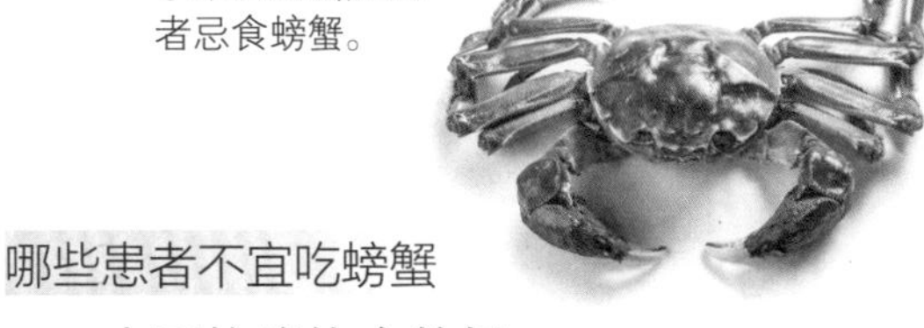

手术后的癌症患者忌食螃蟹。

哪些患者不宜吃螃蟹

中国抗癌协会的标志是一只螃蟹，因为癌症的英文是“cancer”，这个词来源于拉丁文，原意是“蟹”。 古希腊名医皮波克拉泰斯以此来形容癌在扩散时，像蟹一样横行霸道，侵袭周围健康的组织。

虽然这个意思并非指螃蟹就是癌症，但是癌症患者要谨慎食用螃蟹。因为螃蟹含有大量的蛋白质，进入患者体内不易消化，易对肠胃造成负担，同时螃蟹还是高胆固醇、高嘌呤的食物，高脂血症及痛风患者应忌食。另外，螃蟹属于寒凉类食材，不宜过多食用，以免损伤阳气。

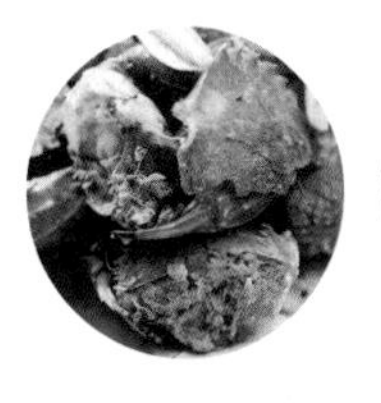
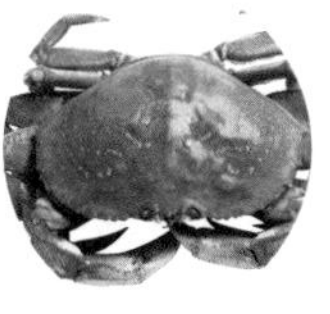

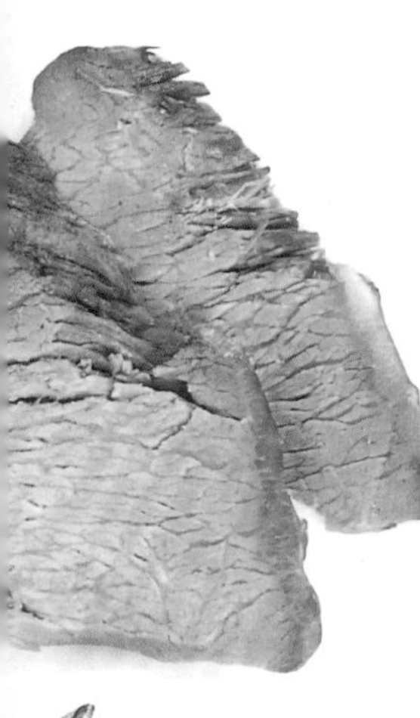

肉类

怎样吃肉类才能防癌抗癌

通常情况下，医生会建议癌症患者多吃新鲜的蔬菜、水果等，少食肉类。这里说的“肉类”分为“红肉”和“白肉”。

减少食用“红肉”。医生建议癌症患者可以食用鱼肉、鸡肉等，而非牛肉、猪肉、羊肉等“红肉”，原因在于“红肉”中存在大量的饱和脂肪，食用过多会造成胆固醇升高、血液低密度脂蛋白升高，进而诱发高血压、高脂血症等慢性疾病。流行病学研究还发现，经常吃红肉的人群患结肠癌、直肠癌、乳腺癌、前列腺癌等疾病的危险性会增高。癌症患者不宜长期大量食用“红肉”，因为其中大量的蛋白质、饱和脂肪进入体内，容易引起消化不良，对身体造成负担，不利于正常细胞的恢复。癌症患者平日里可以适当吃一点猪肉、牛肉等，为身体补充蛋白质，提供充足能量，还有利于缓解压力、释放抑郁情绪。食用时不宜采取油炸、烧烤等方式，而应选择炖、煮、蒸等烹饪方式。

适量食用“白肉”。癌症患者不是不能吃肉，而应该将“红肉”换为更健康的“白肉”，如鱼肉、鸡肉、鸭肉等，这类肉与“红肉”相比饱和脂肪较少，胆固醇也较少，蛋白质含量较高，营养价值更高。但是“白肉”的摄入也不宜过多，一般以每周食用不超过 1 000 克为宜。

肉类防癌抗癌关键营养素

营养素	防癌抗癌功效	常见食材
磷脂类	分解过多的血脂和胆固醇	鸡肉等
脂肪酸	为人体健康和生命提供能量	鸭肉等
软骨素	有助于骨骼强化、伤口恢复	鸽子等
卵磷脂	预防血栓形成	鹌鹑等
苯丙氨酸	抑制肿瘤生长，降低药物副作用	鹌鹑等

宜

保护正常细胞、为机体提供能量

鸡肉

防癌功效：鸡肉营养丰富，含有优质蛋白、多种维生素和矿物质，并含有大量的磷脂类物质，易被消化吸收。鸡肉以乌鸡为佳，能补中益气、补肾填精，乌鸡汤有很强的滋补功效，身体虚弱、胃口不佳的癌症患者可适当食用。

抗癌关键点：磷脂类

鸡肉含有大量磷脂类物质，是我们日常膳食结构中磷脂的重要来源之一。磷脂类物质能够分解血管中过多的血脂和胆固醇，并能活化细胞，保护正常细胞的生长，起到抑制癌细胞的作用。

山药黄芪煲母鸡

材料：山药、黄芪各 30 克，母鸡 1 只，红枣、枸杞子、料酒、盐各适量。

做法：①山药洗净，去皮，切块；黄芪、枸杞子分别洗净；红枣洗净，去核。②母鸡去内脏，收拾干净，斩块，用开水汆 3 分钟，去血水，捞出洗净。③将母鸡、黄芪、红枣、枸杞子放入锅中，加适量水和料酒，煮到八成熟，再加入山药煮烂，加盐即可食用。

山药滋补，黄芪补气，是比较适合癌症患者的食补佳品。

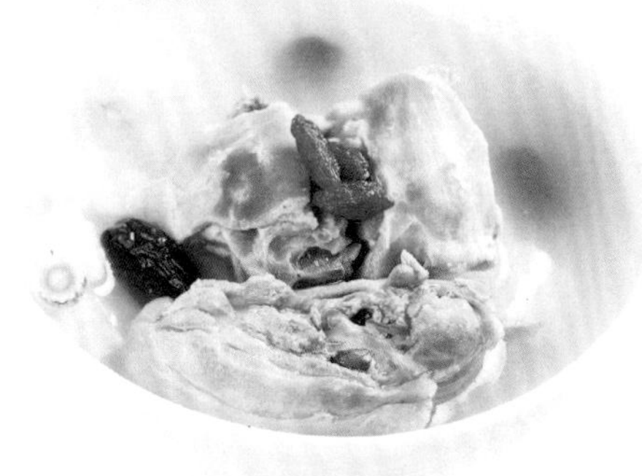

营养成分表

营养成分	含量	同类食物含量比较
蛋白质	19.3 克	高
脂肪	9.4 克	低
碳水化合物	1.3 克	中
胆固醇	106 毫克	中
钙	9 毫克	低
钠	63.3 毫克	低
钾	251 毫克	高

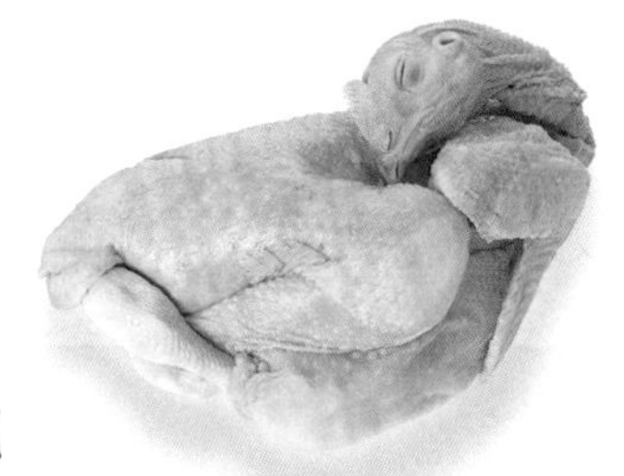

营养搭配

✔ 青椒 + 鸡肉

二者搭配，可防止动脉硬化，消除疲劳，减轻压力，维持毛发、肌肤与指甲的健康。

✖ 鸡屁股

吃鸡肉时要将我们俗称的“鸡屁股”去掉，因为它是鸡的“腔上囊”，有致癌物质，食用后对健康不利。

宜

清热滋阴、提升食欲

鸭肉

防癌功效：鸭肉的营养价值与鸡肉相似，鸭肉性凉，有较好的滋阴、除热功效，还可以止咳化痰、消除水肿，能够改善癌症患者食欲缺乏、水肿、身体发热等症状。

抗癌关键点：脂肪酸

鸭肉中的饱和脂肪酸、单不饱和脂肪酸、多不饱和脂肪酸的比例接近理想值，其化学成分近似橄榄油，有降低胆固醇的作用，对防治心脑血管疾病有益，能够缓解和预防慢性病，进而起到防癌抗癌的作用。

新鲜的鸭肉体表光滑，呈乳白色，切开后切面呈玫瑰色，肌肉摸上去结实。

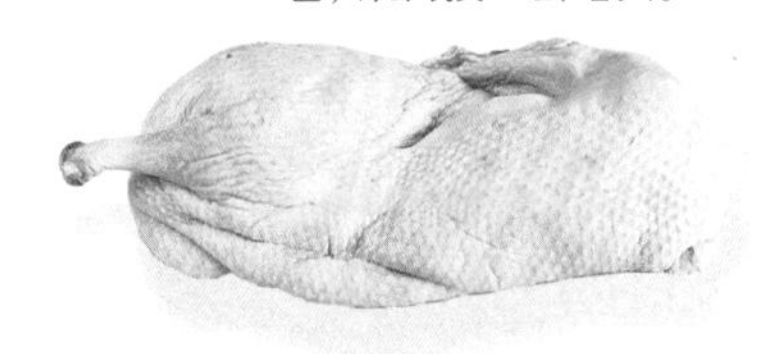

滑炒鸭丝

材料：鸭脯肉 80 克，冬笋 20 克，香菜、葱丝、姜丝、盐、蛋清、水淀粉各适量。

做法：①将鸭脯肉洗净切成丝，放入碗内，加入盐、蛋清、水淀粉搅匀；冬笋切成丝；香菜去梗洗净切成段。②油锅置火上，将鸭丝下锅，炒熟透后捞出。③锅内再放入适量油，将葱丝、姜丝炒香，倒入鸭丝、冬笋、香菜一同翻炒，炒熟即可。

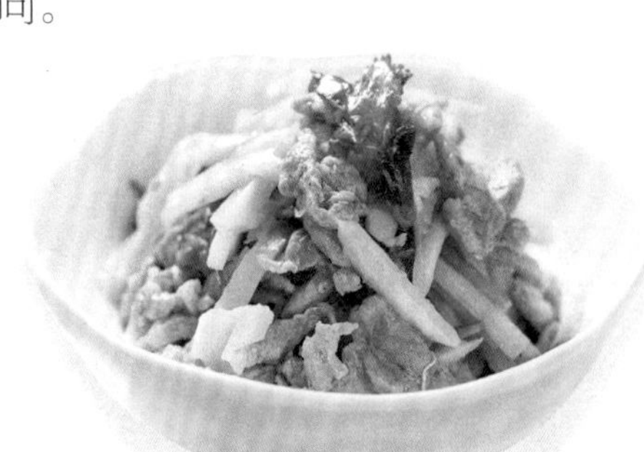

营养成分表

营养成分	含量	同类食物含量比较
蛋白质	15.5 克	低
脂肪	19.7 克	中
碳水化合物	0.2 克	低
胆固醇	94 毫克	中
钠	69 毫克	低
钾	191 毫克	中

营养搭配

山药 + 鸭肉

鸭肉滋阴养胃、清肺补血，山药益气养阴、健脾益胃，同食可健脾止渴，固肾益精。

生姜 + 鸭肉

鸭肉滋阴补血，生姜味辛性温，一起烹调，有降火的功效，可促进血液循环。

宜

预防动脉硬化、降低药物副作用

鹌鹑

防癌功效：鹌鹑肉是典型的高蛋白、低脂肪、低胆固醇食物，适合中老年人以及高血压、肥胖症患者、癌症患者食用。鹌鹑肉富含优质的卵磷脂、胆碱等成分，对人的神经衰弱、胃病、肺病均有一定的辅助治疗作用。

抗癌关键点：卵磷脂 苯丙氨

鹌鹑富含卵磷脂，可生成溶血磷脂，有抑制血小板凝聚的作用，可阻止血栓形成，保护血管壁，阻止动脉硬化，预防慢性病，进而预防癌症。

另外，鹌鹑肉中不仅含有蛋白质、脑磷脂、卵磷脂等营养素，还含有赖氨酸、胱氨酸、苯丙氨酸等，其中苯丙氨酸可以抑制癌瘤生长，又可以降低药物的副作用。

人参鹌鹑汤

材料：鹌鹑 2 只，莲子 15 克，人参、桂圆肉各 10 克，姜、盐各适量。

做法：①鹌鹑去毛，去内脏，洗净，用开水汆 3 分钟，去血水，捞出洗净。②人参、桂圆肉、莲子分别用水浸泡 1 小时；姜洗净，切成片。③将鹌鹑、人参、桂圆肉、莲子和姜片放入砂锅中，加入适量水，大火煮沸后转小火煲 2 小时，加盐调味即可。

营养成分表

营养成分	含量	同类食物含量比较
蛋白质	20.2 克	中
脂肪	3.1 克	低
碳水化合物	0.2 克	低
胆固醇	157 毫克	低
钙	48 毫克	低
钠	48.4 毫克	低
钾	204 毫克	低

营养搭配

山药 + 鹌鹑肉

鹌鹑肉有“动物人参”的美誉，与山药一同煲汤，可延缓衰老、补虚养身，尤其适合身体虚弱的癌症患者食用。

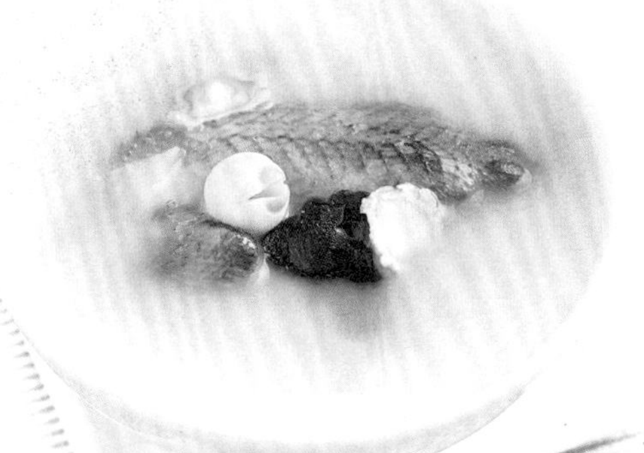

人参鹌鹑汤能大补身体，适合处于恢复期的癌症患者食用。

腊肉

市售腊肉致癌风险高

市售腊肉基本都是熏烤制成，而熏烤的高温易产生浓烟、苯并芘等强致癌物，所以不宜多吃。

腊肉含有大量亚硝酸盐，是重要的致癌物质。

为什么不宜吃腊肉

腊肉是指肉经腌制后再经过烘烤或日光下暴晒的过程所制成的加工品。腊肉在制作过程中会使用少量的亚硝酸钠，在其风干的过程中会产生亚硝酸盐，而其他的营养物质如维生素等几乎丧失殆尽，腊肉中维生素 B_1、维生素 B_2 及维生素 C 的含量非常低。腊肉中的脂肪含量较高，其胆固醇含量比新鲜猪肉还要高一倍，这些都容易诱发高脂血症等慢性病，增加罹患癌症的风险。

食品安全知多少

烹饪腊肉以蒸、煮为主

食用腊肉时，最好采用蒸、煮的方式，尽量少用油煎。因为高温制作会使腊肉中的盐受热产生亚硝酸盐，促使酸硝基吡咯烷和二甲基亚硫胺等致癌物的含量增高。

香肠

控制食用量

食用加工肉制品及红肉制成的香肠，一定要控制住量，每周尽量不超过500克。

为什么不宜吃香肠

香肠是一种肉类加工制品，经过长时间的风干、晾晒后，香肠会产生亚硝酸盐等致癌物。另外，现在的肉类加工产品都含有防腐剂、色素和增味剂等食品添加剂，这些物质进入人体后会导致有害物质堆积。香肠中的高脂肪也对健康不利。

研究表明，吃太多热狗、香肠与其他加工过的肉类食品，会增加患胰腺癌的风险。每天吃热狗与香肠等加工肉类超过50克的人，比不吃的人患胰腺癌的概率高60%以上。

香肠大多是由猪肉制成的，脂肪及胆固醇含量很高。

羊肉串

焦黑食物易致癌

动物性食物富含蛋白质，焦黑之后，会产生致癌物质，所以吃烧烤时，应在进食前去掉烧焦部分。

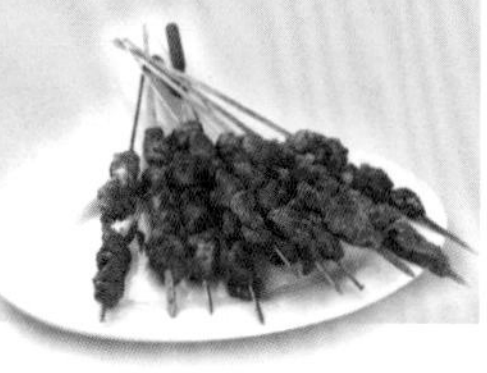

炸鸡

引发便秘

高蛋白、高脂肪、高胆固醇的食物还容易诱发便秘，使肠道中的致癌物质无法排出，再次回收进入血液，诱发肿瘤。

为什么不宜吃羊肉串

羊肉串是烧烤类肉制品，会产生一种非酶褐变现象，导致羊肉香味和口味更加鲜美，但也会导致有毒物质的产生，降低羊肉中的营养成分。羊肉中的脂肪经过烤制后会产生热聚合反应，与蛋白质结合，就会产生一种叫苯并芘的致癌物质。另外，在烧烤的环境中，也会有一些致癌物质通过皮肤、呼吸道、消化道等途径进入人体内而诱发癌症。

路边摊上的羊肉串没有卫生保障，需慎食。

食品安全知多少

健康烧烤法降低风险

电烤箱是利用电热元件所发出的辐射热来烘烤食品的电热器具，使用烤箱时可以定温度，定时间，不易烤焦，没有油烟，相比炭火烧烤时，油滴掉到火上产生的油烟中含有有害物质，安全放心得多。

炸鸡对肠胃的刺激较大，且不易消化。

为什么不宜吃炸鸡

炸鸡属于高热量、高脂肪、高胆固醇的食品，长期食用会造成高脂血症、高血压等慢性病，存在患癌风险。炸鸡是油炸食品，经过高温油炸后的食品存在大量油脂，另外在炸制过程中，鸡肉中的维生素和微量元素会遭到破坏，降低营养价值。

另外，油炸食品不容易消化，会影响食用者的食欲，对本来就食欲不振的癌症患者来说，会影响其的营养摄取，阻碍恢复。

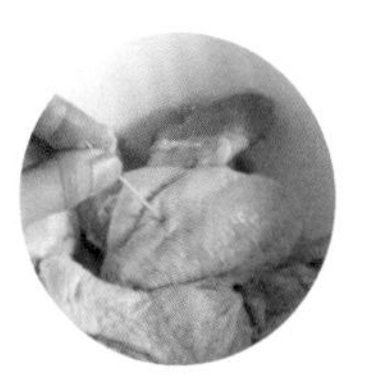

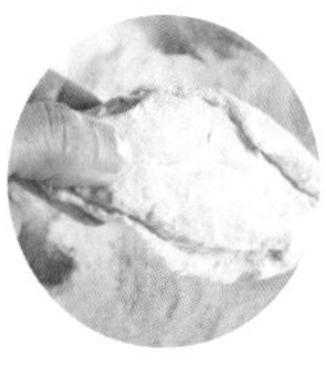

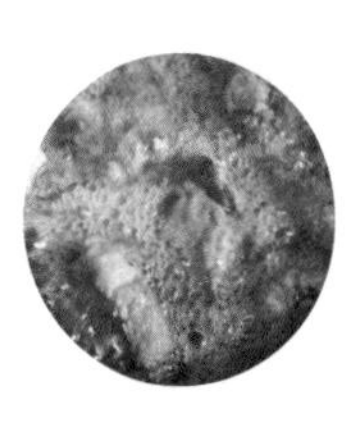

其他食品

优质蛋白能增强免疫力

牛奶

防癌功效：牛奶脂肪中含有一种抗癌物质共轭亚油酸（CLA），能够抑制多种癌细胞，还能阻断致癌物在体内发挥作用，有助于预防乳腺癌。

抗癌关键点：共轭亚油酸 乳白蛋白

牛奶中的共轭亚油酸是一种高营养的脂肪酸，可消除自由基，对抗氧化，调节血脂及胆固醇，有利于清除体内有害物质，达到防癌抗癌的目的。

牛奶中含一种小分子乳白蛋白，这种物质具有阻断肿瘤细胞中特有的脂质成分合成的作用，从而可以遏制癌细胞的生长和发展。

红枣燕麦牛奶米糊

材料：燕麦 50 克，黄豆 30 克，红枣 2 个，牛奶 200 毫升。

做法：①将黄豆用水浸泡 10~12 小时，捞出洗净；红枣洗净，去核。②将燕麦、黄豆、红枣放入豆浆机中，加水至上下水位线之间，按下“米糊”键，煮至米糊做好，加入牛奶即可。

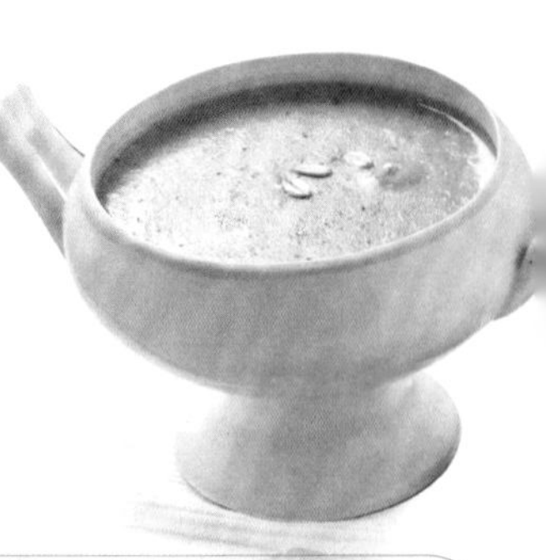

营养成分表

营养成分	含量	同类食物含量比较
蛋白质	3 克	低
脂肪	3.2 克	低
碳水化合物	3.4 克	中
钙	104 毫克	中
钠	37.2 毫克	中
钾	109 毫克	低

营养搭配

✔ 牛奶 + 蜂蜜

有治疗贫血和预防便秘的功效。

✔ 牛奶 + 芒果

能保护眼睛、延缓衰老、预防癌症。

✖ 牛奶 + 含草酸较多的食物

草酸会与钙结合形成不溶性的草酸钙而影响钙的吸收。

润肠通便、预防大肠癌

酸奶

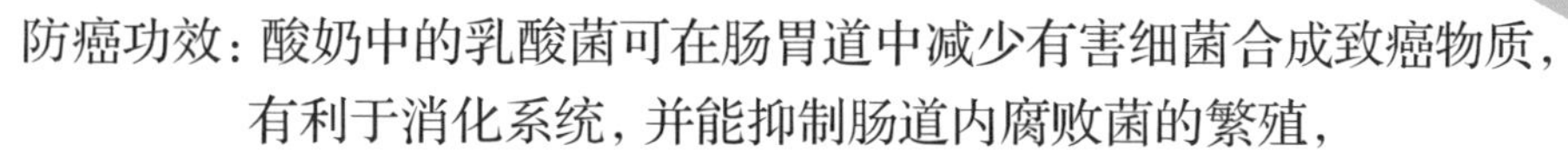

防癌功效：酸奶中的乳酸菌可在肠胃道中减少有害细菌合成致癌物质，有利于消化系统，并能抑制肠道内腐败菌的繁殖，减弱腐败菌产生的毒素在肠道内的堆积，有助于预防结肠癌、直肠癌等。

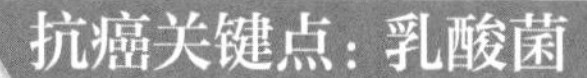

抗癌关键点：乳酸菌

酸奶富含乳酸菌，能维护肠道菌群生态平衡，形成生物屏障，抑制有害菌对肠道的入侵，从而抑制了有害菌产生的致癌因子，达到防癌的目的。常喝酸奶能够减肥，还有助于预防结肠癌、直肠癌等消化系统癌症。

酸奶由牛奶制成，在发酵过程中不仅保留了牛奶的营养，还会产生维生素 B_1、维生素 B_2、维生素 B_6、维生素 C 等营养物质，能够满足人体所需，提高免疫力，预防癌症。

芒果香瓜酸奶

材料：芒果、香瓜各 1 个，酸奶 200 毫升。

做法：①芒果对切，去核，在切面切十字花刀，去皮取肉；香瓜去瓤洗净，切小块。②将芒果、香瓜和酸奶放入搅拌机，加入适量凉开水，搅打成汁后倒入杯中，及时饮用即可。

营养成分表

营养成分	含量	同类食物含量比较
蛋白质	2.5 克	低
脂肪	2.7 克	低
碳水化合物	9.3 克	中
钙	118 毫克	中
铁	0.4 毫克	低
钠	39.8 毫克	中
钾	150 毫克	低

营养搭配

新鲜水果＋酸奶

保证营养摄入的同时，还能健脾利胃、美颜消脂，增强身体抵抗力。

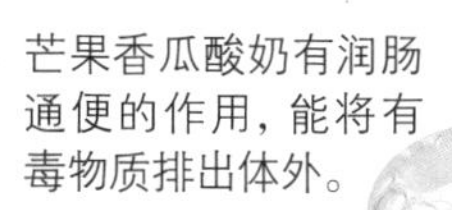

芒果香瓜酸奶有润肠通便的作用，能将有毒物质排出体外。

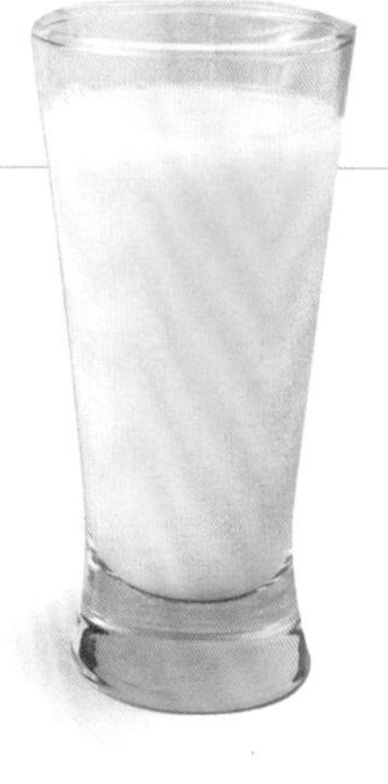

宜

异黄酮能预防乳腺癌、前列腺癌

豆浆

防癌功效：豆浆中的蛋白质和硒、钼、锗等都有很强的防癌和抑癌能力，特别对胃癌、食管癌、乳腺癌有一定效果。
研究表明，不喝豆浆的人发生癌症的概率要比常喝豆浆的人高 50%。

抗癌关键点：异黄酮

豆浆的原料主要是黄豆，含有黄豆蛋白、异黄酮、卵磷脂等物质，其中异黄酮具有抗氧化性，能延缓乳腺肿瘤的发生，抑制癌细胞增生，还能够预防骨质疏松、动脉硬化等症，有助于预防乳腺癌、前列腺癌等症。

红枣枸杞黑豆浆

材料：黑豆 50 克，红枣 2 个，枸杞子 6 克。

做法：①将黑豆用水浸泡 10~12 小时，捞出洗净；红枣洗净，去核；枸杞子洗净，泡软。②将上述食材一起放入豆浆机中，加水至上下水位线之间，启动豆浆机。待豆浆制作完成，过滤即可。

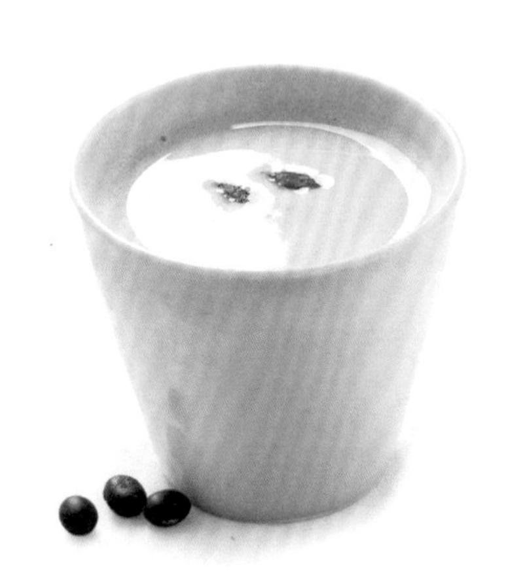

营养成分表

营养成分	含量	同类食物含量比较
蛋白质	1.8 克	低
脂肪	0.7 克	低
碳水化合物	1.1 克	低
胡萝卜素	90 毫克	低
钙	10 毫克	低
钾	48 毫克	低

营养搭配

✔ 红枣 + 豆浆

豆浆具有健脾养胃的功效，而红枣则可以补血养颜，二者搭配食用的话，有健脾养胃、补虚润燥的功效。

✖ 生菠菜 + 豆浆

生菠菜中含有大量草酸，可与豆浆中的钙相结合，产生不溶于水的草酸钙，影响人体对钙质的吸收。

宜

补充优质蛋白、预防乳腺癌

豆腐

防癌功效：豆腐中也含有大量的异黄酮，能够对抗氧化，调节人体激素水平，有助于预防乳腺癌、前列腺癌等症。豆腐以及其他豆制品都含有丰富的植物蛋白，能够保护胃黏膜，减少致癌物质与胃黏膜的接触，从而预防胃癌。

抗癌关键点：异黄酮

豆腐中含有丰富的异黄酮，能够降低胆固醇，促进钙质吸收，调节机体免疫功能，预防乳腺癌、前列腺癌、白血病等症。研究表明，异黄酮还可以使癌细胞转化为具有正常功能的细胞，同时还可以抑制不良肿块结构，防止肿块增生和癌细胞扩散。值得注意的是，豆腐也不宜食用过多，过量的植物蛋白会使体内生成的含氮废物增多，加重肾脏的负担。过量食用豆腐还会造成碘缺乏。

翡翠豆腐

材料：豆腐、莴苣各250克，姜丝、盐各适量。

做法：①莴苣洗净，切成长片；豆腐切成1厘米厚的大块。②油锅置火上，煸香姜丝，加半碗水放入莴苣，加盖煮2分钟打开。③放入豆腐，煮熟后加盐调味即可。

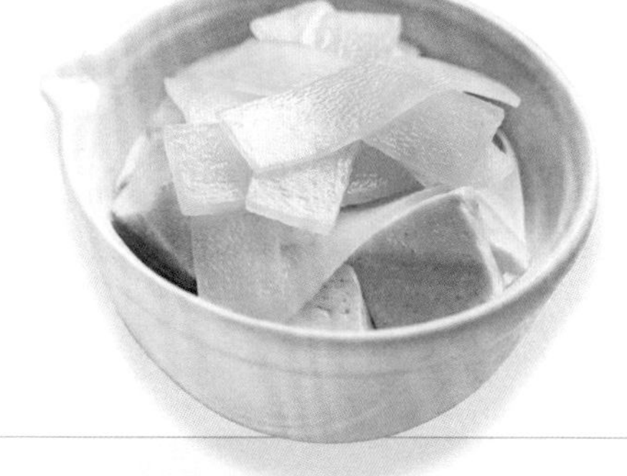

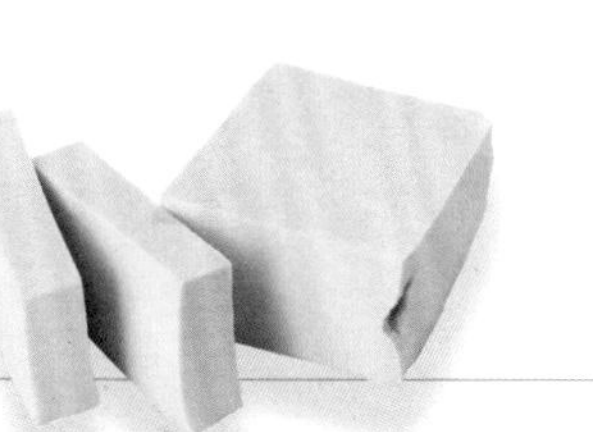

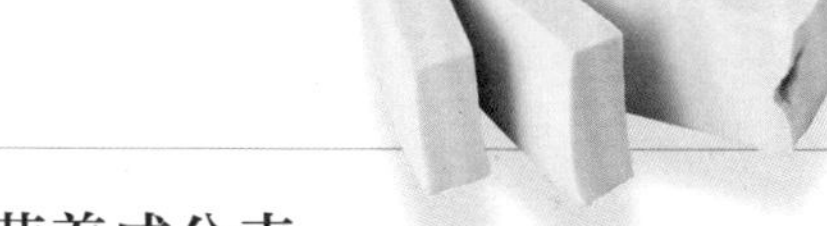

营养成分表

营养成分	含量	同类食物含量比较
蛋白质	8.1克	低
碳水化合物	4.2克	低
维生素E	2.71毫克	中
钙	164毫克	高
钠	7.2毫克	低
钾	125毫克	低

营养搭配

✔ 海带+豆腐

豆腐中含有多种皂角苷，可促进人体对碘的排泄，容易引起碘缺乏，而海带含碘丰富，二者搭配很适宜。

✖ 蜂蜜+豆腐

蜂蜜性凉滑利，如果与豆腐同时食用，容易导致腹泻。

宜

杀菌解毒、提升食欲

芥末

防癌功效：芥末分为黄芥末和绿芥末，黄芥末是用芥菜种子研磨而成，绿芥末则是用山葵制成的，日本食用生鱼片时蘸食的调料就是绿芥末。芥末的辛辣味能够提升食欲，还有杀菌、解毒的功效，但一次不宜食用过多。

抗癌关键点：异硫氰酸盐

芥末产生辛辣味的主要成分是异硫氰酸盐，对预防癌症、防止血管凝块、治疗气喘等有一定效果，同时还具有发汗、利尿、解毒、清血等食疗功效；对增进食欲、促进血液循环也有不错的帮助作用。

金枪鱼寿司

材料：金枪鱼肉 150 克，寿司用海苔 4 张，苦菊 100 克，寿司饭、芥末各适量。

做法：①金枪鱼肉去皮，切成粗细均匀的粗条。②平铺开海苔，在海苔一角放上苦菊，并在生菜上摆好金枪鱼条。③将海苔从苦菊处开始卷起，卷成圆锥状，用寿司饭将接合处粘好，蘸取芥末食用。

芥末还有预防高血压、心脏病、降低血液黏稠度等功效。

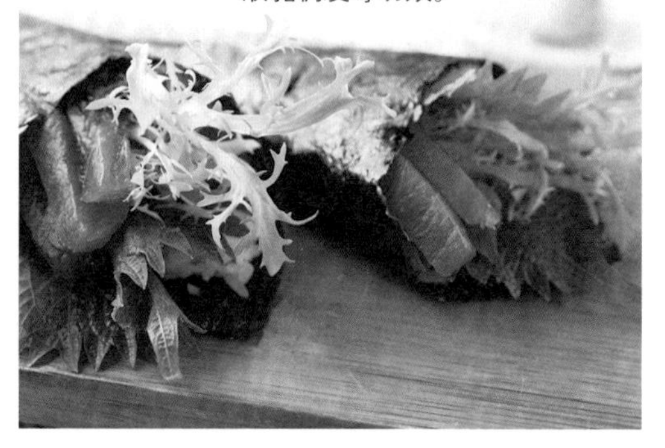

营养成分表

营养成分	含量	同类食物含量比较
蛋白质	23.6 克	高
碳水化合物	35.3 克	高
膳食纤维(不溶性)	7.2 克	高
胡萝卜素	190 微克	中
钙	656 毫克	高
钠	7.8 毫克	低
钾	366 毫克	高

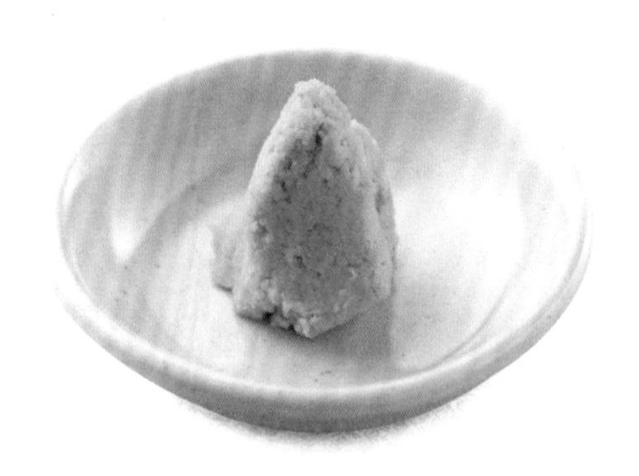

营养搭配

✔ 西蓝花 + 芥末

防癌抗癌功效加倍。

宜

蒜素有杀菌、增强体力的功效

大蒜

防癌功效：大蒜具有较强的抗菌作用，大蒜中的蒜素通过增强机体免疫能力，阻断脂质过氧化物形成，并通过抗突变等多条途径，消除肠道里的物质引发肠道肿瘤的危险。此外，大蒜中的微量元素硒也有一定的抗肿瘤功效。

抗癌关键点：蒜素

大蒜含有一种叫作蒜素的硫化合物，可以抑制肝脏中胆固醇的合成，降低血液中胆固醇含量。蒜素还具有很强的抗氧化性，还能杀死有害细菌，直接破坏癌细胞等有害物质，从而达到预防癌症的目的。

腊八蒜

材料：紫皮大蒜4头，米醋适量。

做法：①选用一干净玻璃罐作为泡腊八蒜的容器；大蒜去皮洗净，晾干。②将大蒜放入玻璃罐中，倒入米醋至刚好没过大蒜，盖好盖，泡制10天左右即可。

食用腊八蒜时注意不要将油污滴入罐中。

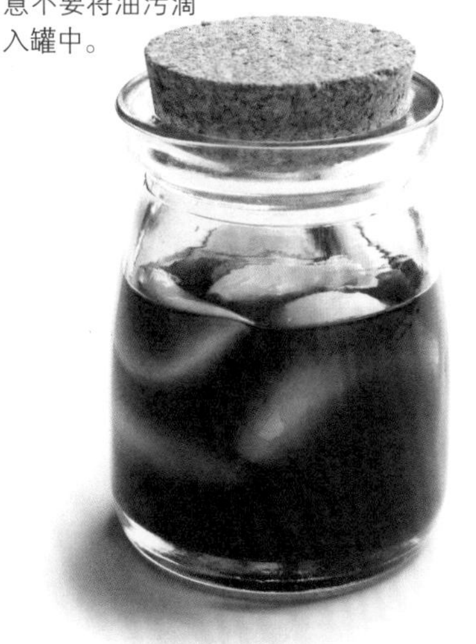

营养成分表

营养成分	含量	同类食物含量比较
蛋白质	4.5克	中
碳水化合物	27.6克	中
膳食纤维（不溶性）	1.1克	中
磷	117毫克	高
钙	39毫克	中
钠	19.6毫克	中
钾	302毫克	高

营养搭配

醋+大蒜

大蒜在酸性环境里杀灭细菌的功效能提高4倍，对辅助治疗痢疾、肠炎效果更好。

大米+大蒜

二者煮粥，再添加点马齿苋，可清热止痢，适用于急性或慢性细菌性痢疾和肠炎。

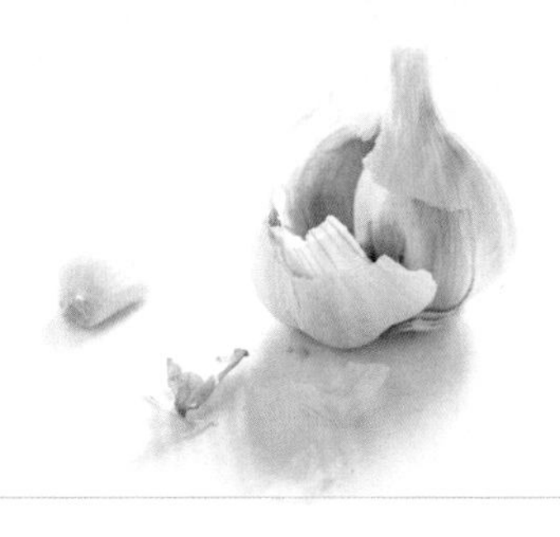

宜

润肠通便、降低胆固醇

魔芋

防癌功效：魔芋是一种多年生草本植物，有助于防癌抗癌。
魔芋对癌细胞代谢有干扰作用，可以化痰软坚，散肿解毒，对预防贲门癌、结肠癌有一定帮助。

抗癌关键点：葡甘聚糖

魔芋中含有葡甘聚糖，是一种水溶性膳食纤维，进入体内后可以干扰癌细胞代谢，促使肠道内重金属元素及有害物质排出体外，减少有害物质停留在体内的时间，有助于预防结肠癌、直肠癌等症。另外，葡甘聚糖还能有效地吸附胆汁酸和胆固醇，并且能够抑制肠道对它们的吸收作用，降低胆固醇含量。

魔芋鸭肉

材料：鸭肉 100 克，魔芋 150 克，盐、姜丝、酱油、胡椒粉、枸杞子各适量。

做法：①鸭肉和魔芋分别洗净，切片；魔芋冷水入锅焯 3 分钟，捞出沥水，锅内另加水烧开，放鸭肉略汆。②油锅置火上，放入鸭肉、姜丝，炒至肉变色，放魔芋、枸杞子，调入盐、酱油、胡椒粉，炒至肉熟即可。

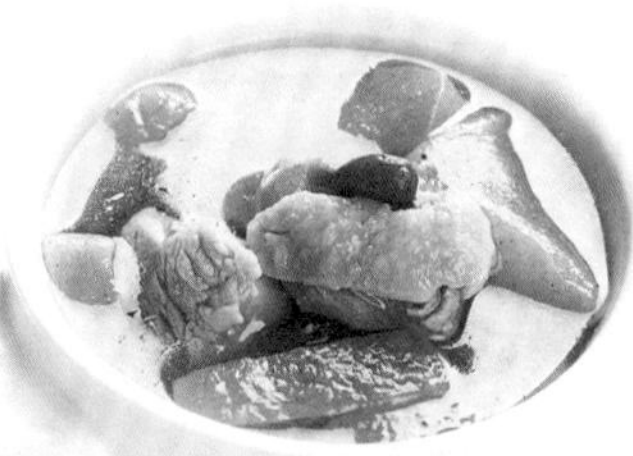

将魔芋焯水有助于去掉加工过程中产生的碱味。

营养成分表（魔芋精粉）

营养成分	含量	同类食物含量比较
蛋白质	4.6 克	中
脂肪	0.1 克	低
碳水化合物	78.8 克	高
钙	45 毫克	低
钠	49.9 毫克	中
钾	299 毫克	中

营养搭配

✔ 魔芋 + 苹果

魔芋是低热量、高膳食纤维的食物，与苹果同食可以促进肠道蠕动，是减肥者的上选食物。

鸡精

肉菜无须加鸡精

肉类中本来就含有谷氨酸，与菜肴中的盐相遇加热后，自然就会生成味精的主要成分——谷氨酸钠。

臭豆腐

易引发胃肠道疾病

臭豆腐的发酵工序是在自然条件下进行的，易被微生物污染。另外，臭豆腐发酵前期是用毛霉菌种，发酵后期易受其他细菌污染，其中还有致病菌。

为什么不宜吃鸡精

鸡精是在味精的基础上，加入助鲜剂、盐、糖、鸡肉粉、辛香料、鸡味香精等研制而成的。鸡精可用来增鲜，营养价值却不高，还因含钠过高而容易导致高血压。烹饪时，如果加入过多鸡精，则会导致人体在短时间内摄取过量的谷氨酸钠，超过机体代谢能力，直接危害人体健康，重则引起食物中毒，有致癌风险。

鸡精中的食品添加剂较多，不宜长时间食用。

臭豆腐中的亚硝酸盐有致癌风险。

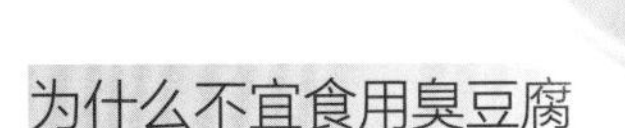

为什么不宜食用臭豆腐

豆腐对防癌抗癌有利，但臭豆腐则不然。臭豆腐在发酵过程中会产生甲胺、腐胺、色胺等胺类物质以及硫化氢，因而具有一股特殊的臭味和很强的挥发性，多吃对健康并无益处。臭豆腐中的胺类物质存放时间长了，还可能与亚硝酸盐作用，生成强致癌物亚硝胺。

另外，有一种叫“肉毒梭菌”的毒菌，常会随臭豆腐的制作而繁衍其中，而肉毒梭菌是一种致命病菌，在繁殖过程中分泌毒素，是毒性最强的蛋白质之一。人们食入和吸收这种毒素后，神经系统将遭到破坏，出现头晕、呼吸困难和肌肉乏力等症状。

食品安全知多少

食物搭配合理利于减毒

建议在吃臭豆腐时，多吃些新鲜的蔬菜和水果，因为新鲜的蔬菜和水果富含维生素，特别是富含维生素 C，可阻断亚硝胺的生成。

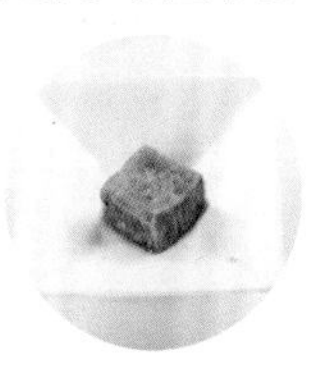

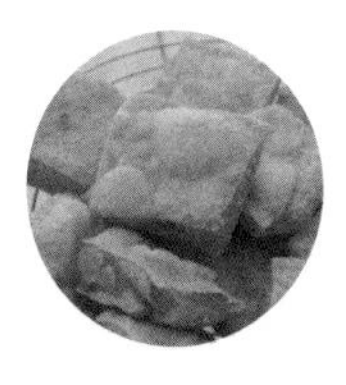

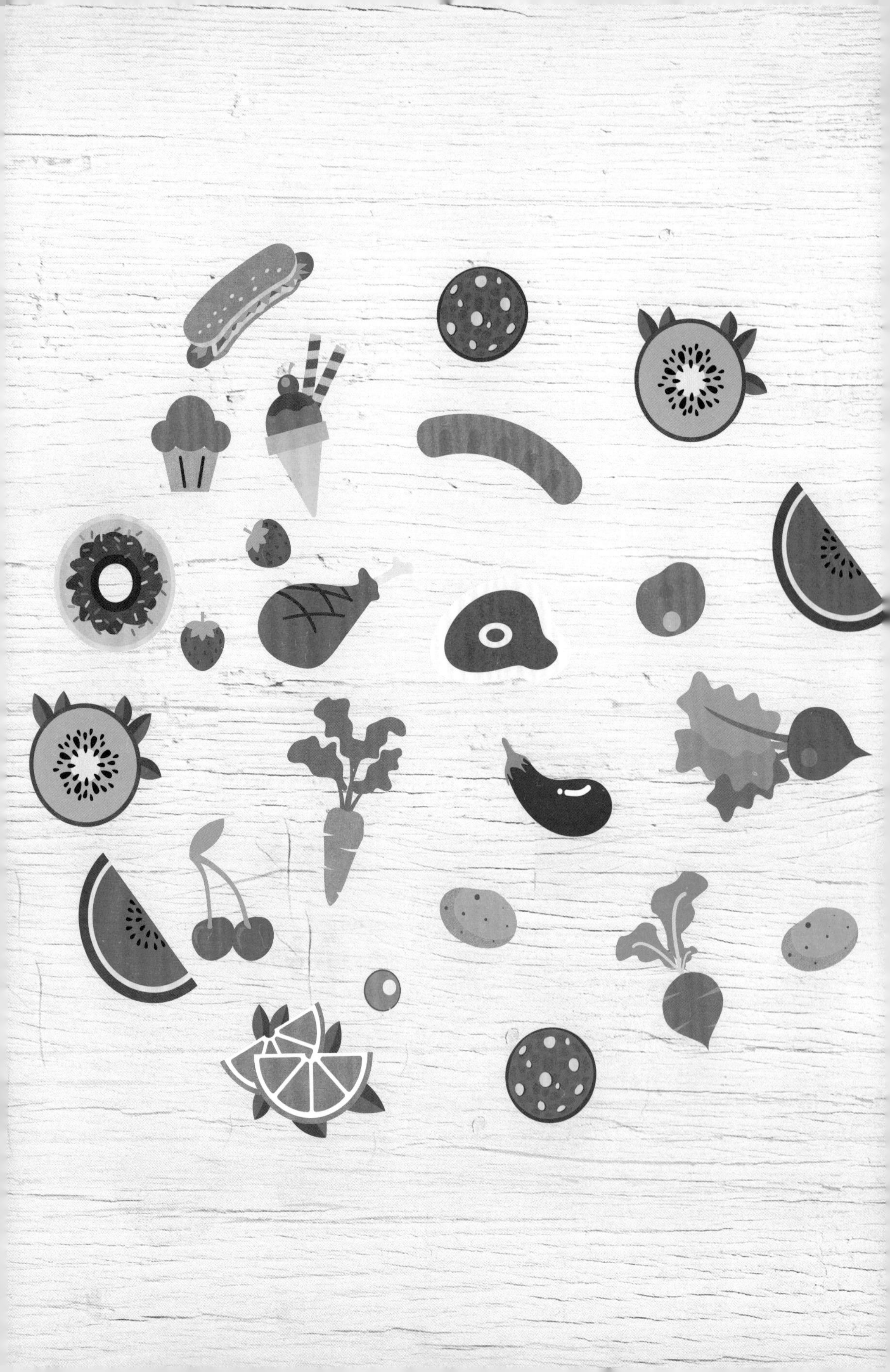

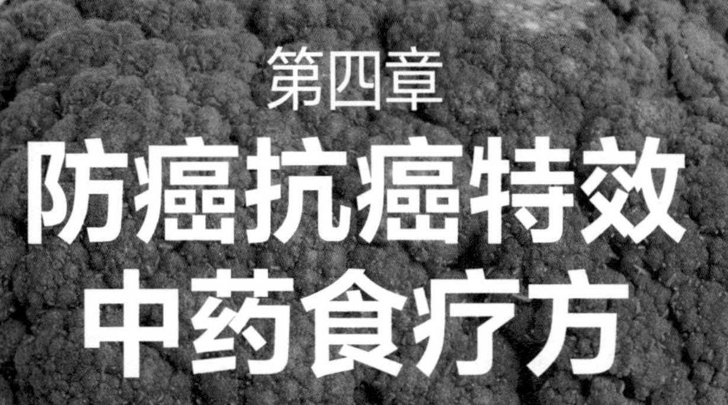

第四章 防癌抗癌特效中药食疗方

防癌抗癌可以采取中西医结合的方式。日常饮食从西式营养学入手，用中药调养，相辅相成，达到防癌抗癌、强身健体、延年益寿的目的。

灵芝

性味：性平，味甘

归经：入心、肝、肺经

功效：益精气、坚筋骨、利关节、疗虚劳、抗肿瘤

抗癌关键点：灵芝多糖

灵芝多糖是灵芝中最有效的成分之一，具有广泛的药理活性，能提高机体免疫力，提高机体耐缺氧能力，消除自由基，抑制肿瘤，抗辐射。灵芝多糖还具有刺激宿主非特异性抗体、免疫特异反应以及抑制肿瘤生理活性的特性。

食用宜忌

发热怕冷、鼻塞流涕者忌用。

灵芝适用于多种癌症。

对症食疗方

灵芝炖鸡

材料：鸡1只，灵芝30克，姜片、葱段、盐、料酒、胡椒粉、香菜叶各适量。

做法：①灵芝洗净；鸡宰杀后去毛和内脏，洗净，入沸水中烫透去血水，捞出。②将鸡脯朝上放入蒸钵内，加入灵芝、姜片、葱段、盐、料酒、胡椒粉，注入水，加盖，上锅用大火蒸约3小时至鸡肉熟烂，取出蒸钵，点缀香菜叶即可。

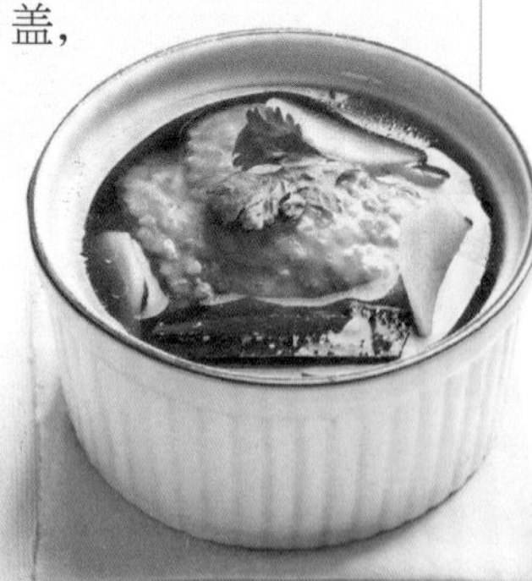

人参

性味：性微温，味甘

归经：入脾、肺、心经

功效：大补元气，强身抗癌

抗癌关键点：人参皂苷

人参皂苷是人参中的活性成分，具有较高的抗肿瘤活性，对正常细胞无副作用。人参皂苷通过调控肿瘤细胞增殖周期、诱导细胞分化和凋亡来发挥抗肿瘤作用。

食用宜忌

实证、热证患者忌服人参。

人参适用于中、晚期癌症患者或已广泛转移者的治疗。

对症食疗方

五加黄芪人参粥

材料：南五加皮15克，黄芪20克，当归10克，人参3克，大米200克，冰糖适量。

做法：①将所有药材洗净，加适量水，放入砂锅内煎煮，去渣取汤。②大米淘洗干净，加入煎好的药汤同煮，待粥将成时加入冰糖，再稍煮片刻即可。

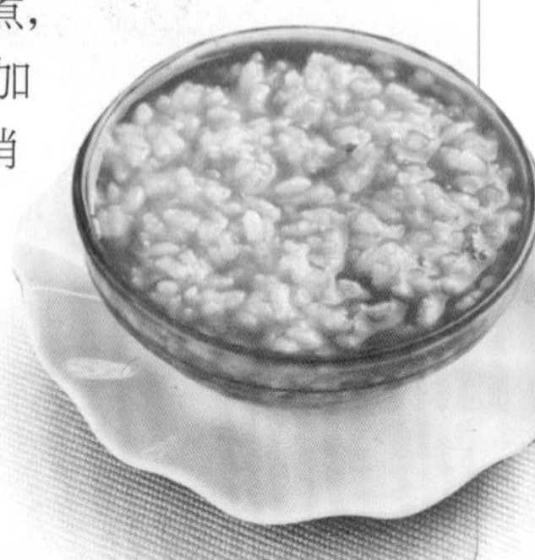

冬虫夏草

性味：性温，味甘

归经：入肺、肾经

功效：补虚损、益精气、止咳化痰

抗癌关键点：虫草素

研究表明，冬虫夏草提取物在体外具有明确的抑制、杀死癌症细胞的作用。冬虫夏草中含有虫草素，是其发挥抗肿瘤作用的主要成分。临床上使用虫草素多为辅助治疗恶性肿瘤。

食用宜忌

患有前列腺炎或一般感冒时，最好停止食用。

冬虫夏草适用于鼻癌、咽癌、肺癌、白血病、脑癌以及其他恶性肿瘤患者。

对症食疗方

冬虫夏草饮

材料：冬虫夏草 2 克，冰糖适量。

做法：①冬虫夏草用温水略清洗后，放于杯中。②加冰糖，以开水浸泡 10 分钟即可。

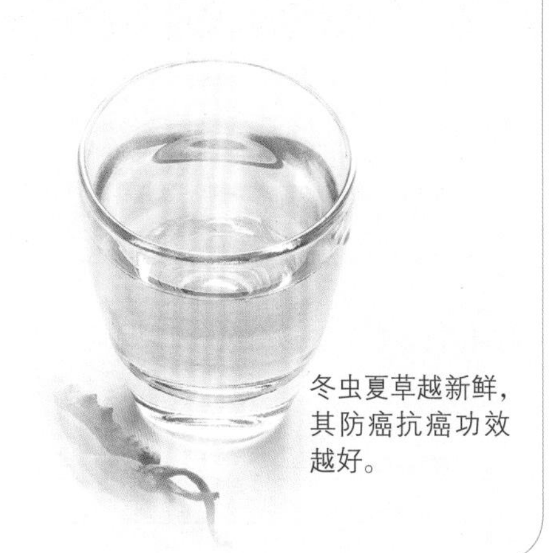

冬虫夏草越新鲜，其防癌抗癌功效越好。

当归

性味：性温，味甘、辛

归经：入心、肝、脾经

功效：补血和血、调经止痛、润肠通便

抗癌关键点：当归挥发油

研究表明，当归挥发油可调节子宫平滑肌收缩，解除痉挛，从而达到调经止痛的功效。当归还有助于对抗血栓，补血和血，帮助改善贫血等。

食用宜忌

孕妇，腹胀、腹泻者忌用。体内火热所致出血者忌用。当归与绿豆不宜同食。

当归适用于子宫癌、卵巢癌、子宫肌瘤、白血病、肠癌、膀胱癌、恶性淋巴瘤患者。

对症食疗方

桃仁当归粥

材料：桃仁 10 克，当归 6 克，大米 100 克。

做法：①桃仁洗净，碾碎；当归煎煮取汁；大米洗净，清水浸泡 30 分钟。②锅置火上，放入大米和适量水，大火烧沸后改小火熬煮。③放入桃仁和当归汁，小火熬煮成粥即可。

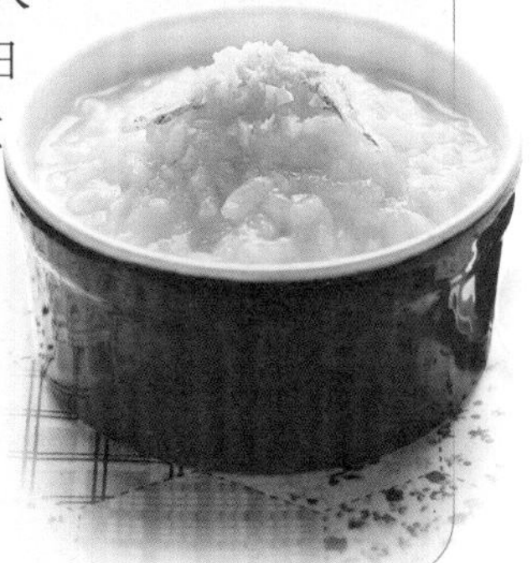

黄芪

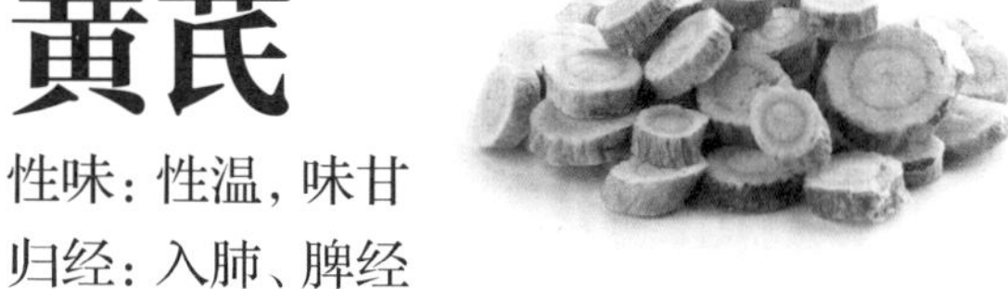

性味：性温，味甘

归经：入肺、脾经

功效：补气升阳、益气固表、利水退肿

抗癌关键点：黄芪多糖

黄芪多糖是黄芪的主要活性成分之一，可改善机体肿瘤而致的免疫功能低下，促进免疫细胞活化释放内源因子，防止过氧化作用，从而达到对肿瘤细胞的杀伤和抑制作用。

食用宜忌

实证及阴虚阳盛者忌服。

黄芪适用于肺癌、鼻咽癌、宫颈癌、肝癌患者。

对症食疗方

黄芪粥

材料：黄芪50克，大米60克，红糖适量。

做法：①黄芪煎煮，去渣取汁；大米洗净，浸泡30分钟。②锅置火上，放入大米和适量水，熬煮成粥，加入黄芪汁，待粥煮熟时，放入红糖，搅拌均匀即可。

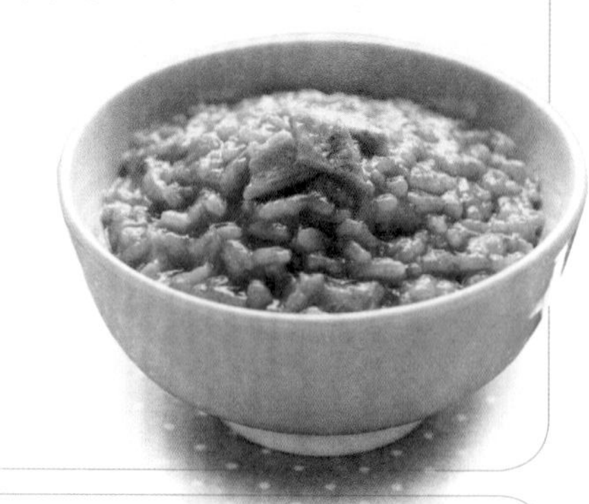

三七

性味：性温，味甘、微苦

归经：入肝、胃经

功效：散瘀止血，消肿定痛

抗癌关键点：三七总皂苷

三七总皂苷是三七中提取的活性有效成分，具有活血祛瘀、通脉活络的功效，能对抗血栓形成，预防高血压、高脂血症等慢性病，还有预防癌症的功效。

食用宜忌

孕妇慎用。

三七适用于肝癌、胃癌、直肠癌等患者。

对症食疗方

牡蛎三七汤

材料：牡蛎5个，三七10克，黄酒适量。

做法：①将牡蛎肉洗净，入沸水中氽3分钟，捞出；三七洗净。②将牡蛎、三七放入砂锅中，加入适量黄酒，大火煮沸即可。

牡蛎三七汤能益气滋阴，养血通脉。

紫苏

性味：性温，味辛

归经：入肺、脾经

功效：解表散寒、行气宽中、解鱼蟹毒

抗癌关键点：紫苏醇

紫苏含有紫苏醇，可以抑制多种毒素繁殖，并具有对抗肿瘤、抑制癌细胞增生等作用，可以起到杀菌、防癌、抗癌的功效。紫苏醇还有一定的香味，是一种温暖的草香，并伴有木香和花香，这种味道有舒缓神经、消除紧张的作用。

食用宜忌

阴虚喘咳者慎服。

紫苏适用于阳虚、痰湿体质者及大肠癌患者。

对症食疗方

紫苏拌黄瓜

材料：黄瓜1根，紫苏若干片，盐、蒜泥、醋、橄榄油各适量。

做法：①黄瓜、紫苏分别洗净，黄瓜拍后切块，紫苏用手撕成片。②将黄瓜和紫苏装盘，放入盐、蒜泥、醋和橄榄油，搅拌均匀即可。

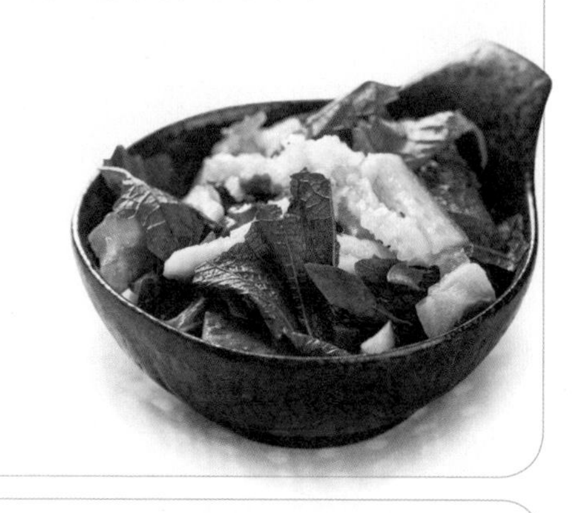

鱼腥草

性味：性寒，味辛

归经：入肺经

功效：清热解毒、利尿消肿

抗癌关键点：鱼腥草素

鱼腥草中含有鱼腥草素，有抗菌、抗病毒作用，能增加白细胞吞噬能力，提高免疫力，抑制癌细胞分裂和增生，有助于预防癌症。

食用宜忌

久食损阳气，多食气喘；虚寒证及阴性外疡者忌服。

鱼腥草适用于肺癌、肝癌、绒毛膜癌患者。

对症食疗方

鱼腥草炒鸡蛋

材料：鱼腥草200克，鸡蛋2个，葱花、盐各适量。

做法：①鱼腥草洗净，切小段；鸡蛋打散。②油锅置火上，下鸡蛋液翻炒，盛出。③锅中留底油，煸香葱花，再放入鱼腥草翻炒，快熟时放入鸡蛋，加盐调味，翻炒均匀即可。

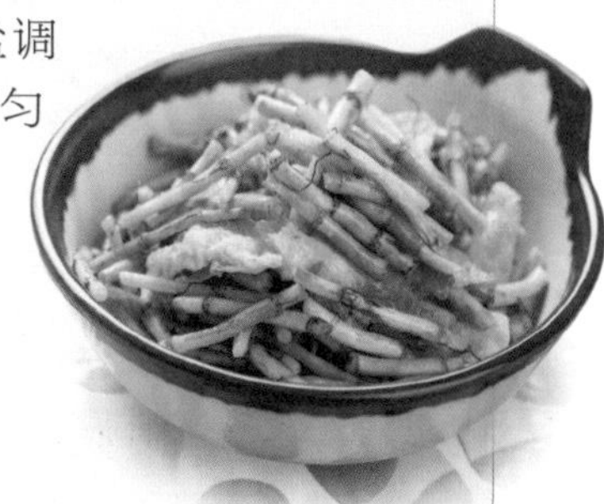

半枝莲

性味：性平，味辛

归经：入心、小肠、肺经

功效：清热解毒、利水消肿

抗癌关键点：半枝莲素

半枝莲含有半枝莲素，是一种异黄酮类物质，具有抑制癌细胞增生的功效。临床研究发现，半枝莲素对晚期肿瘤也有改善功效，同时也有抑制肿瘤增殖和延长患者生命的作用。

食用宜忌

虚证水肿者忌用。

半枝莲适用于食管癌、胃癌、肝癌、胰腺癌、膀胱癌、宫颈癌、卵巢癌、白血病、淋巴肉瘤患者。

对症食疗方

半枝莲蜜饮

材料：半枝莲 60 克，蜂蜜适量。

做法：①将半枝莲洗净，切段，放入砂锅，加水煎煮 2 次，每次 30 分钟。②合并两次煎液，凉至温热时加入蜂蜜，拌匀即可。

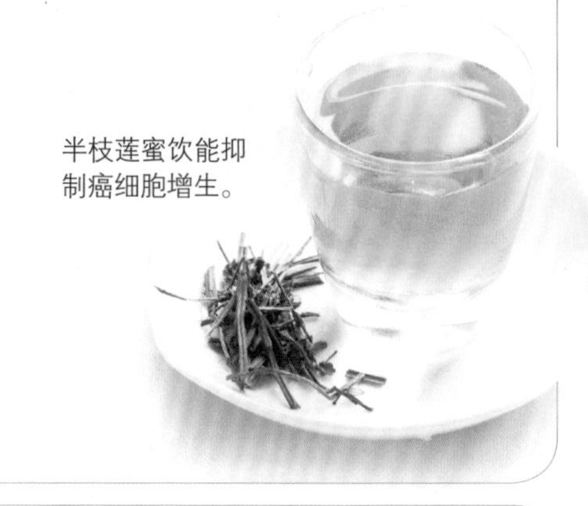

半枝莲蜜饮能抑制癌细胞增生。

甘草

性味：性平，味甘、微苦

归经：入心、肺、脾、胃经

功效：润肺解毒、调和诸药

抗癌关键点：甘草酸

甘草酸是甘草中最主要的活性成分，对肉瘤、癌细胞生长有抑制作用。甘草酸还能有效防治实验性肝损害，具有防止肝癌的功效。

食用宜忌

腹胀的人忌服甘草；甘草不宜与大戟、海藻同食。

甘草适用于肺癌、胃癌、食管癌、乳腺癌等。

对症食疗方

甘麦红枣粥

材料：甘草 5 克，小麦 20 克，大米 50 克，红枣适量。

做法：①将甘草放入锅中，加水煎煮，去渣取汁。②红枣去核洗净；小麦和大米洗净，小麦浸泡 2 小时，大米浸泡 30 分钟。③锅置火上，放入小麦、大米和甘草汁，大火烧沸后改小火，熬煮成粥；待粥煮熟时，放入红枣，小火继续熬煮至熟烂即可。

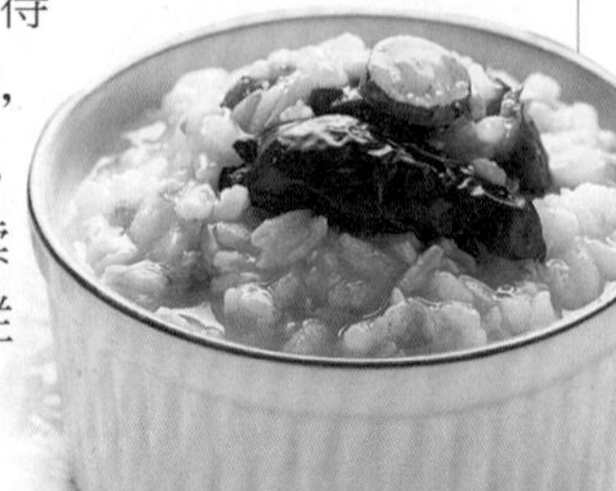

茯苓

性味：性平，味甘、淡

归经：入心、肺、脾、肾经

功效：健脾利湿、宁心安神、防癌抗癌

抗癌关键点：茯苓多糖

茯苓的抗癌有效成分为茯苓多糖，能明显抑制肉瘤的生长，并可阻止宫颈癌的癌细胞转移。临床研究表明，茯苓及其提取物茯苓多糖对胃癌、肝癌、皮肤癌、乳腺癌、肺癌等有治疗作用。

食用宜忌

阴虚而无湿热症状、气虚下陷者慎服。

茯苓适用于鼻咽癌、食管癌、胃癌、皮肤癌、膀胱癌、子宫癌、卵巢癌患者。

对症食疗方

茯苓红小豆粥

材料：白茯苓粉 20 克，红小豆、大米各 50 克。

做法：①红小豆、大米分别洗净，红小豆浸泡 6 小时，大米浸泡 30 分钟。②锅置火上，放入红小豆、大米和适量水，大火烧沸后改小火，熬煮成粥。③待红小豆熟烂后，放入白茯苓粉，搅拌均匀，小火煮熟即可。

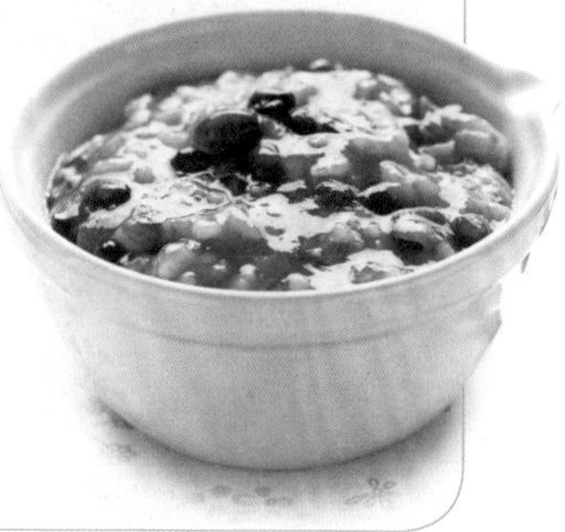

生地黄

性味：性寒，味甘

归经：入肺、胃、肝、肾、膀胱经

功效：清热凉血、养阴生津、抗癌抑癌

抗癌关键点：地黄多糖

生地黄多用于邪热伤津者。生地黄的抗癌有效成分为地黄多糖，对肉瘤、肺癌、黑色素瘤及肝癌等多种小鼠移植瘤有明显的抑制作用，并能调节免疫功能，增强免疫细胞对癌症的杀伤能力。

食用宜忌

虚寒滑精者忌服。

生地黄适用于舌癌、鼻咽癌、肺癌、肝癌、皮肤癌、膀胱癌、白血病、恶性淋巴瘤患者。

对症食疗方

生地黄酸枣仁粥

材料：酸枣仁 10 克，生地黄 15 克，大米 100 克。

做法：①酸枣仁捣碎，生地黄切小块，将酸枣仁和生地黄放入沸水中煎煮，去渣取汁；大米洗净，浸泡 30 分钟。②锅置火上，放大米和适量水，大火烧沸后改小火，熬煮成粥。③放入酸枣仁和生地黄汁，小火继续熬煮。待粥煮熟时，关火即可。

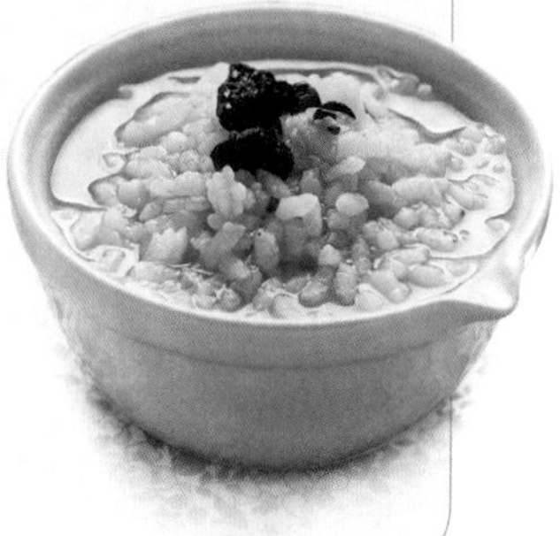

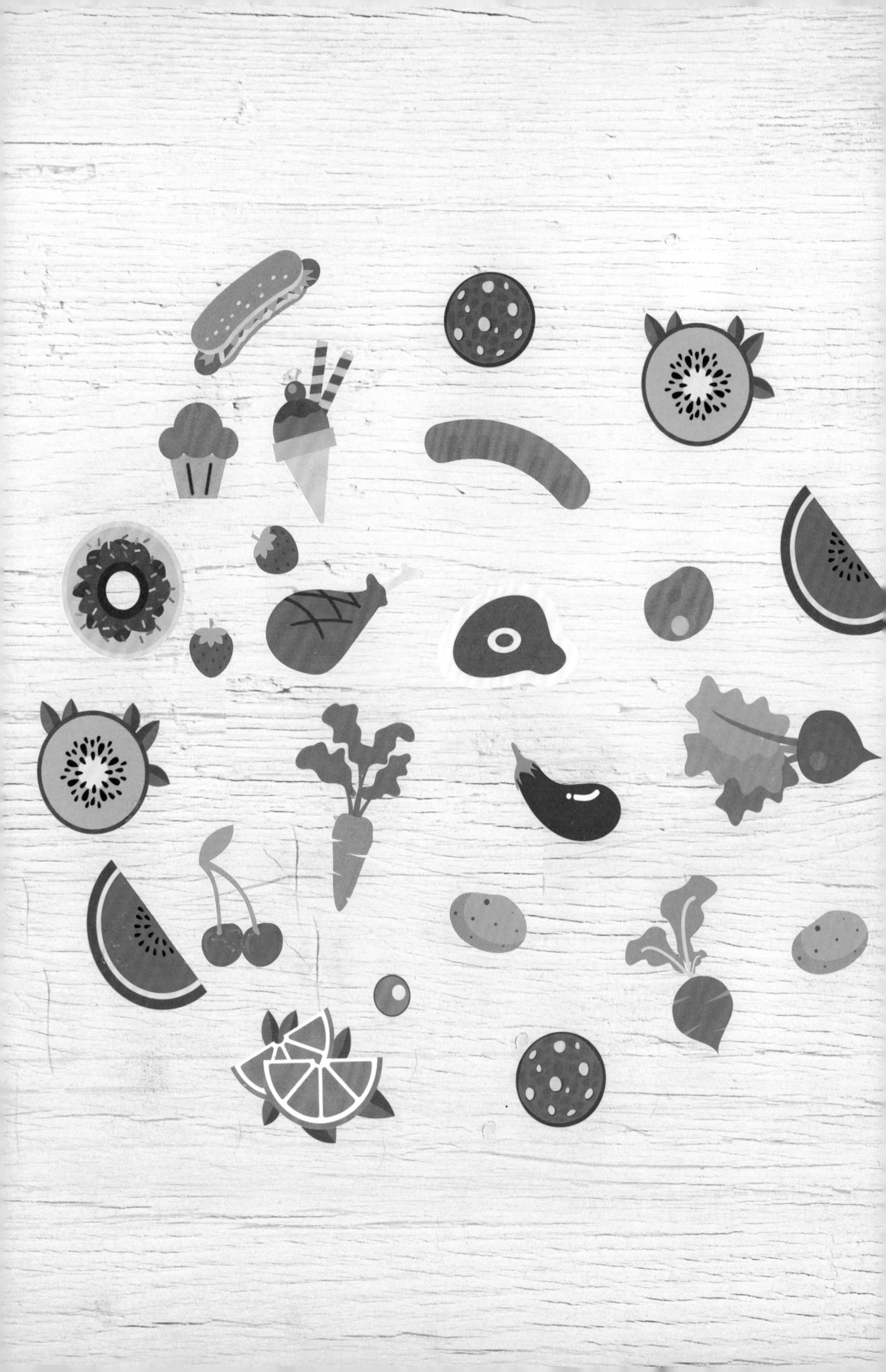

第五章

常见癌症对症饮食调养方

每种癌症都有自己的特点，饮食也需对症调养。粥膳、汤品、热炒、凉拌、果蔬汁等，针对不同病症对症改善饮食，丰富您的餐桌。

肺癌

肺癌高危人群

1. 40 岁以上的长期吸烟者。

2. 长期有二手烟接触史的人群，尤其女性人群更要高度重视。

3. 长期在大气环境污染，或室内小环境污染中生活的人群。

4. 有肺结核病史，治愈后反复发作的人群。

5. 有肺癌家族遗传史的人群。

戒烟

吸烟对肺部的危害是众所周知的。烟草中含有多种致癌成分，能够损伤肺部、引起细胞突变，极容易诱发癌症。

烟草中的尼古丁还会对化学治疗产生不利影响，也就是说，吸烟的肺癌患者治疗起来难度更大，所以，尽早戒烟，可以大大降低患肺癌的风险。数据显示，30 岁以前戒烟能将患肺癌的风险降低 90%；戒烟 5 年之内的人，死于肺癌的概率会降至每天吸一包烟人的一半；戒烟超过 10 年后，死于肺癌的概率降至非吸烟者的水平。

推荐饮食

1 五谷杂粮、水果

大米、小米、玉米、薏米、糙米、黄豆、黑豆、绿豆、核桃、杏仁、梨、枇杷、苹果、香蕉、哈密瓜、柠檬、柚子、橙子、红枣、杏、西瓜、番木瓜、草莓、葡萄

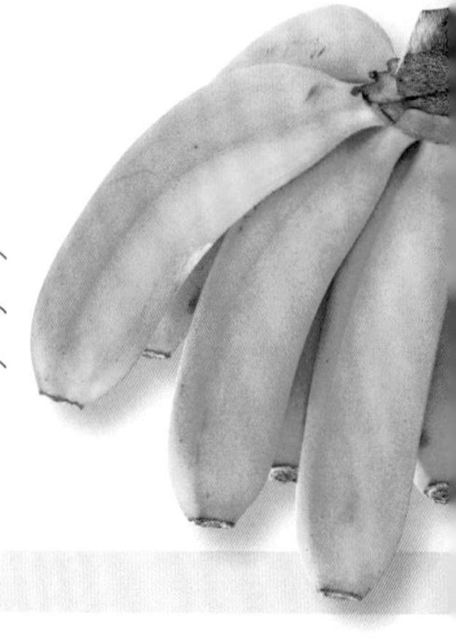

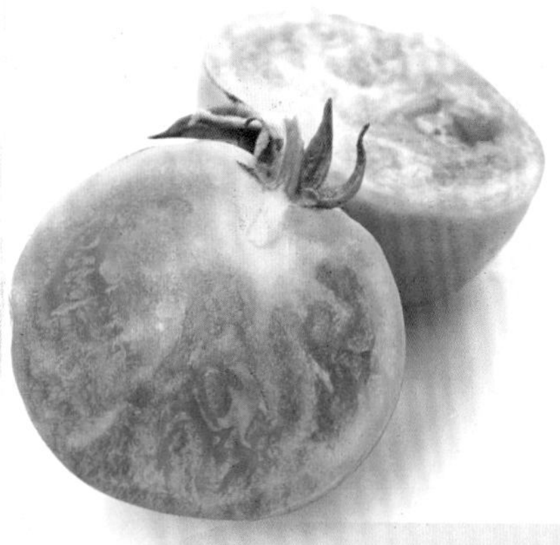

4 手术后

小米、紫米、红薯、土豆、西红柿、芹菜、南瓜、洋葱、山药、梨、枇杷、苹果、杏、红枣、柠檬、鸡肉、鸽肉、海参、鲤鱼、鳕鱼、海带、鸡蛋、牛奶、豆浆、豆腐、莲子、枸杞子、芡实

5 放疗、化疗期间

大米、糙米、薏米、绿豆、西红柿、黄瓜、丝瓜、苦瓜、白萝卜、绿豆芽、百合、木耳、苹果、香蕉、橙子、鸡肉、猪瘦肉、鲫鱼、鳝鱼、海带、木耳、银耳、牛奶、豆浆、莲子

2 蔬菜类

银耳、木耳、白萝卜、荸荠、莲子、百合、菜花、西蓝花、大白菜、西红柿、茄子、胡萝卜、洋葱、山药、红薯、土豆、菠菜、油菜、香菇、芦笋

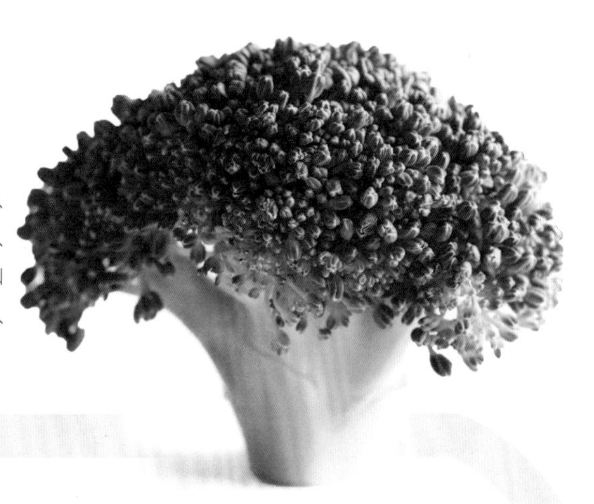

金枪鱼抗癌关键点

金枪鱼可以在细胞代谢过程中，抑制癌细胞繁殖或转移，从而达到防癌抗癌的效果。

3 水产类、肉蛋类

三文鱼、金枪鱼、鲈鱼、鲳鱼、鲤鱼、鳕鱼、海带、鸭肉、鸡肉、鸽肉、猪肺、鸡蛋、鸭蛋、鹌鹑蛋

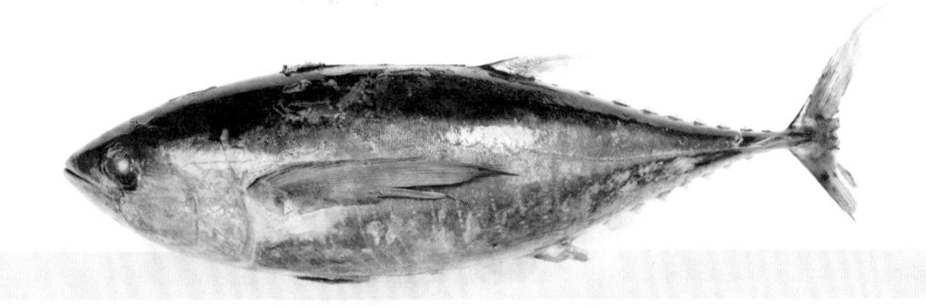

苦瓜抗癌关键点

苦瓜中的奎宁蛋白能抑制正常细胞的癌变和促进突变细胞的复原，具有一定的抗癌作用。

6 放疗、化疗后

小米、紫米、面条、红薯、西蓝花、菜花、大白菜、油菜、菠菜、山药、南瓜、青椒、空心菜、荸荠、梨、苹果、柠檬、柚子、鳝鱼、紫菜、三文鱼、鳗鱼、鲈鱼、豆浆、牛奶、蜂蜜

1 麦冬红枣大米粥

材料：麦冬 10 克，大米 100 克，红枣、冰糖各适量。

做法：①锅置火上，放入麦冬和适量水，煎煮成汁；红枣洗净；大米洗净，浸泡 30 分钟。②另取一锅，放入大米和适量水，大火烧沸后改小火，放入麦冬汁。③待粥煮熟时，放入红枣和冰糖，小火煮至熟烂即可。

功效：麦冬味甘、微苦，性微寒，有清肺润肺的功效。配上红枣和大米做粥，有利于肺癌患者的消化和吸收，适合作早餐食用。

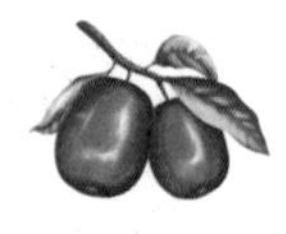

减轻药物对肝脏的损害

阴虚肺燥、咳嗽痰黏的人也适合食用此粥。

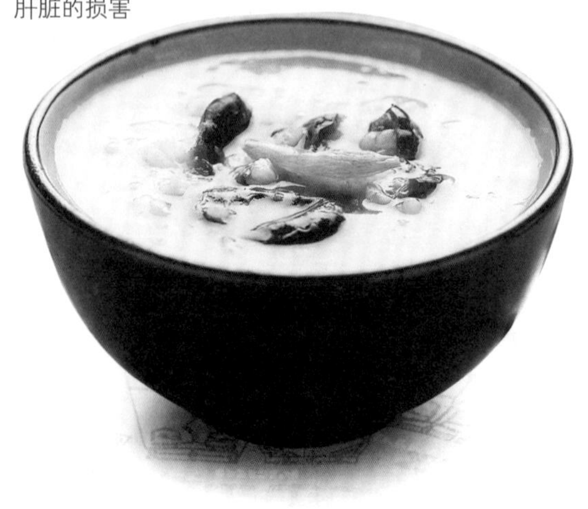

2 滋润双耳粥

材料：银耳、木耳各 30 克，大米 100 克，冰糖适量。

做法：①银耳、木耳分别在温水中泡发，去杂洗净，撕成小朵；大米洗净，浸泡 30 分钟。②锅置火上，放入大米和适量水，大火烧沸。③放入银耳和木耳，再次烧沸后改小火，熬煮成粥，待粥煮熟时，放入冰糖，搅拌均匀即可。

功效：银耳和木耳都有清肺润肺、养胃生津的功效，常食可以清除肺中杂尘，滋润肺部，在雾霾天气里可以多吃一点银耳和木耳。肺癌患者食用此粥可以缓解病情，并预防肿瘤复发。

粥中还可以加一些甜杏仁，润肺、清肺功效更强。

帮助体内毒素分解

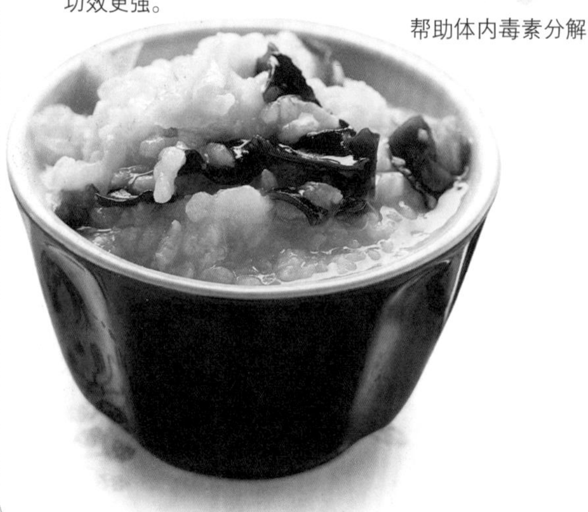

3 绿豆海带薏米汤

材料：绿豆 150 克，海带、薏米各 60 克，冰糖适量。

做法：①海带洗净，切丝；绿豆、薏米分别洗净。②锅中加入绿豆、薏米、海带和适量水，小火煮熟；再加入冰糖调味即可。

功效：绿豆、海带和薏米都有清凉解毒的功效，有助于缓解放疗、化疗的副作用，帮助机体保护正常细胞。

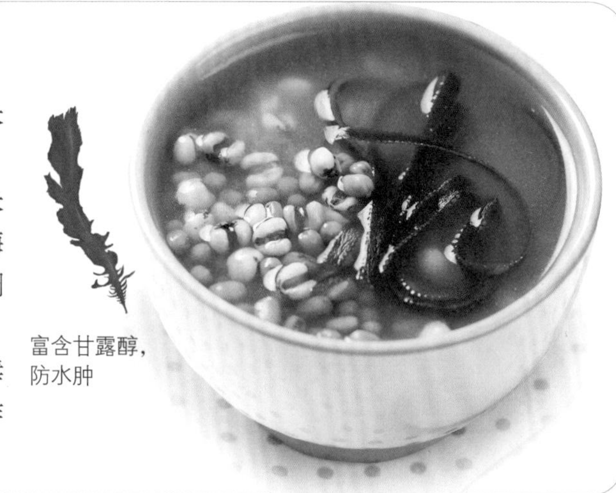
富含甘露醇，防水肿

4 鱼腥草炒肉丝

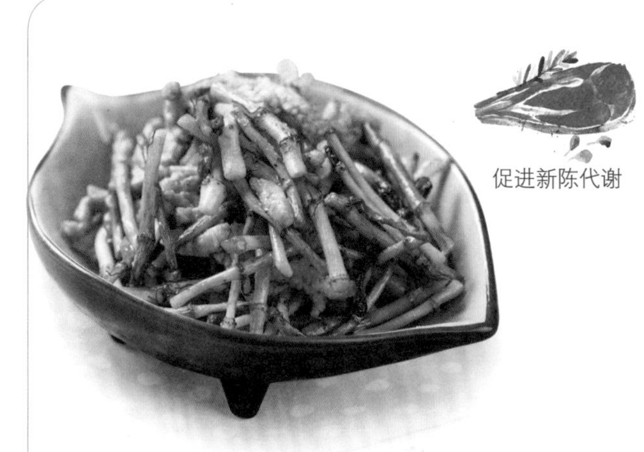
促进新陈代谢

材料：鱼腥草 100 克，猪瘦肉 50 克，葱花、盐、料酒各适量。

做法：①鱼腥草洗净，切成小段，在沸水中氽 2 分钟；猪瘦肉洗净，切成丝。②油锅置火上，煸香葱花、猪瘦肉，再放入鱼腥草翻炒，烹入料酒，加盐调味即可。

功效：鱼腥草含有鱼腥草素，能增强白细胞吞噬能力，提高免疫力。

5 葡萄哈密瓜汁

材料：葡萄 10 个，哈密瓜一大块。

做法：①葡萄用盐水浸泡 10 分钟，用水冲洗干净；哈密瓜去皮去瓤，洗净，切小块。②将葡萄和哈密瓜放入榨汁机，搅打成汁后连渣一起倒入杯中饮用即可。

功效：哈密瓜能提高免疫力，多吃哈密瓜有助于提高造血功能。

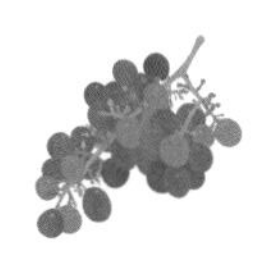
健胃消食

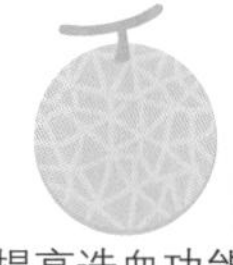
提高造血功能

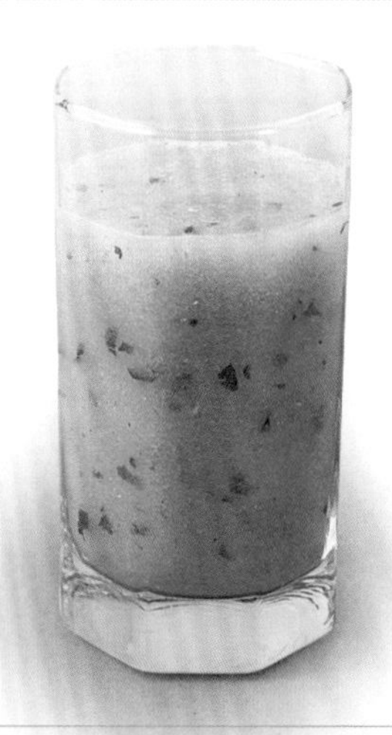

肝癌

肝癌高危人群

1. 乙肝、丙肝患者，肝硬化患者，慢性肝炎患者，且病史都在五年以上的人群。

2. 长期酗酒的人群。

3. 长期食用发霉的五谷杂粮或含黄曲霉毒素食品的人群。

4. 有肝癌家族遗传史的人群。

控制饮酒量

长期酗酒是损害肝脏的第一杀手。因为酒精对肝细胞的毒性使肝细胞对脂肪酸的分解和代谢发生障碍，引起肝内脂肪沉积而造成脂肪肝，还可诱发肝纤维化，进而引起肝硬化，诱发肝癌。所以饮酒要适量，不要长期酗酒，或一次性大量饮酒。

规律作息

作息不规律容易降低免疫力，影响大脑的调节功能和内脏功能的协调，不利于肝脏的新陈代谢。而规律的作息则能减少活动后的糖原分解、蛋白质分解及乳酸的产生，减轻肝脏的生理负担。

推荐饮食

1 五谷杂粮、水果

红小豆、小米、玉米、大米、薏米、糙米、黑豆、绿豆、核桃、草莓、樱桃、猕猴桃、山楂、苹果、香蕉、柠檬、梨、柚子、红枣、杏、西瓜、葡萄

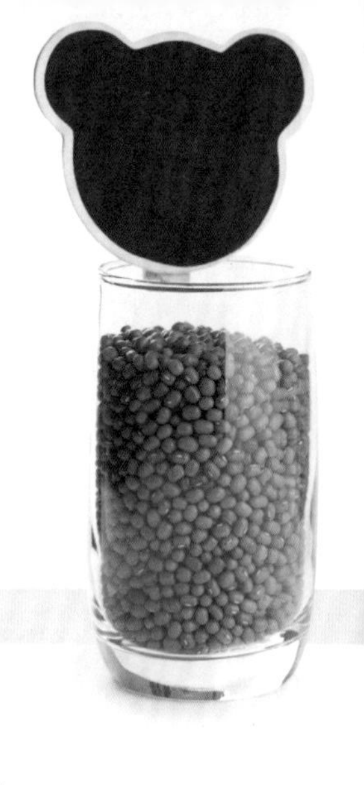

4 手术后

玉米、芦笋、莴苣、菱角、芹菜、南瓜、山药、草莓、樱桃、西瓜、红枣、柠檬、鸡肉、海参、海带、鸡蛋、牛奶、豆浆、豆腐、莲子、枸杞子、芡实

5 放疗、化疗期间

糙米、薏米、绿豆、西红柿、黄瓜、丝瓜、白萝卜、绿豆芽、百合、香菇、金针菇、猴头菇、鹅肉、鸡肉、猪瘦肉、鲫鱼、泥鳅、海带、木耳、银耳、牛奶、豆浆、莲子

2 蔬菜类

芦笋、荠菜、莴苣、菱角、银耳、菜花、西蓝花、香菇、金针菇、猴头菇、大白菜、西红柿、茄子、胡萝卜、土豆、菠菜、油菜、木耳、白萝卜、莲子、百合

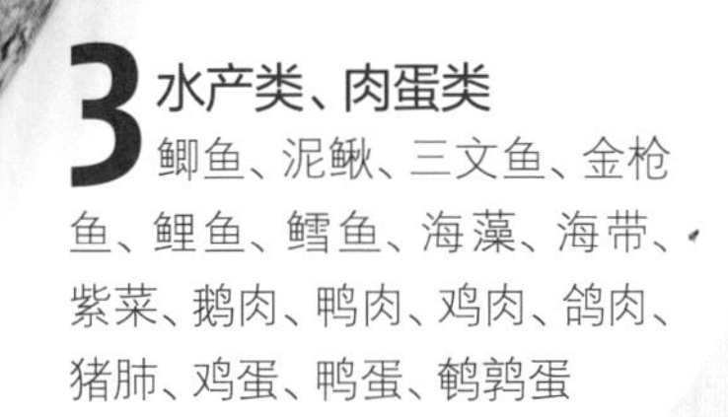

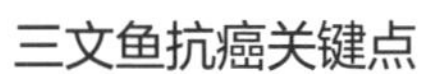

三文鱼抗癌关键点

三文鱼所含深海鱼油能够促进体内饱和脂肪酸的代谢，减轻和消除来自肥肉和奶制品的脂肪对人体的危害。

3 水产类、肉蛋类

鲫鱼、泥鳅、三文鱼、金枪鱼、鲤鱼、鳕鱼、海藻、海带、紫菜、鹅肉、鸭肉、鸡肉、鸽肉、猪肺、鸡蛋、鸭蛋、鹌鹑蛋

黄瓜抗癌关键点

黄瓜把儿中含有一种叫葫芦素的物质，有排毒的作用，而且葫芦素可阻止肝细胞脂肪变性，抑制肝纤维增生，从而可预防原发性肝癌。

6 放疗、化疗后

红小豆、紫米、芡实、面条、菱角、芦笋、西蓝花、菜花、大白菜、银耳、山药、南瓜、青椒、香菇、金针菇、西瓜、柠檬、柚子、鹌鹑、鸡肉、猪瘦肉、鲫鱼、甲鱼、豆浆、牛奶、蜂蜜

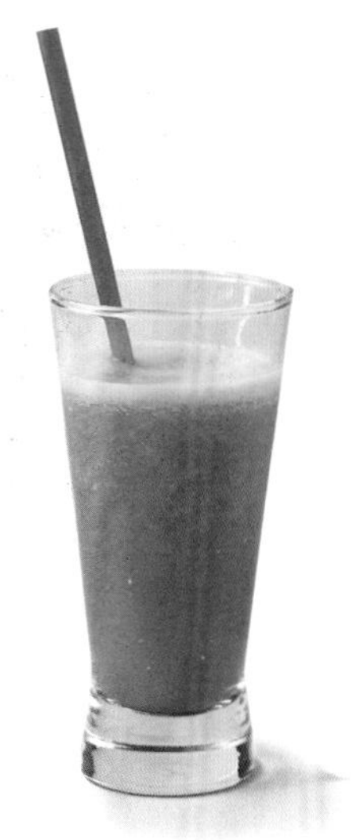

1 鲫鱼三七红枣汤

材料：鲫鱼1条，三七、陈皮各15克，红枣2个，姜片、料酒、盐各适量。

做法：①鲫鱼去鳞，去内脏，去鳃，洗净，切块；三七、陈皮分别洗净；红枣洗净，去核。②油锅置火上，油热后放入鲫鱼，两面煎至金黄，加入适量水和料酒。③再放入三七、陈皮、红枣和姜片，大火煮沸后转小火煲30分钟，加盐调味即可。

功效：三七能活血化瘀，利于肝癌患者治疗后的恢复；三七还有辅助治疗肝炎的功效。

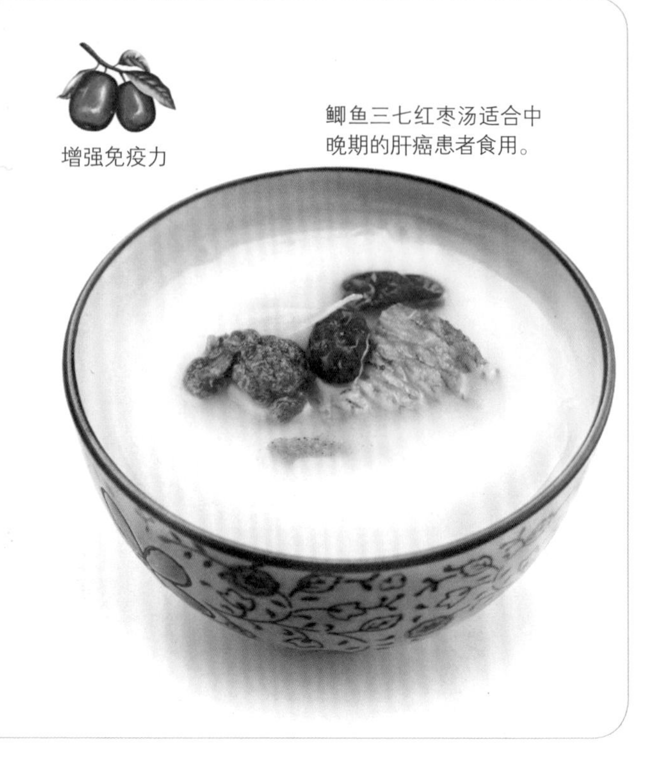

增强免疫力

鲫鱼三七红枣汤适合中晚期的肝癌患者食用。

此粥有补血、补肝的功效。

益肝和胃，活血化瘀

补气血

2 燕麦红小豆粥

材料：薏米、燕麦仁各30克，大米50克，红小豆20克，冰糖适量。

做法：①薏米、红小豆洗净，薏米浸泡2小时，红小豆浸泡6小时；燕麦仁、大米洗净，分别浸泡30分钟。②锅置火上，放入薏米、红小豆和适量水，大火烧沸后改小火，再放入大米，小火熬煮。③待粥煮到八成熟时，放入燕麦仁，继续熬煮；待粥熟烂时，放入冰糖，搅拌均匀即可。

功效：红小豆能补气血，薏米、燕麦仁都有益肝和胃、活血化瘀的功效。此粥有助于健脾和胃、增加食欲，对肝癌患者的肝脏起到保护作用。

3 芦笋红枣羹

材料：芦笋 50 克，红枣 4 个，冰糖适量。

做法：①芦笋洗净，切成细丝；红枣洗净后去核。②将芦笋和红枣一起放入砂锅，加适量水；大火煮沸后，用小火继续煨煮 20 分钟，调入冰糖，待其完全溶化，搅拌成羹。

功效：芦笋含有硒元素，能阻止癌细胞分裂与生长，抑制致癌物的活力。

富含硒

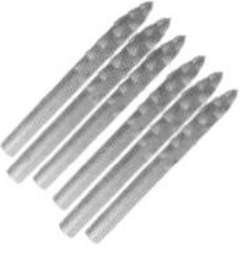

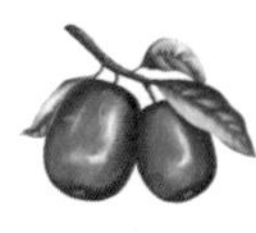

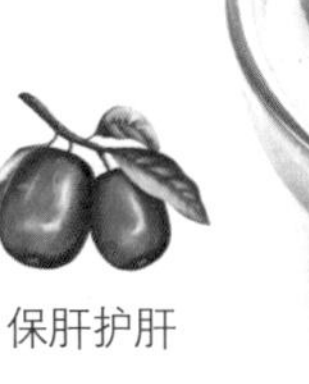

保肝护肝

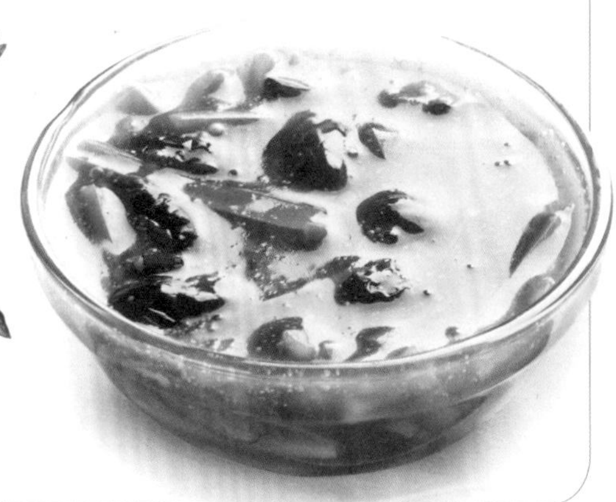

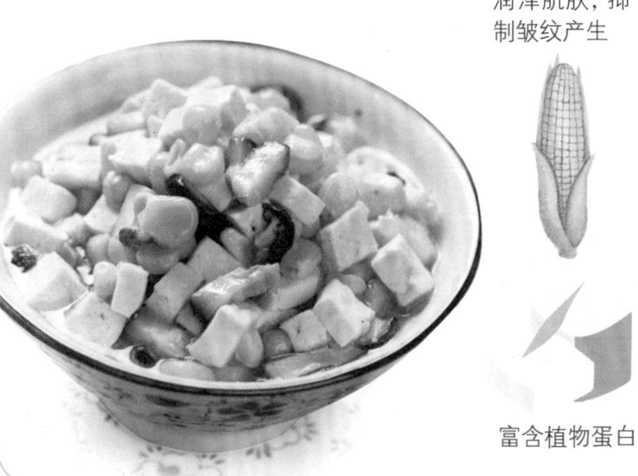

润泽肌肤，抑制皱纹产生

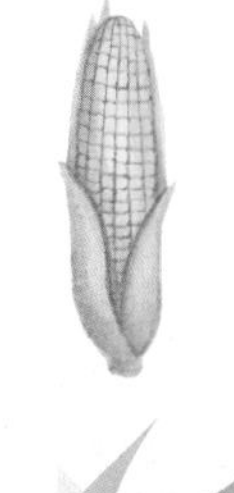

富含植物蛋白

4 玉米烩豆腐

材料：玉米粒 100 克，豆腐 200 克，香菇 3 个，高汤、盐、水淀粉各适量。

做法：①豆腐、香菇洗净，切小丁；将豆腐、香菇和玉米粒在沸水中焯一下。②油锅置火上，放豆腐、香菇、玉米粒翻炒，再加入高汤，小火炖煮，加盐调味，再加入水淀粉勾芡即可。

功效：豆腐有补充蛋白质的功效。

5 花生猪肝粥

材料：黑芝麻、花生各 30 克，猪肝 50 克，大米 80 克。

做法：①黑芝麻、花生洗净；猪肝洗净，切片；大米洗净，浸泡 30 分钟。②锅置火上，放入大米和适量水，大火烧沸后放入黑芝麻和花生，熬煮成粥。③待粥煮熟时，放入猪肝，略煮片刻即可。

功效：猪肝富含维生素 A，能补肝、养血，配上黑芝麻和花生，可以润燥补虚。

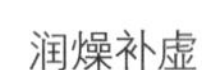

润燥补虚

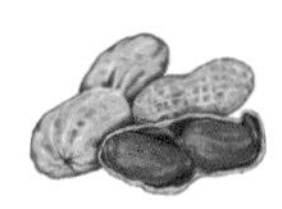

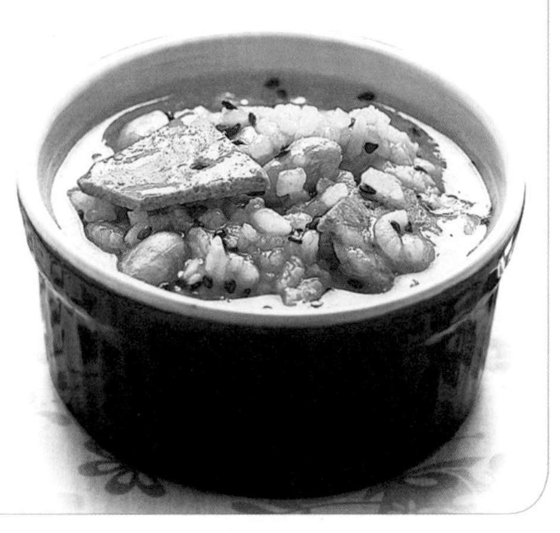

胃癌

胃癌高危人群

1. 长期食用烧烤、烟熏、腌制食品的人群。

2. 长期摄入过多动物油脂的人群。

3. 患有胃溃疡或其他胃部慢性疾病的人群。

4. 有胃癌家族遗传史的人群。

远离烧烤、烟熏、腌制食品

胃癌的发生与不健康的饮食习惯有很大的关系。烧烤、烟熏、腌制食品容易在加工过程中产生亚硝酸盐，产生致癌物质，进入人体后会诱发癌细胞的生成和繁殖。另外这些食品一般还含有大量的食品添加剂，如防腐剂、色素等，进入人体后会损害正常细胞，有害物质会沉淀在体内，诱发胃癌。

胃癌患者应养成健康的饮食方式，应多吃蔬菜、水果，多补充维生素和微量元素，以及乳制品、豆制品等，适当食用深海鱼类。

推荐饮食

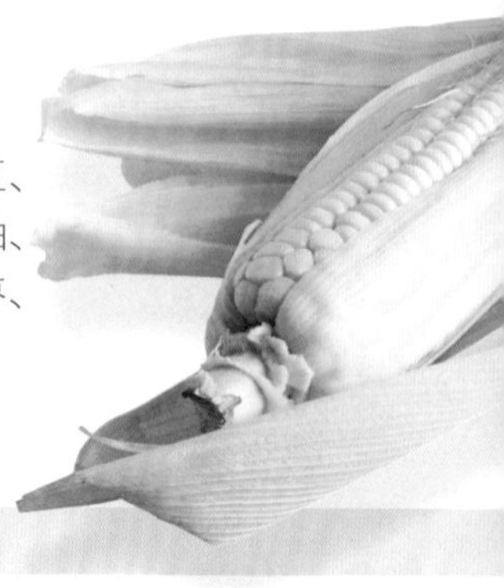

1 五谷杂粮、水果

面食、大米、小米、玉米、薏米、黄豆、黑豆、蚕豆、腰果、芝麻、栗子、葡萄柚、苹果、香蕉、柠檬、柚子、橙子、红枣、西瓜、香瓜、草莓、葡萄

4 手术后

面食、小米、小麦、大麦、南瓜、山药、茄子、西红柿、芹菜、苹果、杏、红枣、柠檬、鸡肉、鸽肉、海参、鲤鱼、鳕鱼、海带、鸡蛋、牛奶、豆浆、豆腐、莲子、枸杞子、芡实

5 放疗、化疗期间

大米、薏米、蚕豆、莴苣、芦笋、西红柿、黄瓜、百合、苦瓜、木耳、苹果、香蕉、鸡肉、猪瘦肉、三文鱼、鲈鱼、蛤蜊、海带、银耳、牛奶、豆浆

2 蔬菜类

香菇、金针菇、莴苣、荠菜、菜花、西蓝花、大白菜、西红柿、茄子、芦笋、胡萝卜、洋葱、山药、红薯、土豆、木耳、白萝卜、百合、菠菜、油菜

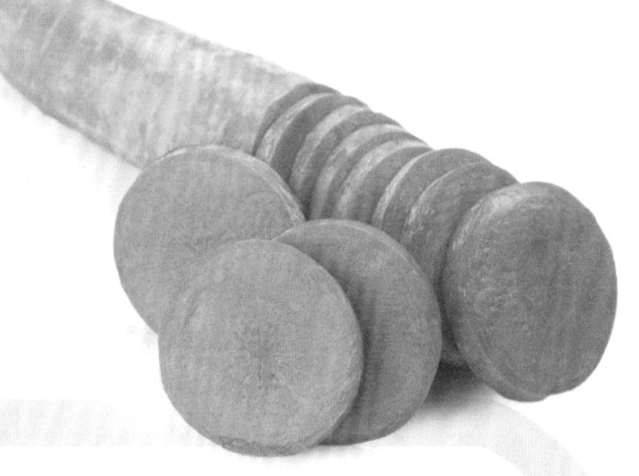

蛤蜊抗癌关键点

蛤蜊含有降低血清胆固醇的物质，可抑制胆固醇在肝脏合成并加速排泄胆固醇。还能滋阴润燥、化痰明目，对干咳、失眠等病症有调理作用。

3 水产类、肉蛋类

三文鱼、金枪鱼、鲈鱼、鲳鱼、鲫鱼、鳕鱼、蛤蜊、海带、海藻、鸭肉、鸡肉、鸽肉、猪肺、鸡蛋、鸭蛋、鹌鹑蛋

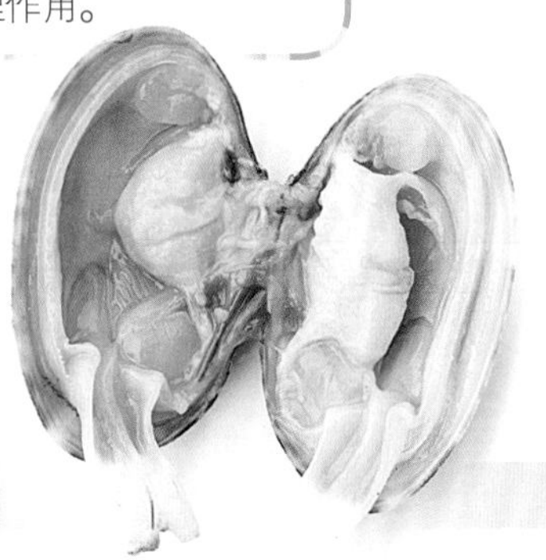

芦笋抗癌关键点

芦笋含有丰富的抗癌元素硒，可阻止癌细胞生长，抑制致癌物的活力并加速解毒。对于易上火、患有高血压的人来说，芦笋能清热利尿，降低血压。

6 放疗、化疗后

小米、紫米、面条、红薯、西蓝花、菜花、大白菜、油菜、菠菜、空心菜、山药、南瓜、青椒、香菇、葡萄柚、苹果、柠檬、鳝鱼、紫菜、三文鱼、鳗鱼、鲈鱼、豆浆、牛奶、蜂蜜

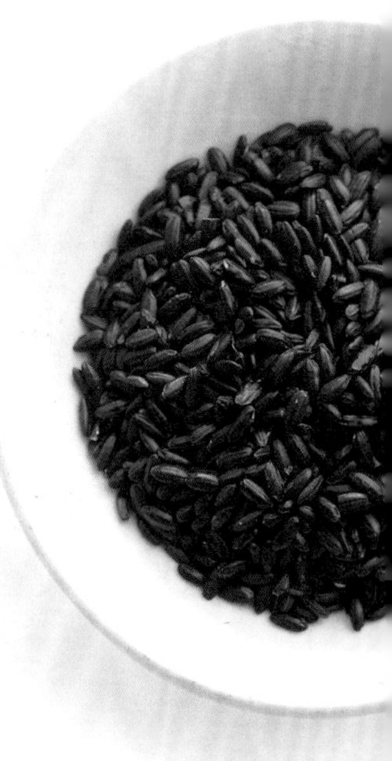

1 栗子炖牛肉

材料：牛肉500克，栗子100克，红枣3个，补骨脂15克，葱花、姜末、酱油、盐各适量。

做法：①将补骨脂水煎2次，合并药液500毫升。②牛肉洗净切块，用开水汆3分钟，去血水，捞出洗净；栗子去壳，煮熟；红枣洗净。③油锅置火上，煸香葱花、姜末，放入牛肉，加补骨脂煎液、栗子、红枣，小火炖至熟烂，加盐、酱油调味即可。

功效：补骨脂有温肾壮阳的功效，用于治疗放疗、化疗后的毒副反应及白细胞减少等不适。

提高免疫力

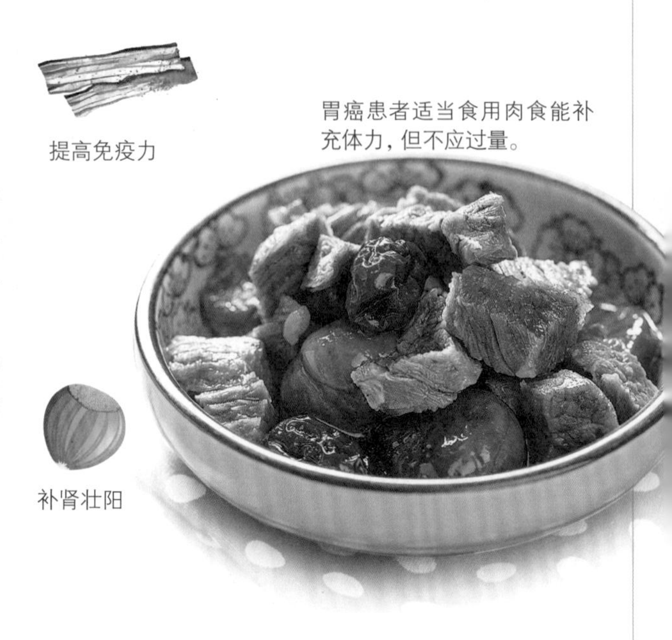

胃癌患者适当食用肉食能补充体力，但不应过量。

补肾壮阳

2 西红柿汁菜花

材料：菜花500克，西红柿酱、白糖、盐各适量。

做法：①将菜花洗净，掰成小块，放入沸水锅中烫透，捞出。②油锅置火上，放入菜花略炒，加入西红柿酱、白糖、盐调味，炒熟出锅即可。

功效：患胃癌时人体血清中硒的水平明显下降，胃液中的维生素C的浓度也显著低于正常人，菜花能给人补充一定量的硒和维生素C，同时也能供给丰富的胡萝卜素，起到阻止癌前病变细胞形成的作用，抑制癌细胞生长。

酸甜口感的西红柿汁菜花能提升食欲。

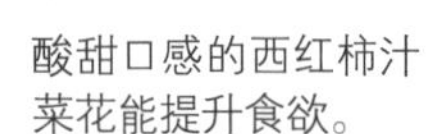

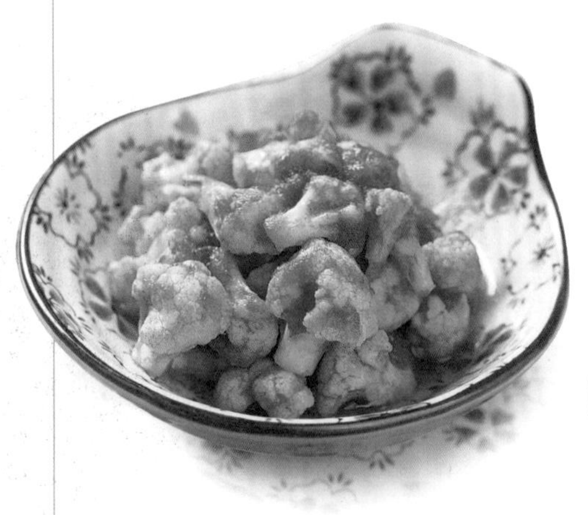

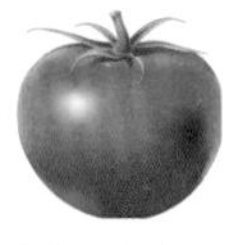

补维生素C

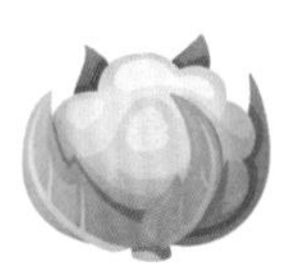

补硒

3 葡萄柚黄瓜汁

材料：葡萄柚1/2个，黄瓜1根，蜂蜜适量。

做法：①葡萄柚去皮，取出果肉，掰成瓣，去掉薄膜，切小块；黄瓜洗净，切小块。②将葡萄柚和黄瓜放入榨汁机，搅打成汁后连渣一起倒入杯中，加入适量蜂蜜，饮用即可。

功效：葡萄柚中维生素C丰富，能够激发细胞活力，抑制癌细胞生长。

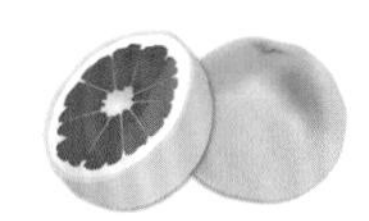

激发细胞活力

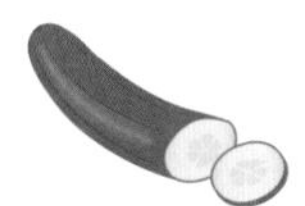

提高人体免疫力

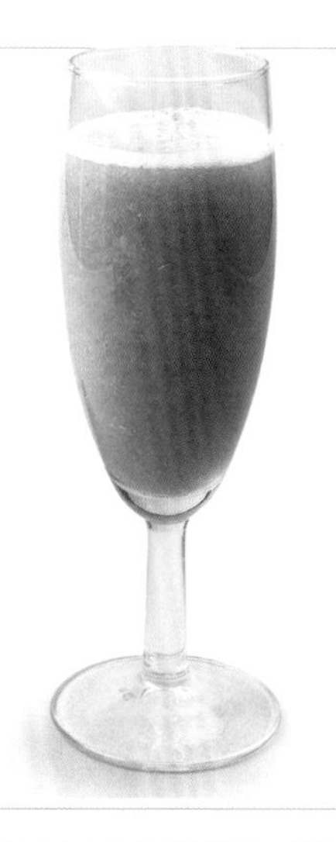

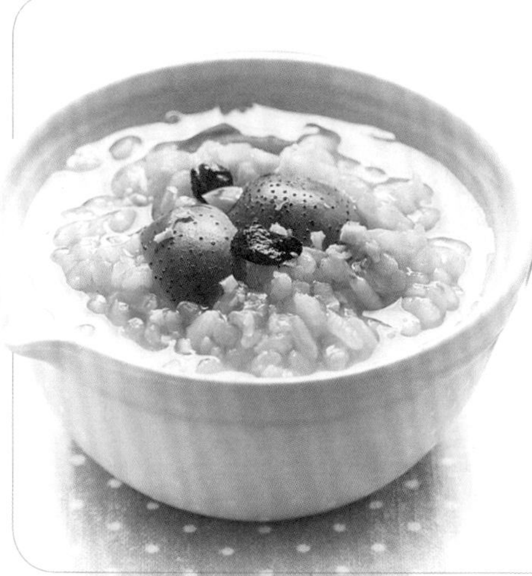

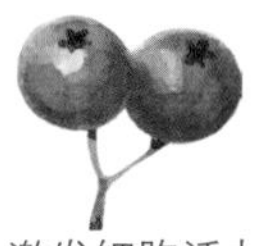

激发细胞活力

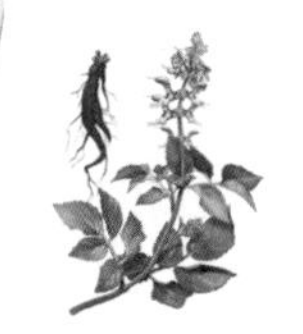

提高人体免疫力

4 山楂丹参粥

材料：山楂30克，丹参、桃仁各6克，大米80克。

做法：①山楂去核洗净；桃仁捣碎；大米洗净，浸泡30分钟。②丹参加水煎煮，去渣取汁。③锅置火上，放入大米和适量水，大火烧沸后放入山楂、桃仁同煮。④粥煮熟时，放入丹参汁，小火继续熬煮即可。

功效：此粥可帮助胃癌患者活血化瘀。

5 苦瓜豆腐汤

材料：苦瓜1根，豆腐300克，彩椒丝、香油、水淀粉、盐各适量。

做法：①苦瓜去子，切条，开水焯1分钟，捞出洗净；豆腐切片。②苦瓜和豆腐放入砂锅中，加适量水，大火煮沸后转小火煲20分钟，加盐调味，用水淀粉勾薄芡，淋香油，点缀彩椒丝即可。

功效：豆腐软糯易消化，做汤食用可以养胃，配上苦瓜，能够提升食欲。

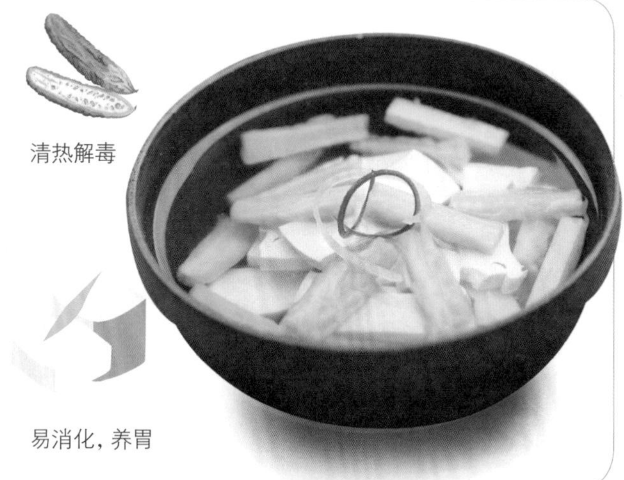

清热解毒

易消化，养胃

食管癌

食管癌高危人群

1. 长期食用烧烤、烟熏、腌制食品的人群。

2. 喜食烫食，如火锅、麻辣烫等食品的人群。

3. 有食管癌家族遗传史的人群。

不吃过烫的食物

进食过烫的食物与食管癌的发生有着极为密切的关系。人的食管内壁是由黏膜组成的，十分柔嫩，只能承受50~60℃的温度，超过这个温度，食管的黏膜就会被烫伤。若经常吃过烫的食品诸如火锅、麻辣烫等，就会对口腔、食管、胃内黏膜构成严重损伤，如果黏膜损伤尚未修复又遭到烫伤，反复多次易构成黏膜浅表溃疡，导致慢性口腔黏膜炎症、口腔黏膜白斑、食管炎、萎缩性胃炎等病症。长此以往，就会诱发黏膜质的变化，以至于癌变。

推荐饮食

1 五谷杂粮、水果

面食、大米、小米、玉米、薏米、糙米、黄豆、黑豆、绿豆、核桃、杏仁、猕猴桃、甘蔗、苹果、香蕉、橙子、红枣、西瓜、香瓜、草莓、葡萄

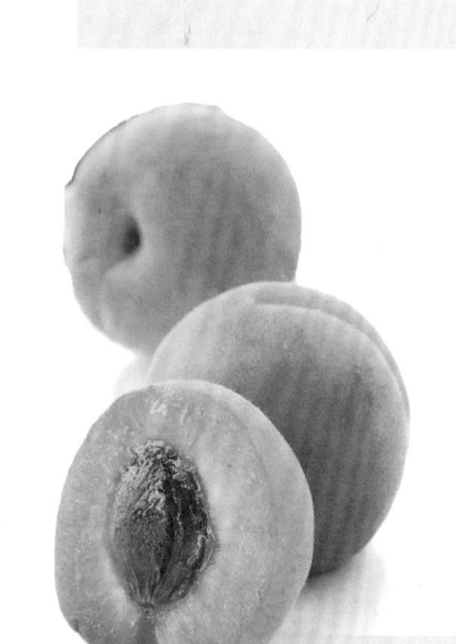

4 手术后

小米、紫米、西红柿、芹菜、南瓜、洋葱、山药、梨、枇杷、苹果、杏、红枣、柠檬、鸡肉、鸽肉、海参、鲤鱼、鳕鱼、海带、鸡蛋、牛奶、豆浆、豆腐、莲子、枸杞子、芡实

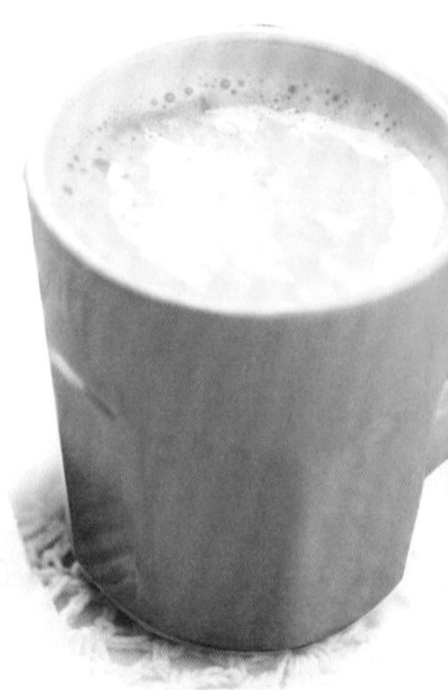

5 放疗、化疗期间

大米、糙米、薏米、绿豆、西红柿、黄瓜、丝瓜、苦瓜、白萝卜、绿豆芽、百合、木耳、苹果、香蕉、橙子、鸡肉、猪瘦肉、鲫鱼、鳝鱼、海带、银耳、牛奶、豆浆、莲子

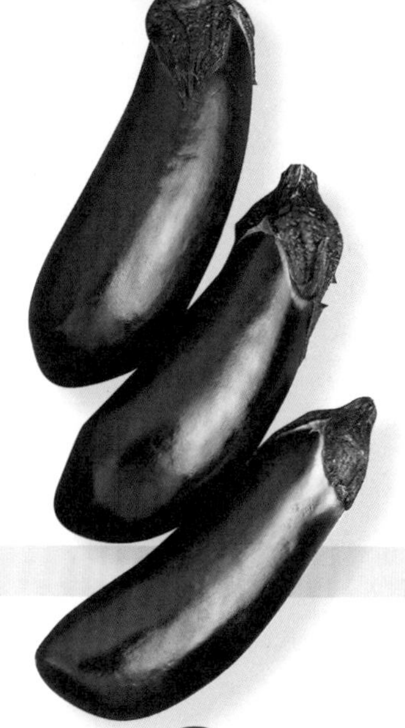

2 蔬菜类

圆白菜、白萝卜、荸荠、百合、芦笋、菜花、西蓝花、大白菜、西红柿、茄子、胡萝卜、韭菜、山药、银耳、木耳、土豆、菠菜、油菜、香菇

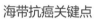

海带抗癌关键点

海带含有优质蛋白质和不饱和脂肪酸，对心脏病、糖尿病、高血压有较好的防治作用。常食海带还可防甲状腺功能低下，避免患上“大脖子病”。

3 水产类、肉蛋类

鳝鱼、三文鱼、金枪鱼、鲤鱼、鳕鱼、海带、紫菜、鸭肉、鸡肉、猪瘦肉、鸡蛋、鸭蛋、鹌鹑蛋

豆浆抗癌关键点

豆类食品含有较多的异黄酮类化合物和植物激素，异黄酮类化合物具有抗癌作用。

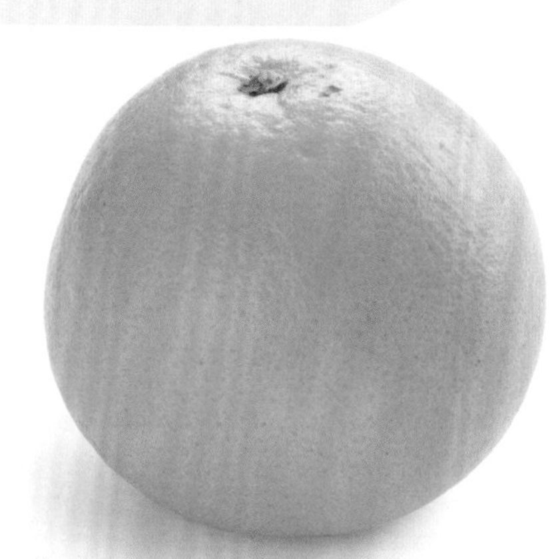

6 放疗、化疗后

小米、紫米、面条、红薯、西蓝花、菜花、大白菜、油菜、菠菜、山药、南瓜、青椒、空心菜、荸荠、梨、苹果、柠檬、柚子、鳝鱼、紫菜、三文鱼、鳗鱼、鲈鱼、豆浆、牛奶、蜂蜜

1 韭菜炒绿豆芽

材料：韭菜 150 克，绿豆芽 400 克，姜丝、盐各适量。

做法：①韭菜洗净，切成段；绿豆芽去根须，洗净沥水。②油锅置火上，煸香姜丝，倒入绿豆芽翻炒至八分熟，加适量盐盛起。③另起油锅，倒入韭菜迅速翻炒，再倒入绿豆芽，加盐调味，迅速翻炒几下出锅即可。

功效：癌症患者不必过分忌惮韭菜，适当食用对身体是没有伤害的，韭菜有温阳行气、杀毒消菌的功效，还有助于健胃消食。韭菜炒绿豆芽可以为食管癌患者补充维生素 C，还可以散瘀解毒、调和脏腑、提升食欲。

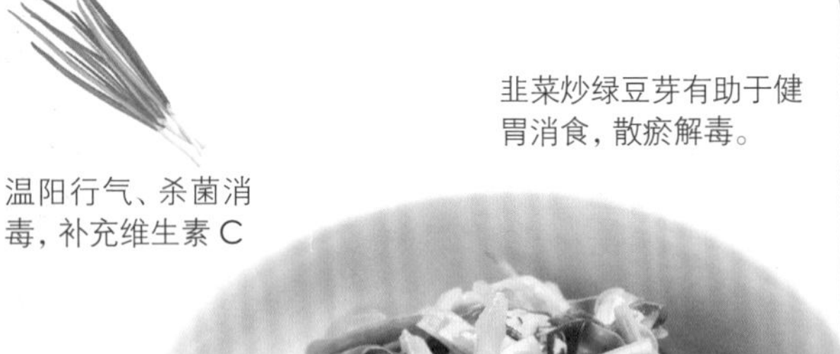

温阳行气、杀菌消毒，补充维生素 C

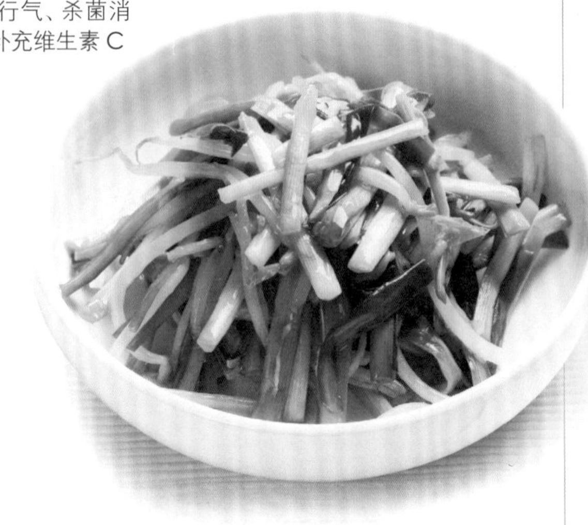

韭菜炒绿豆芽有助于健胃消食，散瘀解毒。

2 猕猴桃雪梨汁

材料：猕猴桃、雪梨各 1 个，柠檬汁适量。

做法：①猕猴桃切开两端，用勺挖出果肉，切小块；雪梨洗净，去核，切小块。②将猕猴桃和雪梨放入榨汁机，加入适量柠檬汁，搅打成汁后连渣一起倒入杯中，饮用即可。

功效：猕猴桃含有硫醇蛋白酶的水解酶和超氧化物歧化酶，具有提高免疫力、对抗衰老、软化血管、抗肿消炎等功能。

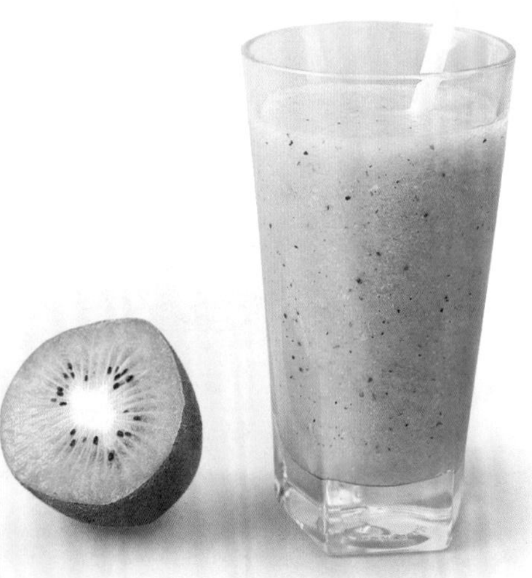

猕猴桃雪梨汁能为机体补充维生素，提升免疫力。

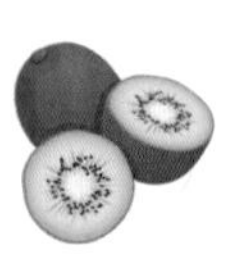

软化血管，抗肿消炎

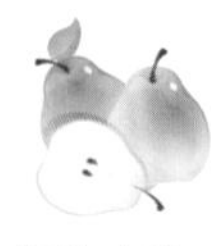

润肺止咳

3 鳝鱼汤

补充营养

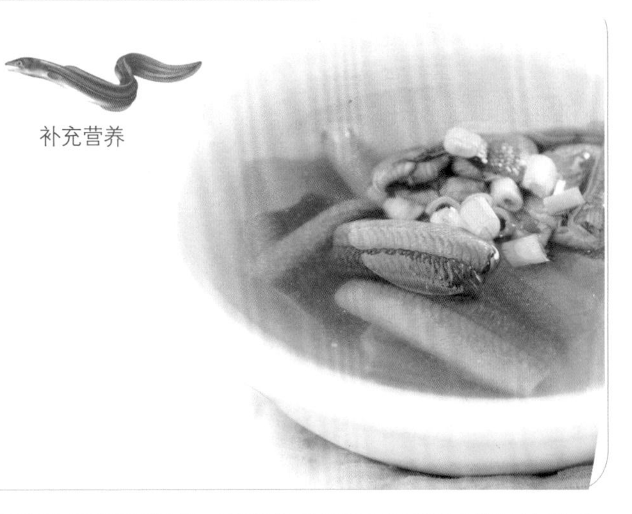

材料：鳝鱼 250 克，料酒、盐、葱花各适量。

做法：①鳝鱼去内脏，洗净，切段用开水汆 2 分钟，捞出洗净。②鳝鱼放入砂锅中，加入适量水和料酒，大火煮沸后转小火煲 1 小时，加盐调味，撒上葱花即可。

功效：鳝鱼能补充食管癌患者所需营养，增强免疫力。

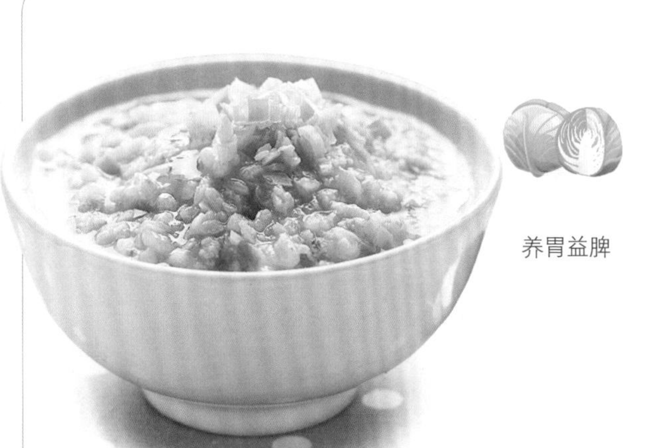

养胃益脾

4 圆白菜粥

材料：圆白菜 100 克，燕麦片 60 克，大米 20 克，葱末、盐、香油各适量。

做法：①圆白菜洗净，切碎；燕麦片、大米洗净，浸泡 30 分钟。②锅置火上，放燕麦片、大米和水，大火烧沸后改小火，熬煮成粥。③放圆白菜，煮至八分熟，加盐调味，撒上葱末，淋上香油。

功效：圆白菜能养胃、益脾。

5 蒜泥海带粥

杀菌消毒

消痰软坚，泄热利水

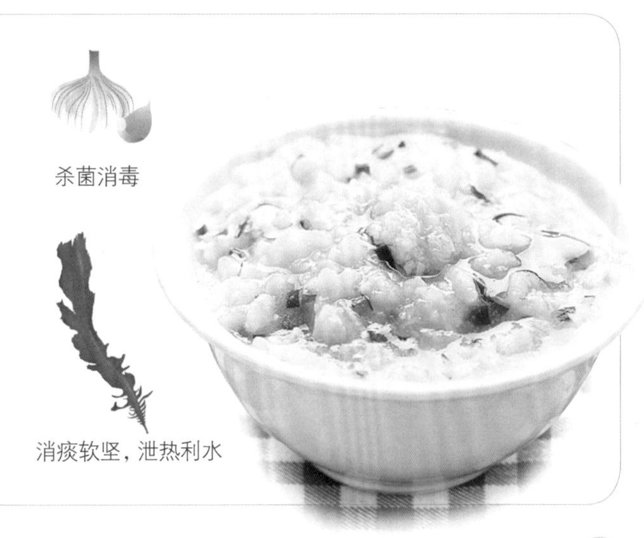

材料：大蒜 20 克，海带 100 克，大米 80 克，盐、香油各适量。

做法：①大蒜剁成蒜泥；海带洗净，切碎；大米浸泡 30 分钟。②锅置火上，放入大米和适量水，大火烧沸后放入海带，熬煮成粥。③待粥煮熟时，放入蒜泥，加盐调味，淋上香油即可。

功效：海带有消痰软坚、泄热利水的功效。

结肠癌

结肠癌高危人群

1. 长期食用高热量、高脂肪、高糖分食品的人群。

2. 日常饮食以多肉少菜的搭配为主的人群。

3. 长期嗜酒的人群。

4. 有结肠癌家族遗传史的人群。

避免高脂肪饮食

结肠癌发病的主要原因是高脂肪饮食和膳食纤维摄入不足。日常饮食高热量、高脂肪、高糖分，容易导致膳食纤维摄入过少，增加肠道的压力，有害物质不能及时排出体外，增加癌变的概率。

结肠癌近年来有患癌年龄年轻化的趋势，这与年轻人崇尚高热量的饮食方式有关。日常饮食应适当增加蔬菜和水果的比重，减少肉类的摄取量，平时注意有规律的排便等。

推荐饮食

1 五谷杂粮、水果

大米、小米、大麦、小麦、紫米、玉米、薏米、糙米、黄豆、黑豆、绿豆、梨、苹果、香蕉、柠檬、柚子、橙子、红枣、杏、西瓜、香瓜、草莓、葡萄

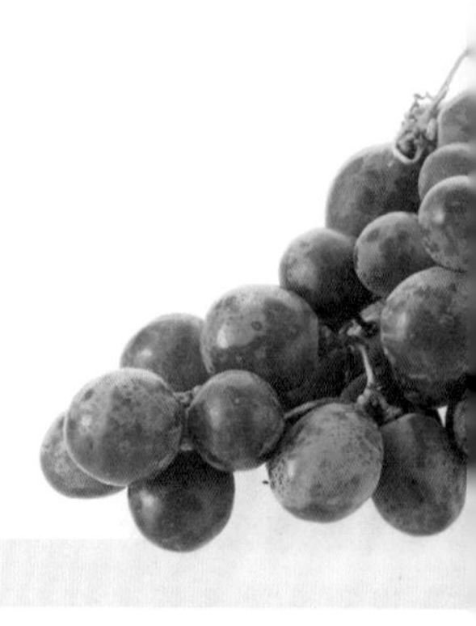

4 手术后

小米、紫米、南瓜、西红柿、芹菜、山药、梨、猕猴桃、香蕉、胡萝卜、白萝卜、苹果、鸡肉、海参、鳕鱼、海带、鸡蛋、牛奶、豆浆、豆腐

5 放疗、化疗期间

大米、糙米、绿豆、西红柿、黄瓜、丝瓜、苦瓜、白萝卜、绿豆芽、百合、苹果、香蕉、橙子、鸡肉、猪瘦肉、鲫鱼、海带、木耳、银耳、牛奶、豆浆、莲子

2 蔬菜类

菜花、西蓝花、大白菜、西红柿、银耳、木耳、白萝卜、荸荠、莲子、百合、茄子、胡萝卜、洋葱、山药、土豆、扁豆、菠菜、油菜、香菇、芦笋

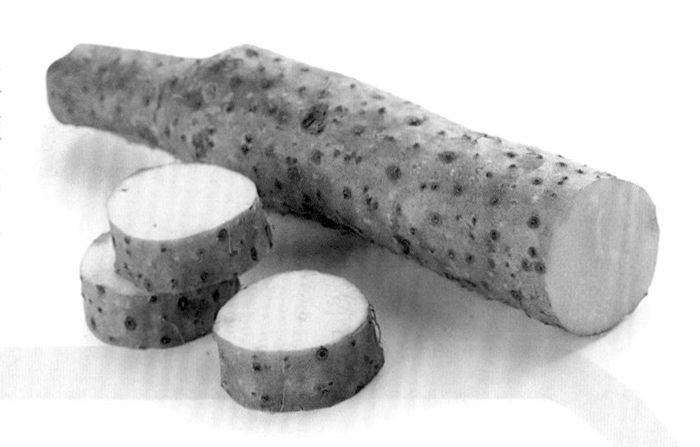

银鱼抗癌关键点

银鱼体内含有丰富的钙，能有效地预防结肠癌和直肠癌的发生，而且医学科学家把银鱼称为“长寿食品”。

3 水产类、肉蛋类

海参、田螺、三文鱼、金枪鱼、鲈鱼、鲳鱼、鲤鱼、鳕鱼、海带、银鱼、鸭肉、鸡肉、鸡蛋、鸭蛋、鹌鹑蛋

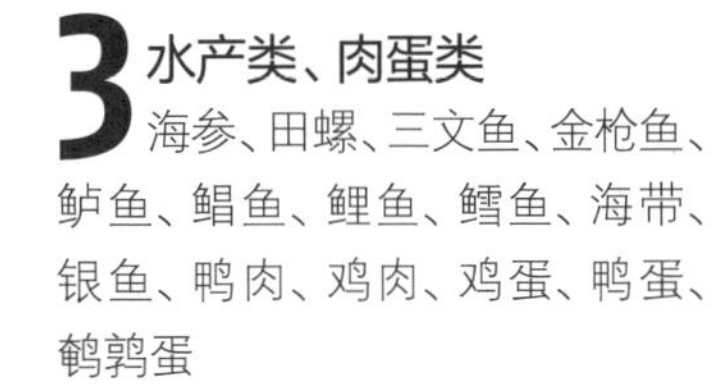

银耳抗癌关键点

银耳含有天然胶黏液质和硒，天然黏液质可以帮助体内毒素分解，并提高肝脏解毒能力，保护肝脏；硒可增强机体抗肿瘤的能力。

6 放疗、化疗后

小米、紫米、红薯、西蓝花、菜花、大白菜、油菜、菠菜、山药、南瓜、香菇、木耳、扁豆、苹果、香蕉、三文鱼、鳗鱼、鲈鱼、豆浆、牛奶、蜂蜜

1 黑芝麻瘦肉汤

材料：黑芝麻 20 克，猪瘦肉 250 克，胡萝卜 1 根，盐适量。

做法：①黑芝麻炒香；猪瘦肉切块，用开水氽 2 分钟，去血水，捞出洗净；胡萝卜洗净，切块。②将猪瘦肉和胡萝卜放入砂锅中，加入适量水，大火煮沸后转小火煲 1 小时，加盐调味，撒上黑芝麻。

功效：黑芝麻有润肠通便的功效，能辅助治疗结肠癌，配上猪瘦肉和胡萝卜，能够增加膳食纤维的摄入，并增强体力。

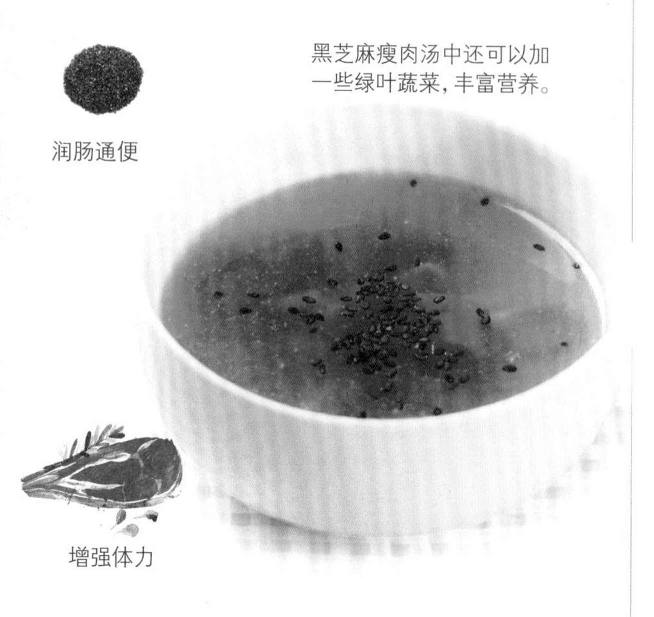
黑芝麻瘦肉汤中还可以加一些绿叶蔬菜，丰富营养。

润肠通便

增强体力

此汤有健脾宽胃、润肠通便的功效。

增进食欲

2 香菇竹笋汤

材料：香菇 25 克，竹笋 15 克，金针菇 110 克，姜、盐、高汤各适量。

做法：①香菇泡软去蒂切厚片；姜切丝；金针菇洗净；竹笋剥皮切丝。②将竹笋、姜丝放高汤锅中加适量水，煮沸 15 分钟，再放香菇、金针菇煮 5 分钟后加入盐调味即可。

功效：竹笋具有低脂肪、低糖、膳食纤维丰富的特点，而且可吸收油脂。当吃竹笋时，进食的油脂就会被它吸附，保护肠道黏膜。

吸收油脂，保护肠黏膜

3 胡萝卜柚子薄荷汁

材料：胡萝卜 1 根，柚子 2 瓣，薄荷叶 3 片。

做法：①胡萝卜、柚子、薄荷叶分别洗净，胡萝卜切小块，柚子去皮去子，掰成小块，薄荷叶撕碎。②将胡萝卜、柚子和薄荷叶放入搅拌机中，加入适量凉开水，搅打成汁后倒入杯中，即可饮用。

功效：胡萝卜含有大量膳食纤维和胡萝卜素，能补充结肠癌患者所需营养。

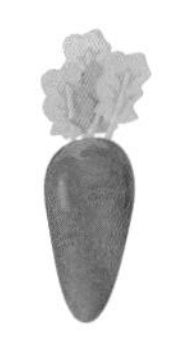
富含膳食纤维
和胡萝卜素

补充维生素

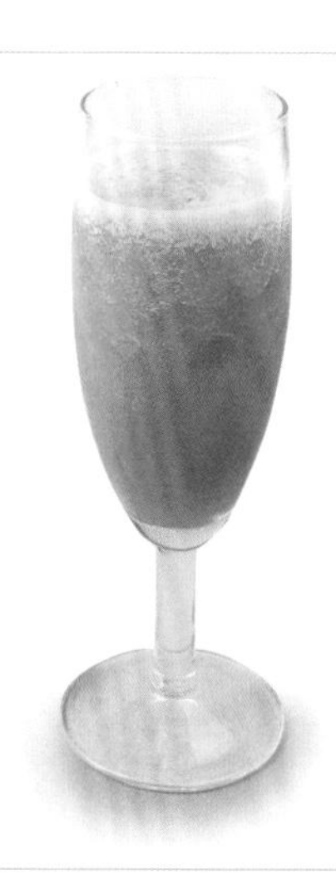

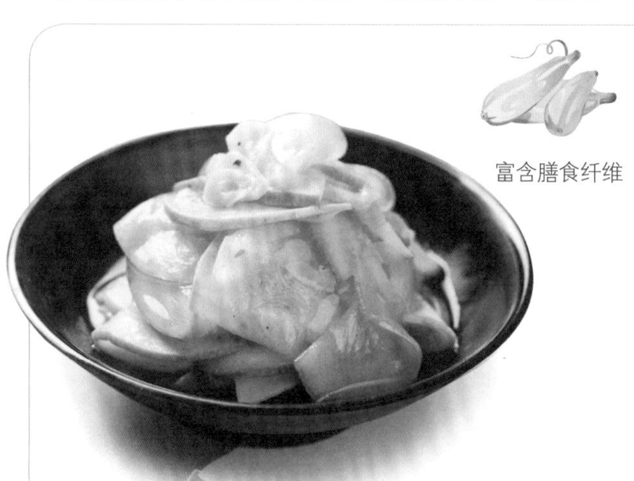
富含膳食纤维

4 蒜蓉西葫芦

材料：西葫芦 450 克，盐、蒜蓉、香油各适量。

做法：①西葫芦洗净，切片备用。②油锅烧热后，下蒜蓉爆香，放入西葫芦片炒至八成熟，加盐调味，淋上香油，关火即可。

功效：西葫芦有预防癌症的功效，其膳食纤维较为丰富，对结肠癌患者有益。

5 红薯玉米糙粥

材料：红薯 60 克，玉米糙 50 克。

做法：①红薯去皮洗净，切小块；玉米糙洗净。②锅置火上，放入玉米糙、红薯和适量水，大火烧沸后改小火，熬煮成粥即可。

功效：红薯有补脾益气、宽肠通便的功效；玉米糙含有丰富的膳食纤维。二者搭配做粥，宜于结肠癌患者食用。

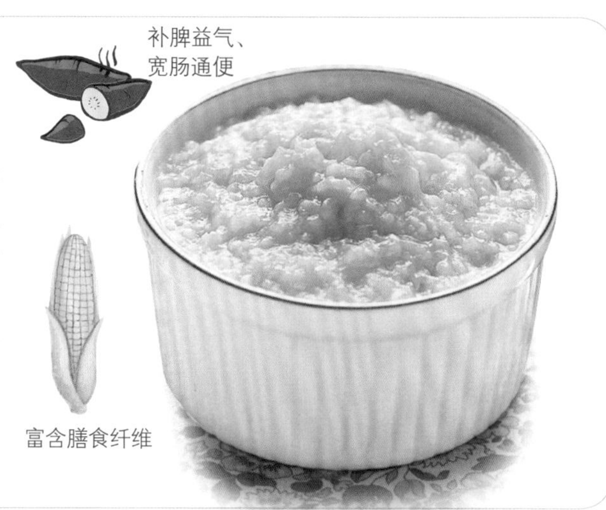
补脾益气、
宽肠通便
富含膳食纤维

直肠癌

直肠癌高危人群

1. 日常饮食以高脂肪、高蛋白、少膳食纤维及精制碳水化合物为主的人群。

2. 患有慢性非特异性溃疡性结肠炎及大肠腺瘤、息肉的人群。

3. 有直肠癌家族遗传史的人群。

改善慢性便秘

缓解慢性便秘要养成良好的饮食习惯和作息习惯，适当减少高脂肪类食物、增加膳食纤维的摄入，早睡早起，定时排便，养成良好的排便习惯。

警惕大肠腺瘤、息肉

经统计，大肠腺瘤的患者其发生癌变的概率如下：1个腺瘤比无腺瘤的高出5倍，多个的比1个的患者高出1倍。一般认为绒毛状腺瘤的癌变概率最高，占25%~30%，腺管状腺瘤占3%~8%，直径在1厘米以上的腺瘤或息肉癌变率增高。另外，家族性多发性息肉病，癌症的发病率更高。

推荐饮食

1 五谷杂粮、水果

玉米、糙米、紫米、大米、小米、大麦、小麦、薏米、黄豆、黑豆、绿豆、腰果、芝麻、香蕉、苹果、猕猴桃、柠檬、柚子、西瓜、香瓜、草莓、葡萄

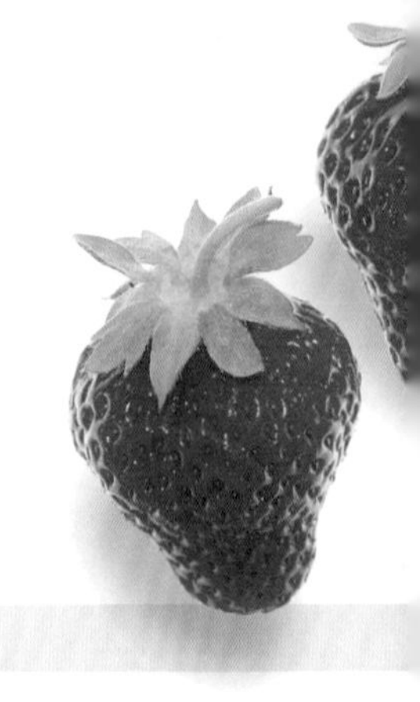

4 手术后

玉米、紫米、红薯、土豆、西红柿、芹菜、南瓜、平菇、香蕉、苹果、柠檬、柚子、西瓜、鸡肉、海参、海带、鸡蛋、牛奶、豆浆、豆腐、绿茶、蜂蜜

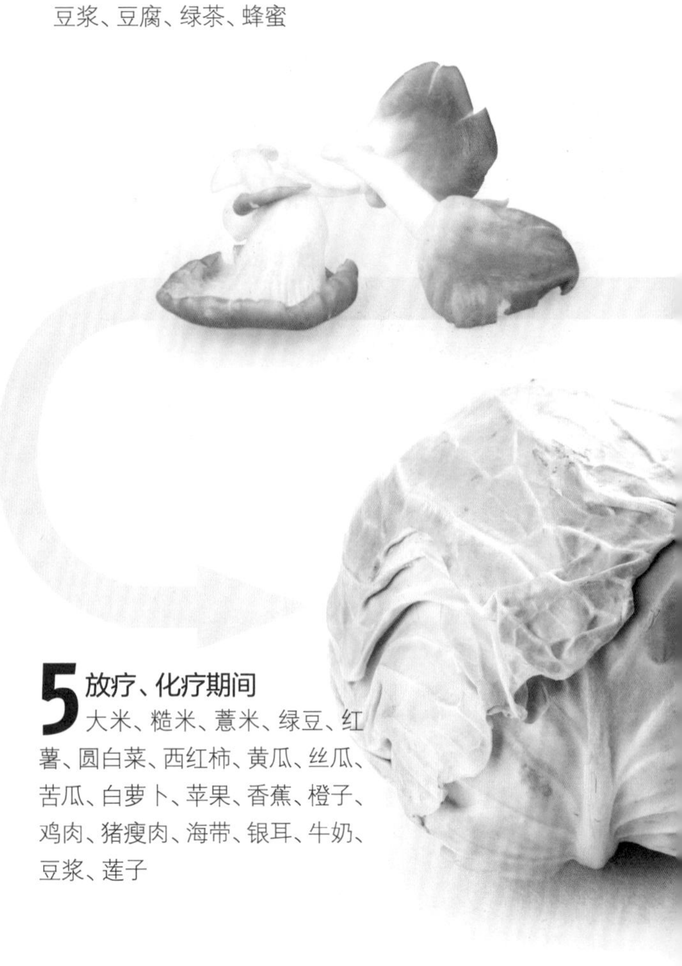

5 放疗、化疗期间

大米、糙米、薏米、绿豆、红薯、圆白菜、西红柿、黄瓜、丝瓜、苦瓜、白萝卜、苹果、香蕉、橙子、鸡肉、猪瘦肉、海带、银耳、牛奶、豆浆、莲子

2 蔬菜类

菜花、西蓝花、红薯、土豆、银耳、木耳、白萝卜、大白菜、西红柿、茄子、胡萝卜、洋葱、丝瓜、山药、菠菜、油菜、香菇、芦笋

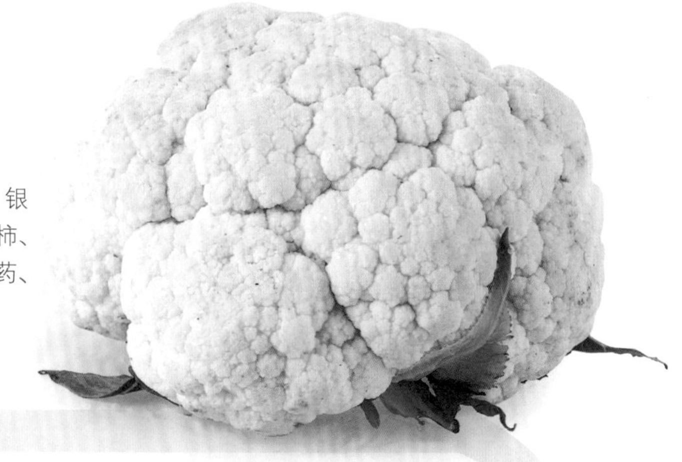

海参抗癌关键点

海参含有大量的海参皂苷，能抑制肿瘤细胞的生长与转移，有效防癌、抗癌，提高人体免疫力，对放疗、化疗患者有极好的复原效果。

3 水产类、肉蛋类

三文鱼、金枪鱼、海参、鲈鱼、鸭肉、鸡肉、鸡蛋

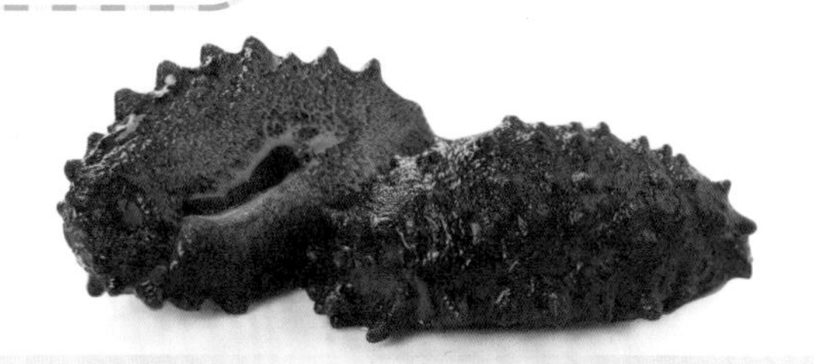

圆白菜抗癌关键点

圆白菜含有能分解致癌物质的酶，具有明显的抗癌功效。其所含的膳食纤维，对直肠癌等病有辅助治疗作用。

6 放疗、化疗后

小米、紫米、面条、红薯、西蓝花、菜花、大白菜、菠菜、山药、南瓜、青椒、梨、苹果、柠檬、柚子、三文鱼、豆浆、牛奶、蜂蜜、绿茶

1 虾仁西葫芦

材料：西葫芦 250 克，虾仁 50 克，蒜末、盐、白糖、水淀粉各适量。

做法：①虾仁洗净，去掉虾线，用沸水汆熟，备用；西葫芦洗净切片。②油锅烧热后，煸香蒜末，再放西葫芦，翻炒片刻。③放入汆熟的虾仁，加盐、白糖，继续翻炒，加盖略焖一会儿，加入 2 勺水淀粉勾芡即可。

功效：西葫芦具有清热利尿、除烦止渴、润肺止咳、消肿散结的功能，配上虾仁，能为直肠癌患者补充能量。

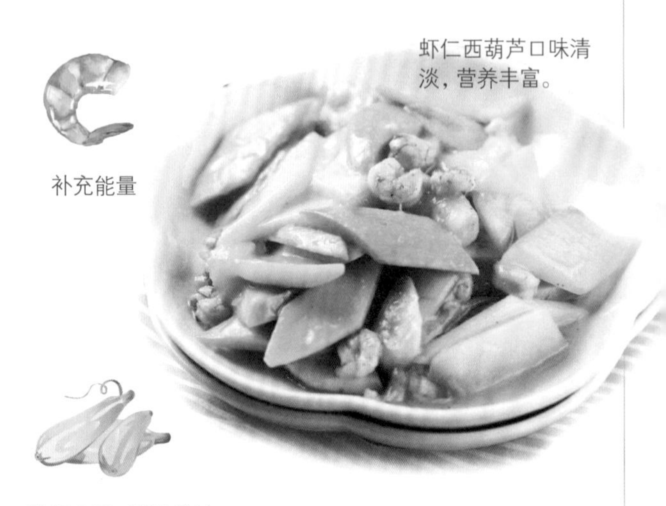

虾仁西葫芦口味清淡，营养丰富。

补充能量

除烦止渴，消肿散结

2 乌梅葛根汤

材料：乌梅 2 个，葛根 10 克，红糖适量。

做法：①乌梅、葛根分别洗净。②将乌梅和葛根放入砂锅中，加入适量水，大火煮沸后转小火煲 30 分钟，加红糖调味即可。

功效：乌梅有保护肠胃、消除便秘、增进食欲的作用；葛根则有很强的对抗肿瘤的功效。二者做汤，对直肠癌患者有很好的疗效。

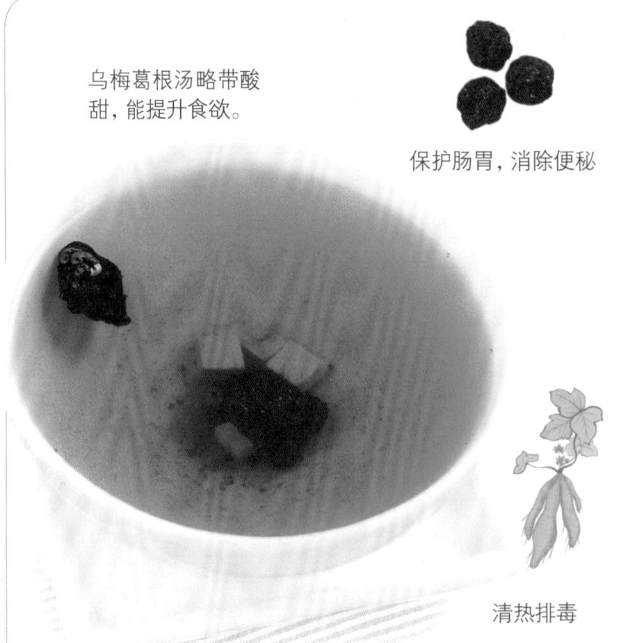

乌梅葛根汤略带酸甜，能提升食欲。

保护肠胃，消除便秘

清热排毒

3 菱角西红柿平菇汤

材料：菱角5个，西红柿1个，平菇50克，盐适量。

做法：①菱角煮熟，去壳取仁，切块；西红柿洗净，切碎；平菇洗净，切条。②将上述食材放入砂锅中，加入适量水，大火煮沸后转小火煲30分钟，加盐调味即可。

功效：菱角配上西红柿和平菇，能够为直肠癌患者补充营养，缓解病痛。

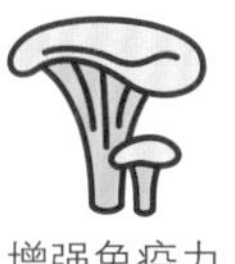
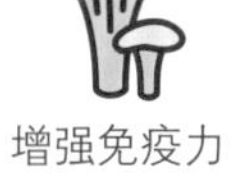
增强免疫力

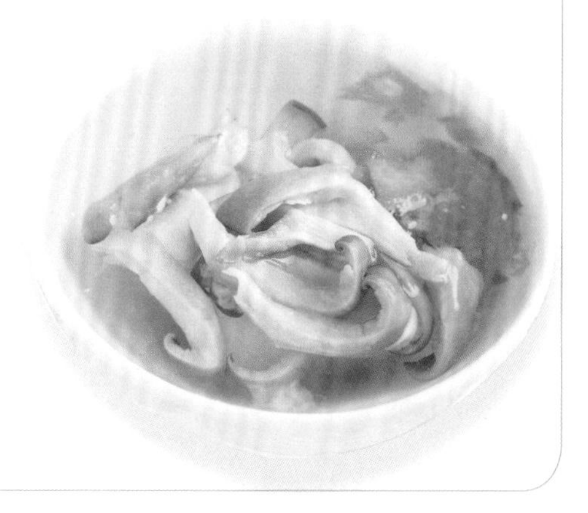

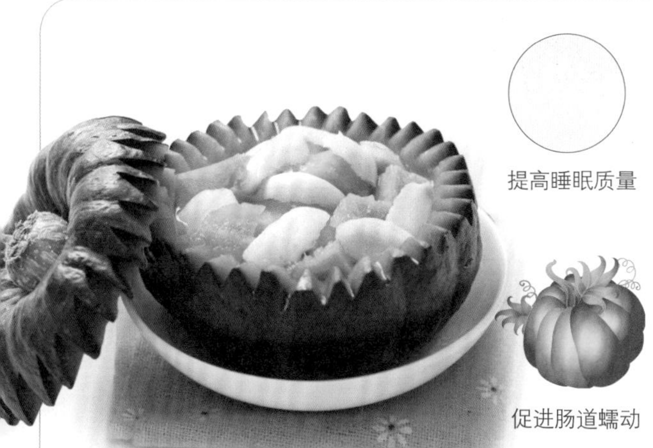

提高睡眠质量

促进肠道蠕动

4 百合南瓜

材料：小南瓜1个，干百合、冰糖各适量。

做法：①将干百合洗净泡开，备用。②将小南瓜去顶盖，挖空，南瓜肉切小块备用。③将百合、冰糖、南瓜同放入南瓜盅，入锅蒸熟即可。

功效：南瓜和百合对直肠癌患者有益。

5 芹菜香瓜汁

材料：芹菜1根，香瓜1个。

做法：①芹菜洗净，留叶，热水焯烫后冷却，切成小块；香瓜去皮去瓤，洗净，切成小块。②将芹菜和香瓜放入榨汁机，搅打成汁后连渣一起倒入杯中，饮用即可。

功效：芹菜有健胃利血、清肠利便的功效，配上香瓜榨汁，可以增加膳食纤维和多种维生素的摄入。

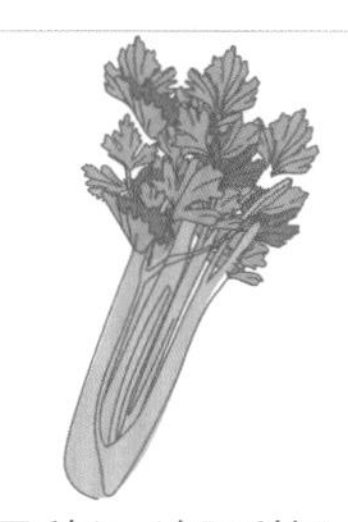
健胃利血，清肠利便

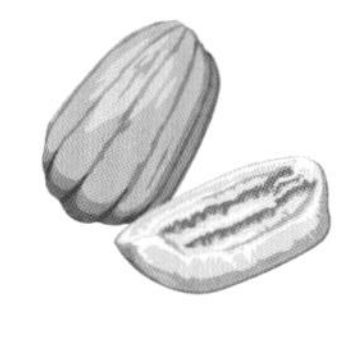
增进食欲

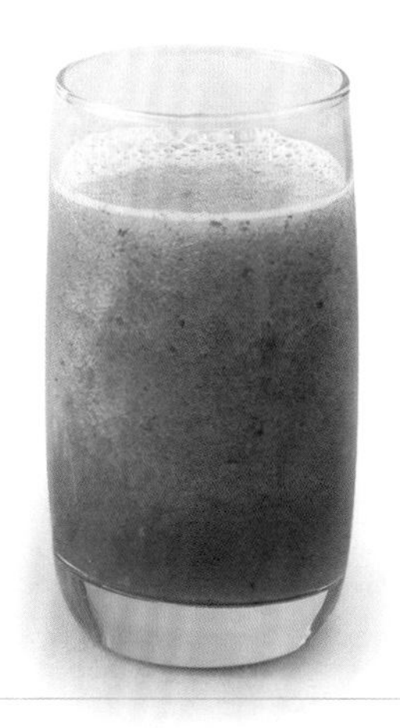

淋巴癌

淋巴癌高危人群

1. 先天性免疫失调的人群。

2. 长期接触化学溶剂、清洁剂、染发剂、放射线等容易导致免疫力下降的人群。

3. 有淋巴癌家族遗传史的人群。

早期症状不易发现

淋巴癌是起源于淋巴造血系统的恶性肿瘤，主要表现为无痛性淋巴结肿大、肝脾肿大，全身各组织器官均可受累，伴发热、盗汗、消瘦、瘙痒等全身症状。

淋巴癌早期症状为颈部、腋下或腹股沟的淋巴肿大，夜间盗汗和体重急剧减轻，与一般感冒有相似之处，所以不易发现。

提升全身免疫力

防止淋巴癌的重点在于提升全身的免疫力，维持免疫系统的健全，有助于人体识别和消灭外来侵入的任何异物，如病毒、细菌等，处理衰老、损伤、死亡、变性的自身细胞以及识别和处理体内突变细胞和病毒感染细胞，增加抗病能力。

推荐饮食

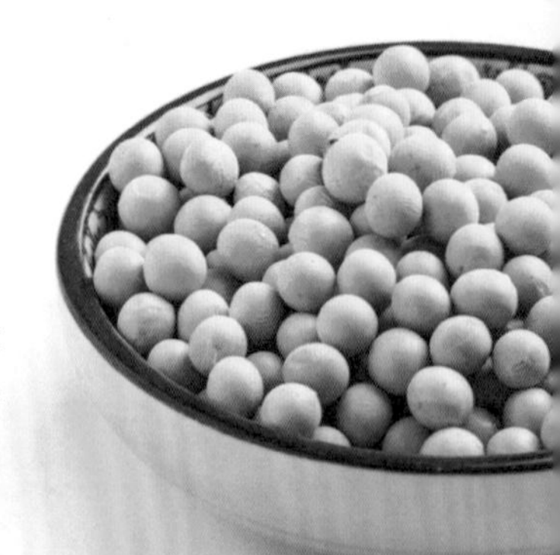

1 五谷杂粮、水果

大米、小米、玉米、薏米、糙米、黄豆、黑豆、绿豆、核桃、杏仁、苹果、猕猴桃、香蕉、柠檬、柚子、橙子、西瓜、哈密瓜、草莓、葡萄

4 手术后

小米、紫米、红薯、土豆、西红柿、芹菜、南瓜、洋葱、山药、梨、枇杷、苹果、杏、红枣、柠檬、鸡肉、金枪鱼、鲤鱼、鳕鱼、海带、鸡蛋、牛奶、豆浆、豆腐、莲子、枸杞子

5 放疗、化疗期间

大米、小米、薏米、绿豆、西红柿、西葫芦、黄瓜、丝瓜、白萝卜、百合、香菇、猴头菇、苹果、香蕉、橙子、鸡肉、猪瘦肉、鲫鱼、鳝鱼、海带、木耳、银耳、牛奶、豆浆、豆腐、莲子

2 蔬菜类

白萝卜、莲子、百合、菜花、西蓝花、大白菜、西红柿、茄子、胡萝卜、洋葱、木耳、山药、红薯、土豆、菠菜、油菜、香菇、芦笋

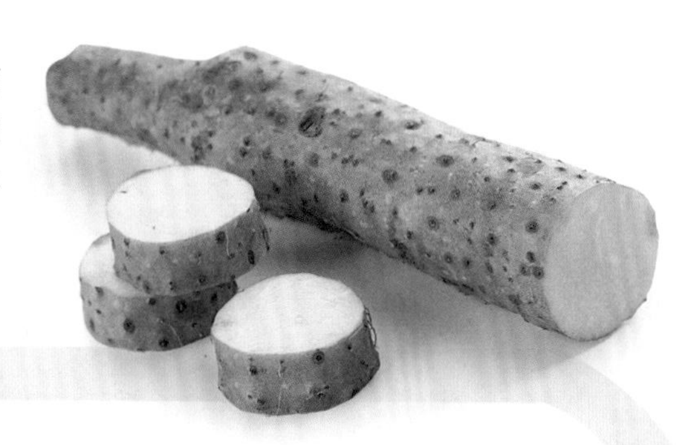

鹌鹑蛋抗癌关键点

鹌鹑蛋含有丰富的卵磷脂和脑磷脂，可辅助治疗水肿、糖尿病、贫血、肝硬化、腹水等多种疾病。

3 水产类、肉蛋类

三文鱼、金枪鱼、鲈鱼、鲳鱼、鲤鱼、鳕鱼、海带、鸭肉、鸡肉、鸡蛋、鸭蛋、鹌鹑蛋

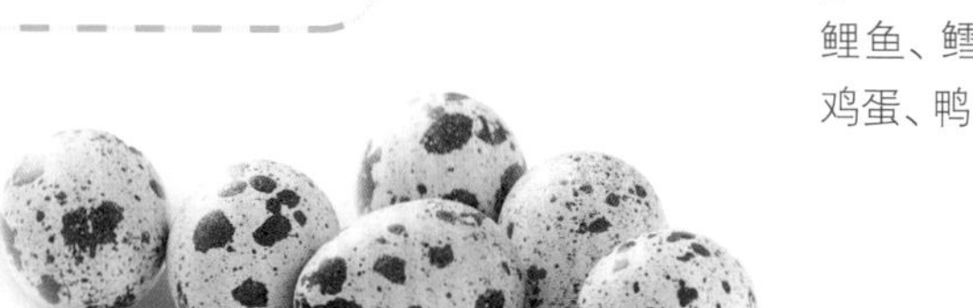

西葫芦抗癌关键点

西葫芦中含有一种干扰素的诱生剂，可刺激机体产生干扰素，提高免疫力，发挥抗病毒和抗肿瘤的作用。

6 放疗、化疗后

面条、西蓝花、菜花、大白菜、油菜、菠菜、山药、南瓜、青椒、空心菜、紫甘蓝、苹果、柠檬、柚子、三文鱼、鳗鱼、鲈鱼、豆浆、牛奶、蜂蜜

1 素什锦

材料：豆腐干 300 克，胡萝卜、木耳、西蓝花、香菇、莴苣各 50 克，栗子 4 个，姜末、白糖、生抽、盐、葱花、香油各适量。

做法：①香菇、木耳分别泡发后切小块；胡萝卜、莴苣、西蓝花分别洗净、切块；栗子切十字刀口，煮 10 分钟捞出放入凉水，剥去壳切成小块；豆腐干切小块。②油锅置火上，煸香葱花、姜末，放入豆腐干、香菇、木耳、胡萝卜、西蓝花、栗子炒匀，加适量生抽、白糖调味，加少量水焖 5 分钟。③放入莴苣炒匀，大火收汁，加盐调味即可。

功效：这道菜含有多种蔬菜以及豆腐，可增加膳食纤维的摄入，补充能量。

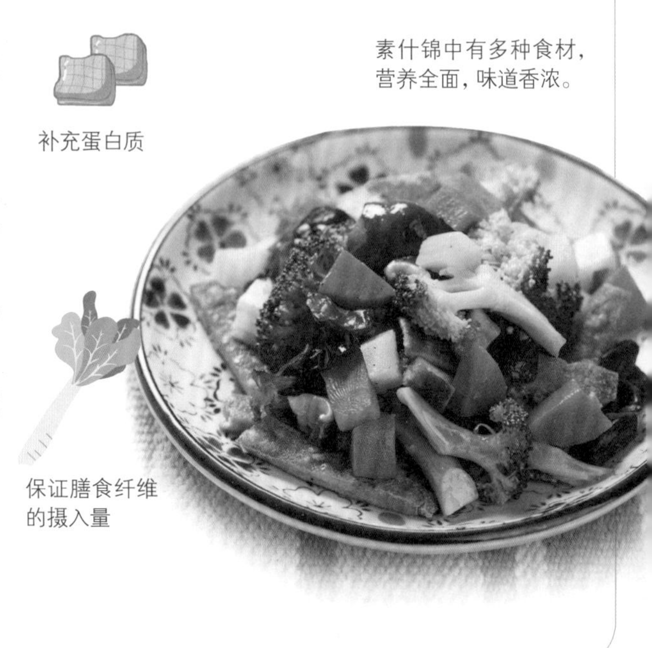

素什锦中有多种食材，营养全面，味道香浓。

2 鸽子瘦肉汤

材料：鸽子 1 只，猪瘦肉 150 克，桂皮 5 克，姜、盐各适量。

做法：①鸽子去毛，去内脏，洗净，斩块，用开水余 3 分钟，去血水，捞出洗净。②猪瘦肉洗净，切块；桂皮洗净，沥干水分；姜洗净，切片。③将鸽子肉、猪瘦肉、桂皮和姜片放入砂锅中，加入适量水，大火煮沸后转小火煲 2 小时，加盐调味即可。

功效：鸽肉有补肝壮肾、益气补血、清热解毒的作用，对手术后的淋巴癌患者有补益功效。

鸽子瘦肉汤有助于手术后的淋巴癌患者恢复体力。

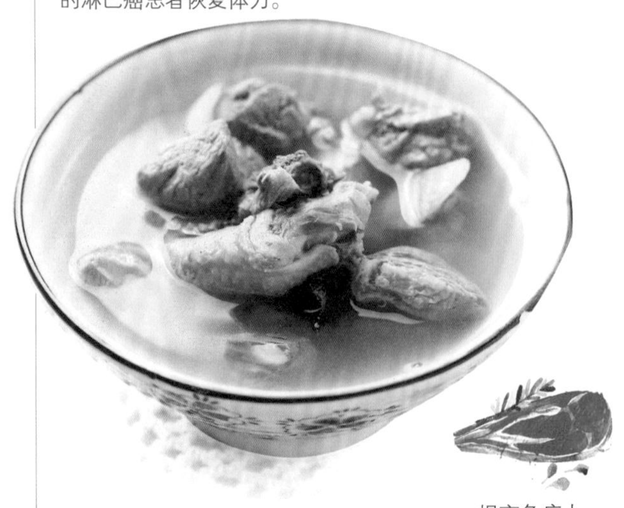

3 薄荷芋头粥

材料：芋头、大米各 100 克，薄荷叶、白糖各适量。

做法：①芋头去皮洗净，切小块；大米洗净，浸泡 30 分钟；薄荷叶洗净。②锅置火上，放大米和适量水熬成粥，放入芋头，小火继续熬煮。③待芋头熟时，放入薄荷叶和适量白糖，搅匀即可。

功效：芋头有抑制癌细胞增生的作用，能辅助治疗淋巴结核等症。

抑制癌细胞增生

消炎抗菌、健胃祛风

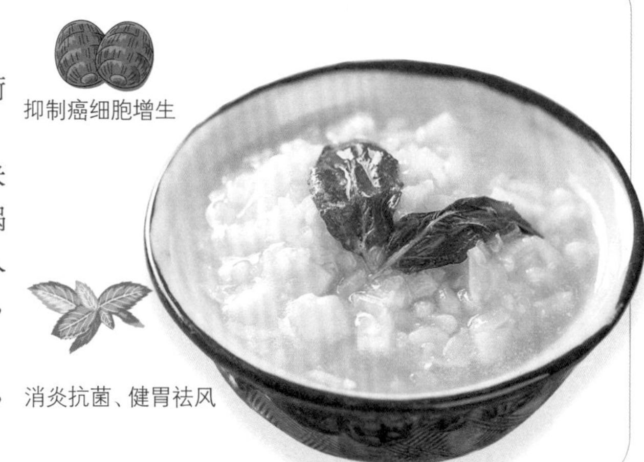

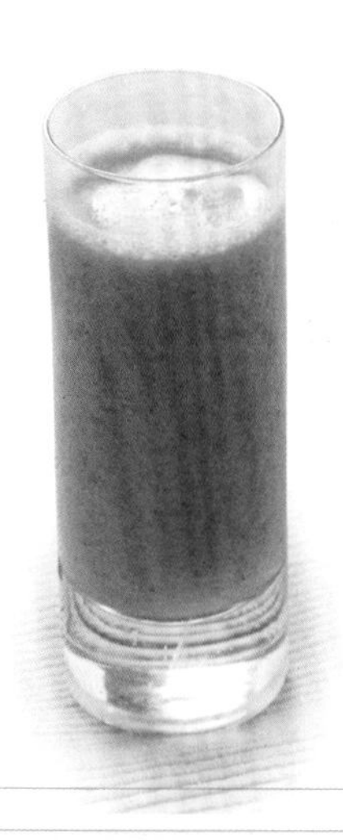

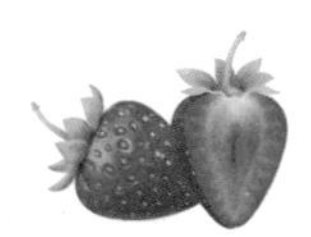

促进消化吸收

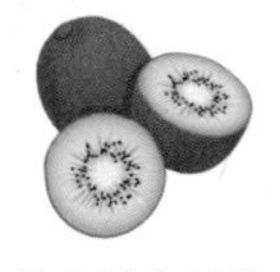

补充膳食纤维

4 草莓猕猴桃汁

材料：草莓 8 个，猕猴桃 1 个。

做法：①草莓洗净，去蒂，用淡盐水泡 15 分钟，切成块；猕猴桃切去两端，用勺子将果肉挖出，切小块。②将草莓和猕猴桃放入榨汁机，搅打成汁后连渣一起倒入杯中，饮用即可。

功效：草莓和猕猴桃都是高膳食纤维的水果，榨汁食用更易淋巴癌患者消化和吸收。

5 芦笋绿豆浆

材料：芦笋 30 克，黄豆 40 克，绿豆 20 克。

做法：①将黄豆、绿豆用清水浸泡 10~12 小时，捞出洗净；芦笋洗净，切段。②将以上食材一同放入豆浆机中，加水至上下水位线之间，启动豆浆机，待豆浆制作完成后过滤即可。

功效：芦笋含有天门冬酰胺，它能抑制癌细胞生长，提升免疫力。

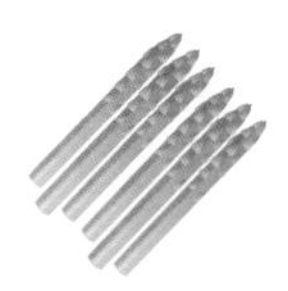

抑制癌细胞生长

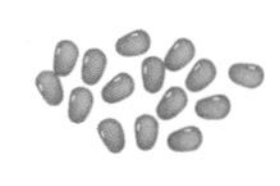

清热解毒

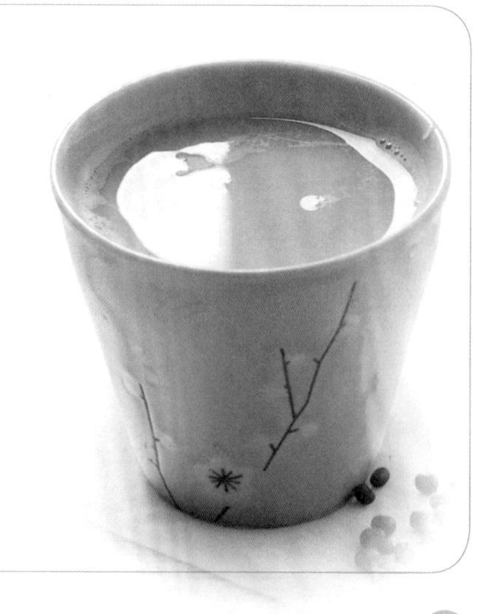

胰腺癌

胰腺癌高危人群

1. 日常以高动物脂肪、高胆固醇、低膳食纤维食物为主的人群。

2. 长期大量饮酒、喝咖啡的人群。

3. 糖尿病患者伴有慢性胰腺炎症状的人群。

4. 有胰腺癌家族遗传史的人群。

糖尿病患者发病率较高

近年来的调查报告发现糖尿病患者中胰腺癌的发病率明显高于普通人群。原因在于部分糖尿病患者由于胰腺功能长期紊乱，对胰腺腺泡细胞造成一种慢性刺激。对糖尿病合并胰腺癌患者来说，糖尿病和常见症状如腹痛、黄疸一样，都是胰腺癌的伴随症状之一。如果糖尿病患者病情有波动，要警惕是否有胰腺癌的可能性，尽早做进一步检查，较早发现胰腺癌并及时给予相关治疗。

推荐饮食

1 五谷杂粮、水果

大米、小米、玉米、薏米、糙米、黄豆、黑豆、绿豆、核桃、杏仁、苹果、猕猴桃、香蕉、柠檬、柚子、橙子、红枣、西瓜、香瓜、草莓、葡萄

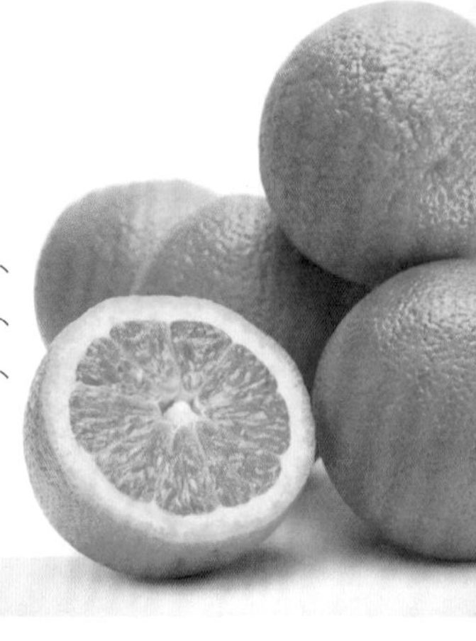

4 手术后

小米、糙米、薏米、红薯、土西红柿、芹菜、南瓜、洋葱、山药、苹红枣、柠檬、鸡肉、海参、甲鱼、鲤海带、鸡蛋、牛奶、豆浆、豆腐、莲枸杞子

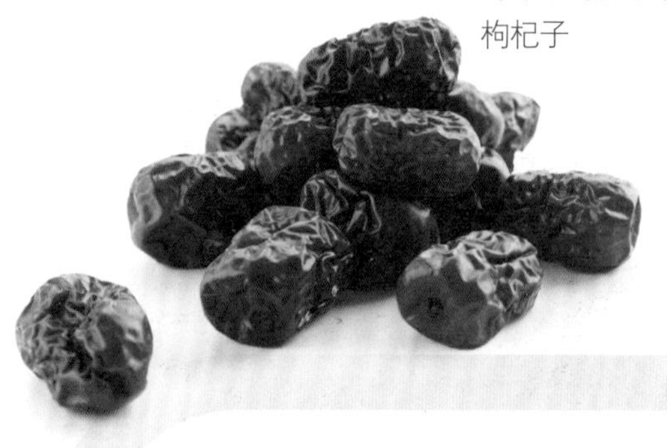

5 放疗、化疗期间

大米、糙米、薏米、绿豆、西红柿、黄瓜、丝瓜、苦瓜、白萝卜、绿豆芽、百合、木耳、苹果、香蕉、橙子、鸡肉、猪瘦肉、鲫鱼、鳝鱼、海带、银耳、牛奶、豆浆、莲子

2 蔬菜类

银耳、木耳、白萝卜、胡萝卜、荸荠、莲子、百合、菜花、西蓝花、大白菜、西红柿、茄子、洋葱、山药、红薯、土豆、菠菜、油菜、香菇、芦笋

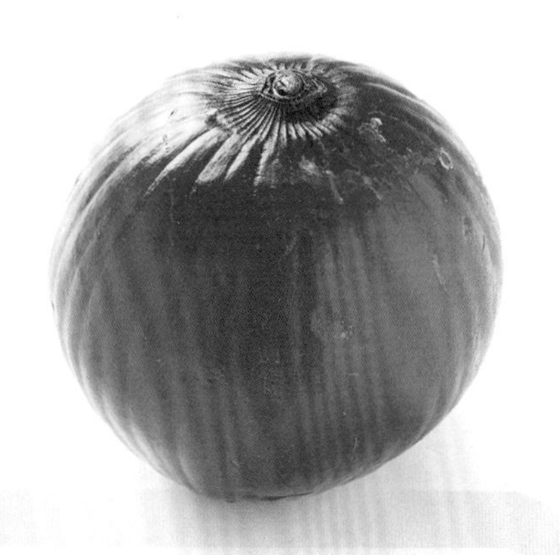

紫菜抗癌关键点

紫菜所含的多糖能增强细胞免疫，可提高机体的免疫力，强健身体，对胰腺癌等肿瘤的防治有十分积极的作用。

3 水产类、肉蛋类

三文鱼、金枪鱼、海参、甲鱼、鲈鱼、鲳鱼、鲤鱼、鳕鱼、海带、紫菜、鸭肉、鸡肉、鸡蛋、鸭蛋、鹌鹑蛋

梨抗癌关键点

梨能防止动脉粥样硬化，抑制致癌物质亚硝胺的形成，从而防癌抗癌，还具有排出致癌物质、抗细胞变异的功能。

6 放疗、化疗后

小米、紫米、红薯、西蓝花、菜花、紫甘蓝、大白菜、菠菜、山药、南瓜、青椒、空心菜、荸荠、梨、苹果、柠檬、柚子、鳝鱼、紫菜、三文鱼、鳗鱼、鲈鱼、豆浆、牛奶、蜂蜜

1 山药炖甲鱼

材料：甲鱼1只，山药30克，枸杞子15克，姜片、盐各适量。

做法：①山药去皮洗净，用水浸半小时；枸杞子用水稍冲洗；甲鱼洗净，切块。②将甲鱼与山药、枸杞子、姜片一起放入炖盅内，加适量开水，炖盅加盖，小火隔水炖2~3个小时，加盐调味即可。

功效：甲鱼能软坚散结，对各种癌症、肿瘤，特别对胰腺癌患者有软坚化结的效果。

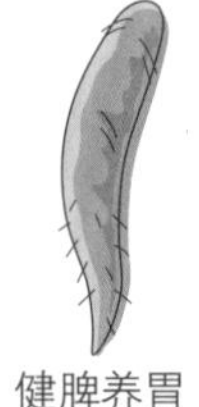
健脾养胃

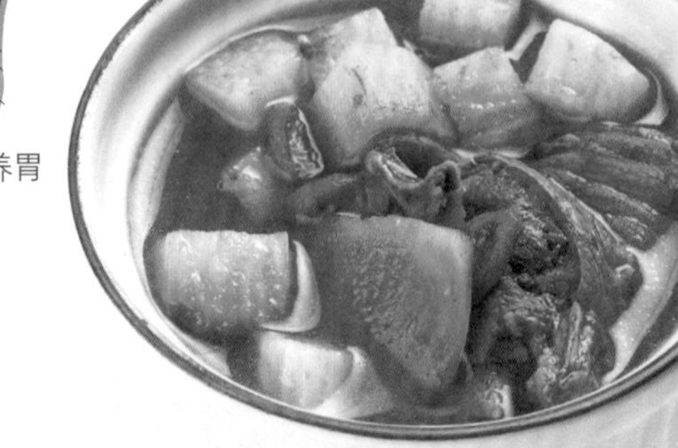
癌症患者不必过量进补甲鱼，食用不要过量。

2 鲤鱼红小豆粥

材料：鲤鱼250克，红小豆120克，陈皮5克，白糖适量。

做法：①鲤鱼去杂，洗净，切成鱼片；红小豆洗净，浸泡6小时。②锅置火上，放入红小豆和适量水，大火烧沸后改小火，放入陈皮，熬煮成粥。③待粥煮熟时，放入鲤鱼，小火略煮片刻；待鱼片熟时，放入白糖，搅拌均匀即可。

功效：鲤鱼有补脾健胃、利水消肿的功效，还含有不饱和脂肪酸、优质蛋白和多种人体所需矿物质，配上红小豆，能利水消肿，并能辅助治疗肝硬化、胰腺炎等病症，对胰腺癌患者有益。

利水消肿

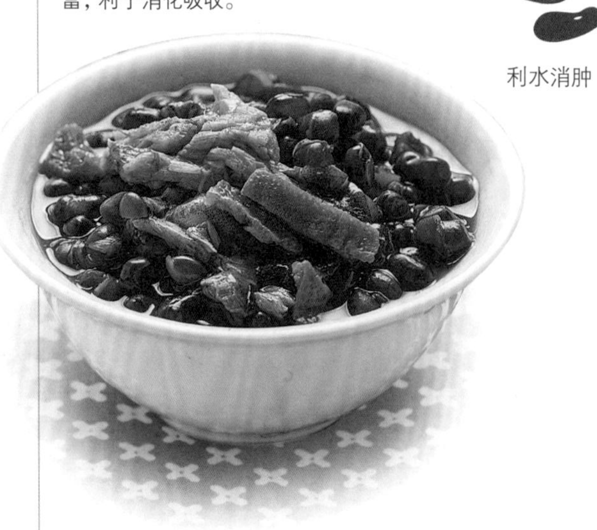
鲤鱼红小豆粥营养丰富，利于消化吸收。

3 绿豆汁炖娃娃菜

材料：娃娃菜120克，绿豆80克，盐适量。

做法：①绿豆洗净，浸泡10小时，用豆浆机打成汁，过滤除去残渣取汁；娃娃菜洗净，竖着切成大片。②锅内加入绿豆汁和娃娃菜，煮25分钟，加入盐调味即可。

功效：绿豆清热解暑，还能排毒，娃娃菜味道清淡爽口，营养丰富。

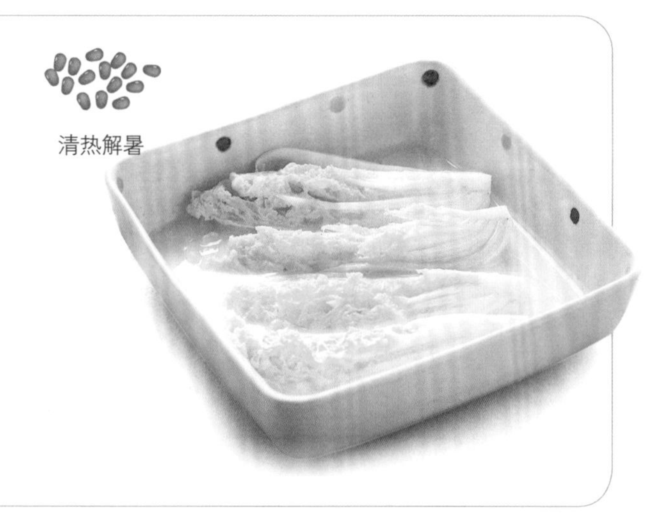

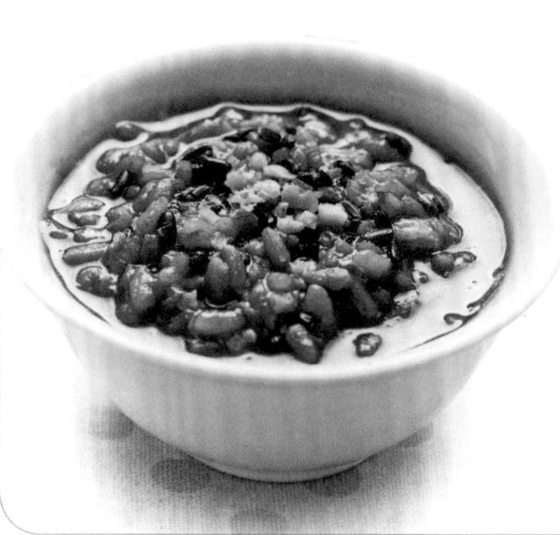

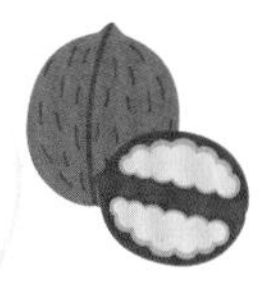

4 核桃紫米粥

材料：核桃仁30克，葡萄干10克，紫米100克，冰糖适量。

做法：①葡萄干洗净；紫米洗净，浸泡2小时。②锅置火上，放入紫米和适量水，大火烧沸后改小火熬煮。③待粥煮至黏稠时，放入葡萄干、核桃仁，小火继续煮15分钟；放入冰糖，搅拌均匀即可。

功效：紫米和核桃能够滋补肝肾。

5 枸杞子炒金针菇

材料：枸杞子15克，金针菇200克，盐适量。

做法：①将金针菇、枸杞子分别洗净，沥干水分。②油锅置火上，先放入枸杞子爆炒，再加入金针菇拌炒至熟，加盐调味即可。

功效：金针菇含有多糖体朴菇素，能够抑制癌细胞扩散，配上枸杞子，适合处于康复期的胰腺癌患者食用。

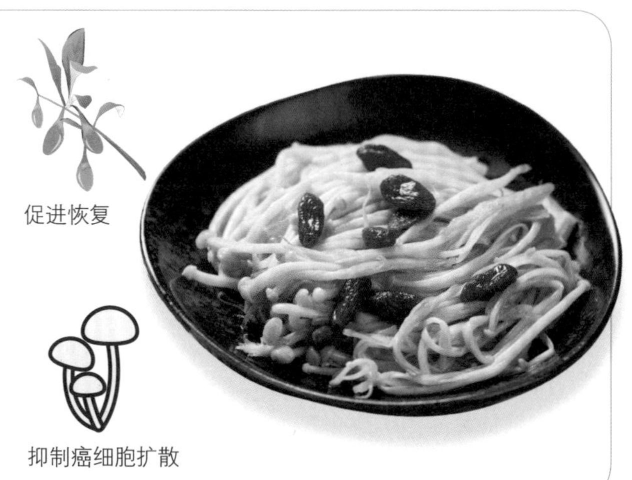

肾癌

肾癌高危人群

1. 40~70 岁的男性。

2. 肾结石患者、身体分泌代谢异常或正在接受雌激素治疗的人群。

3. 有肾癌家族遗传史的人群。

中老年男性需警惕

肾癌多发于 40~70 岁的男性，典型的症状为疼痛、血尿和腰部肿块。此外，肾癌还可引起发热、贫血、消瘦、肝功能异常等。

肾癌多发于男性，这与男性吸烟、应酬过多以及生活压力大有很大关系。吸烟是患肾癌的中等度危险因子，研究显示，吸烟者患肾癌的危险是不吸烟者的两倍，且吸烟时间越久、吸烟量越大，危险性越高，这与烟草中多种有毒物质对人的机体慢性刺激有关。此外，男性因工作原因应酬较多，而长期高脂肪、高热量饮食不仅会导致肥胖、高血压等，还会提高患肾癌概率。所以，戒烟，少吃大鱼大肉、油炸食品等高脂肪、高热量食物，积极控制体重，有助于预防肾癌。

推荐饮食

1 五谷杂粮、水果

红小豆、绿豆、玉米、薏米、糙米、黄豆、黑豆、杏仁、苹果、香蕉、柠檬、梨、枇杷、葡萄、猕猴桃、红枣、木瓜、西瓜、香瓜、樱桃、草莓

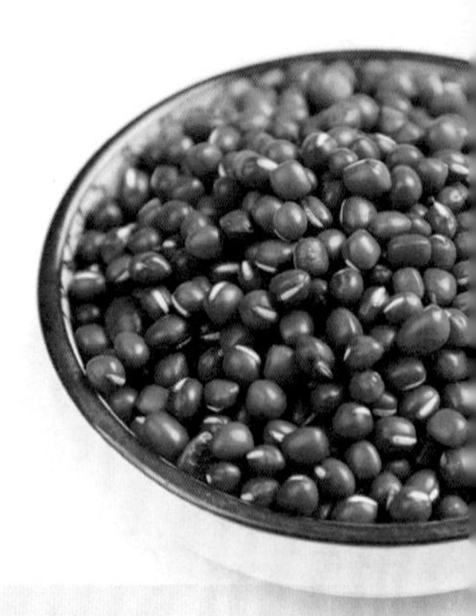

4 手术后

红小豆、绿豆、小米、紫米、芦笋、香菇、红薯、土豆、西红柿、芹菜、南瓜、洋葱、山药、苹果、杏、红枣、梨、枇杷、柠檬、鸡肉、鲤鱼、鳕鱼、海带、鸡蛋、牛奶、豆浆、豆腐

5 放疗、化疗期间

红小豆、绿豆、糙米、薏米、西红柿、黄瓜、丝瓜、苦瓜、白萝卜、绿豆芽、百合、木耳、苹果、香蕉、橙子、鸡肉、猪瘦肉、海带、银耳、牛奶、豆浆、莲子

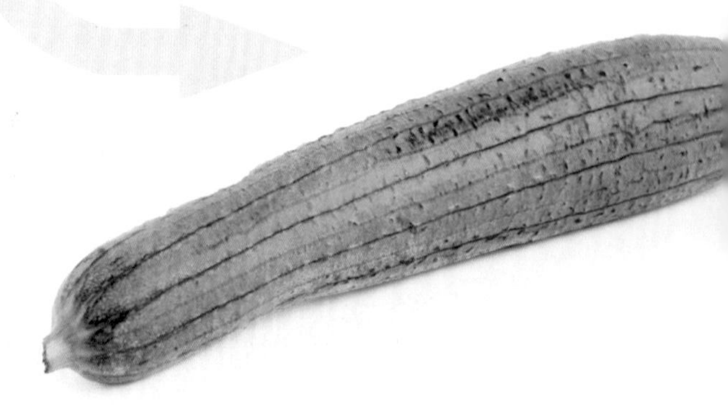

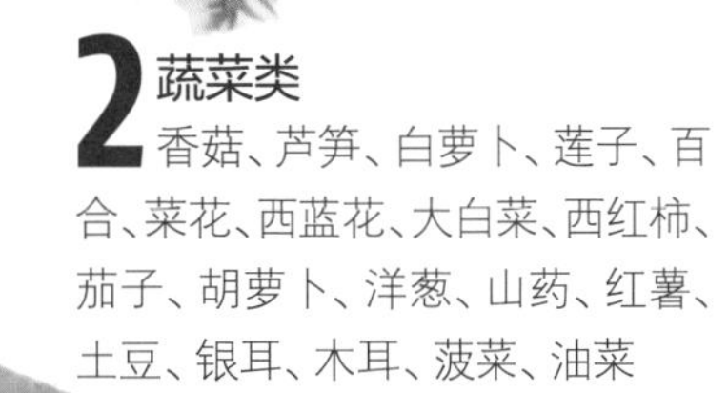

2 蔬菜类

香菇、芦笋、白萝卜、莲子、百合、菜花、西蓝花、大白菜、西红柿、茄子、胡萝卜、洋葱、山药、红薯、土豆、银耳、木耳、菠菜、油菜

海藻抗癌关键点

海藻具备的生物活性的化合物可以促进肿瘤细胞的凋亡，从而增加肿瘤细胞对于化疗药物的敏感性。

3 水产类、肉蛋类

三文鱼、金枪鱼、鲈鱼、鳗鱼、海带、紫菜、海藻、猪瘦肉、鸭肉、鸡肉、鸡蛋

丝瓜抗癌关键点

丝瓜味甘性凉，有清热化痰、凉血解毒的功效，可用于治疗热病烦渴、咳嗽痰喘、便血尿血等症。

6 放疗、化疗后

红小豆、绿豆、面条、红薯、西蓝花、菜花、大白菜、油菜、菠菜、山药、南瓜、青椒、梨、苹果、柠檬、柚子、西瓜、香瓜、鳝鱼、紫菜、三文鱼、豆浆、牛奶、蜂蜜

1 鸡片西葫芦

材料：鸡胸肉 200 克，西葫芦 150 克，盐、酱油、葱花、姜丝各适量。

做法：①鸡胸肉、西葫芦分别洗净，切成片。②油锅烧热后，下葱花、姜丝爆香，放入鸡片煸炒至变色，烹入酱油，放入西葫芦片同炒，加盐调味，起锅装入盘中即可。

功效：西葫芦能辅助治疗水肿腹胀、烦渴、疮毒以及肾炎、肝硬化腹水等症，还有对抗肿瘤的功效。

鸡片西葫芦简单易做，口味清淡。

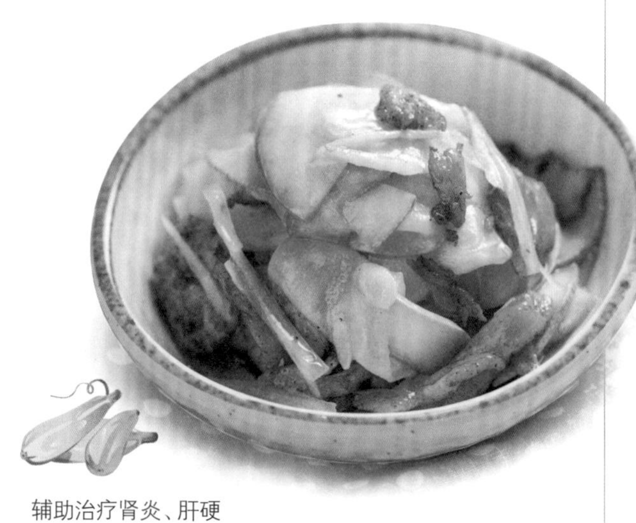

辅助治疗肾炎、肝硬化腹水等症

夏季是丝瓜上市的季节，应季食用能充分吸收丝瓜的营养。

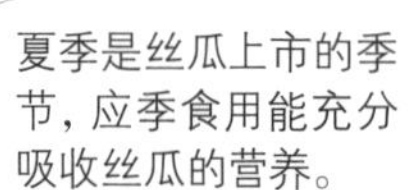

清热利尿

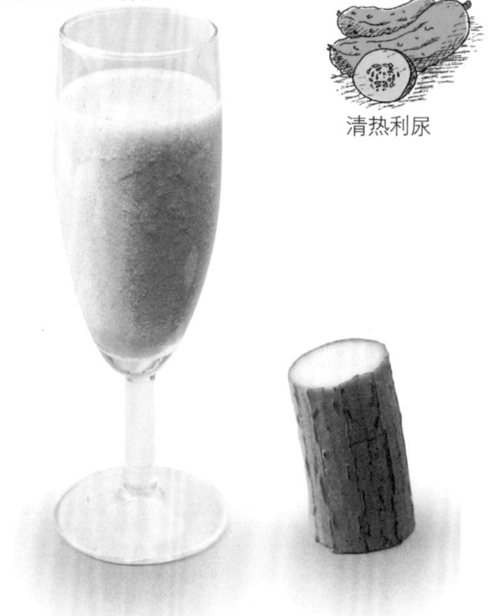

2 丝瓜汁

材料：丝瓜 1 根，蜂蜜适量。

做法：①丝瓜去皮，洗净，切小块，在沸水中焯熟，捞出冷却。②将丝瓜放入榨汁机，搅打成汁后连渣一起倒入杯中，待冷却后加入适量蜂蜜，饮用即可。

功效：丝瓜具有清热利尿的功效，对肾炎、肾癌均有辅助治疗的作用。

3 红小豆汁炖鲫鱼

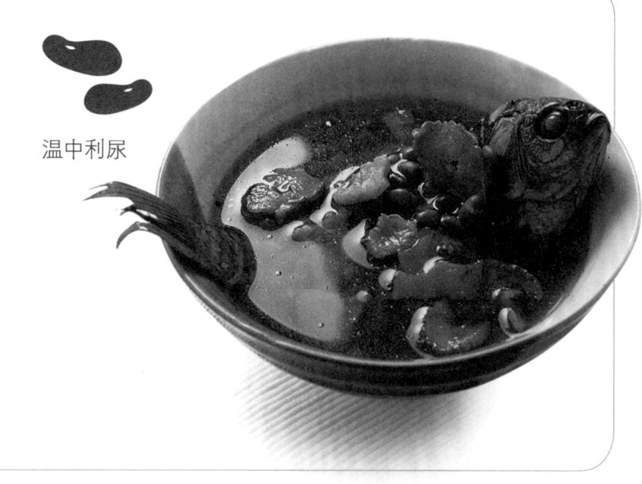

温中利尿

材料：红小豆 100 克，鲫鱼 1 条，姜片、橘皮、盐各适量。

做法：①红小豆洗净，浸泡 6 小时；鲫鱼去内脏，洗净。②锅内加入适量水，加入红小豆煮熟，过滤取汁液。③鲫鱼放入锅内，加橘皮、姜片、红小豆汁，煮 20 分钟，加入熟红小豆，煮至鱼熟，加盐调味即可。

功效：红小豆有温中利尿的功效。

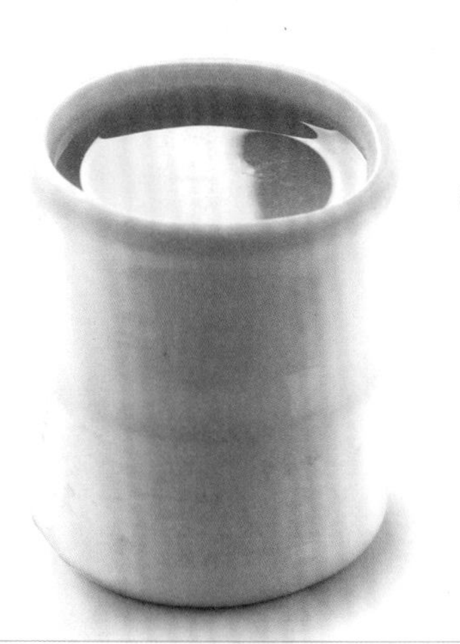

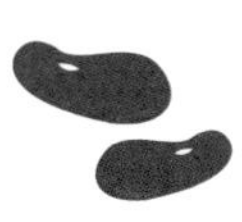

健脾利湿

4 红小豆豆浆

材料：红小豆 100 克，白糖适量。

做法：①将红小豆淘洗干净，用清水浸泡 4~6 小时。②将泡好的红小豆倒入豆浆机中，加水至上下水位线之间，启动豆浆机，待豆浆制作完成后过滤，依个人口味加适量白糖调味后即可饮用。

功效：红小豆有健脾利湿的功效，适宜各种类型水肿者饮用。

5 桑葚小米汁

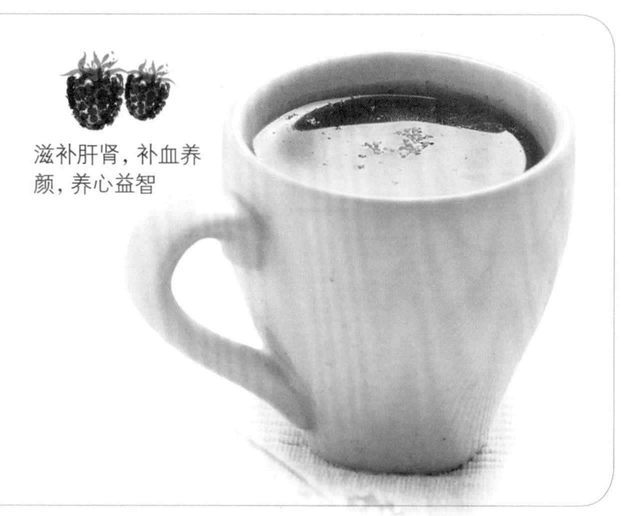

滋补肝肾，补血养颜，养心益智

材料：桑葚 60 克，小米 50 克。

做法：①小米淘洗干净，浸泡 2 小时；桑葚洗净，去蒂。②将小米、桑葚放入豆浆机中，加水至上下水位线之间，按“五谷”键进行榨汁，制作好后倒出即可。

功效：桑葚为滋补肝肾、补血养颜、养心益智的佳果，配上小米还有除烦、安神的功效。

口腔癌

口腔癌高危人群

1. 长期嚼食槟榔，大量吸烟、饮酒的人群。

2. 长期食用过热食物的人群。

3. 戴有假牙的人群。

4. 有口腔癌家族遗传史的人群。

嚼食槟榔易患口腔癌

全球每年新发生口腔癌患者高达30万~40万例，其中22.8万例发生在南亚和东南亚地区，占到一半以上，而这些地区居民大都有咀嚼槟榔或槟榔子的习俗。可见，嚼槟榔与口腔癌有密切关系。槟榔中含大量槟榔素、生物碱，其具有细胞毒性，口腔黏膜和槟榔中所含生物碱等发生反应，会导致口腔黏膜纤维化，诱发口腔癌。

保持口腔清洁

除了经常嚼食槟榔外，有抽烟、喝酒习惯的人群也容易诱发口腔癌。大量的烟草及高度烈酒进入口腔，造成口腔、嘴唇的刺激，刺激和摩擦口腔黏膜，如果不及时清洁，则会给细菌留下可乘之机。

推荐饮食

1 五谷杂粮、水果

大米、小米、玉米、薏米、糙米、黄豆、黑豆、绿豆、核桃、杏仁、梨、苹果、香蕉、柠檬、橙子、西瓜、香瓜、哈密瓜、草莓、葡萄

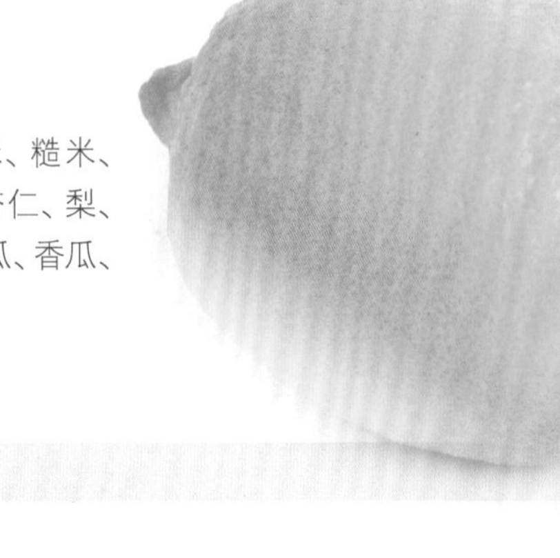

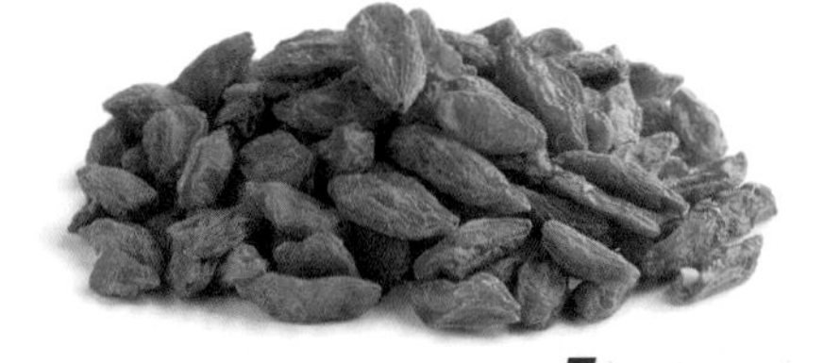

4 手术后

小米、紫米、西红柿、芹菜、南瓜、洋葱、山药、梨、枇杷、苹果、柠檬、鸡肉、鲤鱼、鳕鱼、海带、鸡蛋、牛奶、豆浆、豆腐、莲子、枸杞子、芡实

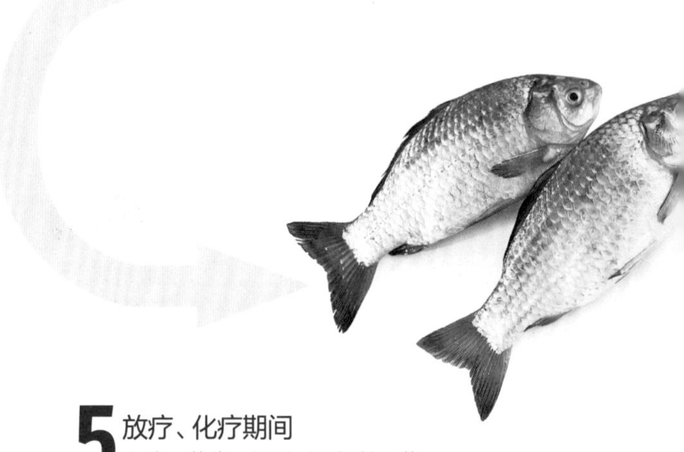

5 放疗、化疗期间

大米、薏米、绿豆、西红柿、黄瓜、丝瓜、苦瓜、白萝卜、百合、苹果、香蕉、橙子、鸡肉、猪瘦肉、鲫鱼、海带、木耳、银耳、牛奶、豆浆、莲子

2 蔬菜类

胡萝卜、芦笋、白萝卜、莲子、百合、菜花、西蓝花、大白菜、西红柿、茄子、洋葱、山药、红薯、土豆、银耳、木耳、菠菜、油菜、香菇

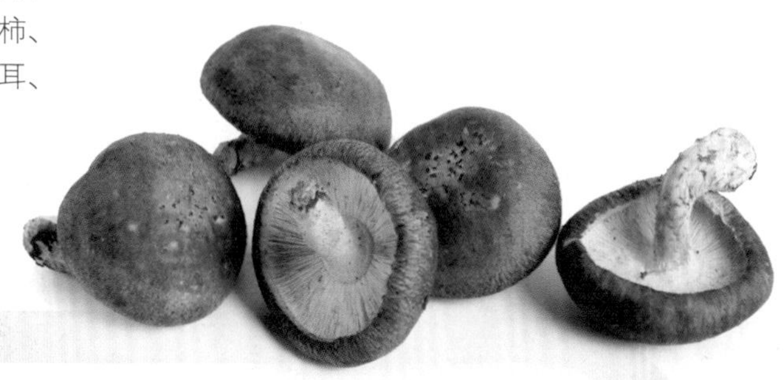

鲈鱼抗癌关键点

鲈鱼富含蛋白质、维生素A、B族维生素、钙、镁等营养元素，可补肝肾、益脾胃、温胃驱寒、化痰止咳、补气安神，强健身体，提高免疫力。

3 水产类、肉蛋类

三文鱼、金枪鱼、鲈鱼、鲤鱼、鳕鱼、海带、紫菜、鸭肉、鸡肉、鸡蛋

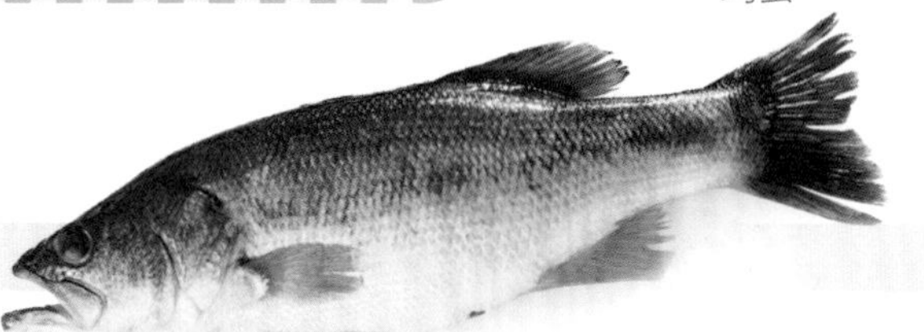

南瓜抗癌关键点

南瓜中所含果胶有很好的吸附性，能黏结、消除体内细菌和其他有害物质。

6 放疗、化疗后

玉米、紫米、红薯、西蓝花、菜花、大白菜、油菜、菠菜、山药、南瓜、青椒、梨、苹果、柠檬、柚子、鳝鱼、紫菜、三文鱼、鳗鱼、鲈鱼、豆浆、牛奶、蜂蜜

1 荷叶莲子豆浆

材料：黄豆 60 克，莲子 20 克，荷叶 15 克。

做法：①将黄豆浸泡 10~12 小时，捞出洗净；莲子去心洗净，浸泡 3 小时；荷叶洗净，撕成小块。②将黄豆、莲子、荷叶放入豆浆机中，加水至上下水位线之间，启动豆浆机，制作完成后过滤即可。

功效：荷叶味苦，有消暑利湿、调整脾胃、涩肠止泻的功效。莲子具有滋阴、润肺、生津的作用，对咳嗽有一定的功效。

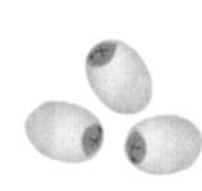

消暑利湿，调整脾胃，涩肠止泻

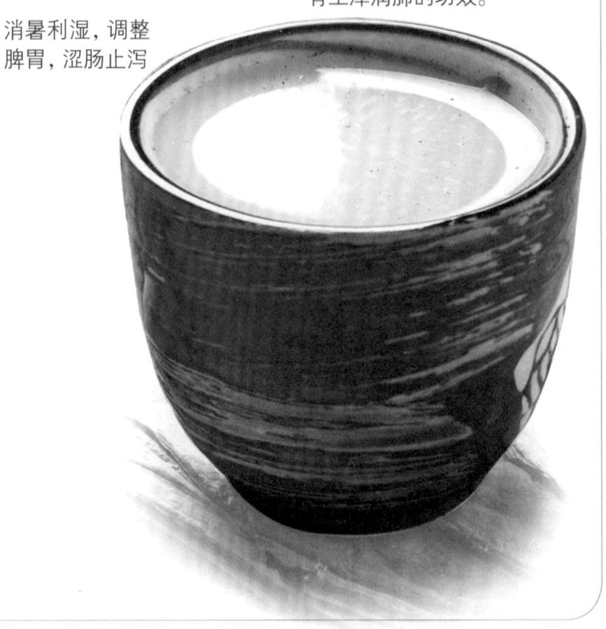

荷叶莲子豆浆清热去火，有生津润肺的功效。

2 蒲公英大米绿豆浆

材料：绿豆 40 克，大米 30 克，蒲公英 20 克，蜂蜜适量。

做法：①将绿豆淘洗干净，用清水浸泡 10~12 小时；大米淘洗干净，浸泡 2 小时；蒲公英煎汁备用。②将准备好的绿豆、大米一同放入豆浆机中，加入蒲公英汁和适量水至上下水位线之间，启动豆浆机。③待豆浆制作完成后过滤，倒入杯中，依个人口味加入适量蜂蜜即可。

功效：绿豆清热消渴、去火除烦。蒲公英解毒清热、散结消肿，适用于咽喉肿痛、口腔溃疡等症。

蒲公英大米绿豆浆能辅助治疗口腔溃疡及口腔癌。

去火除烦

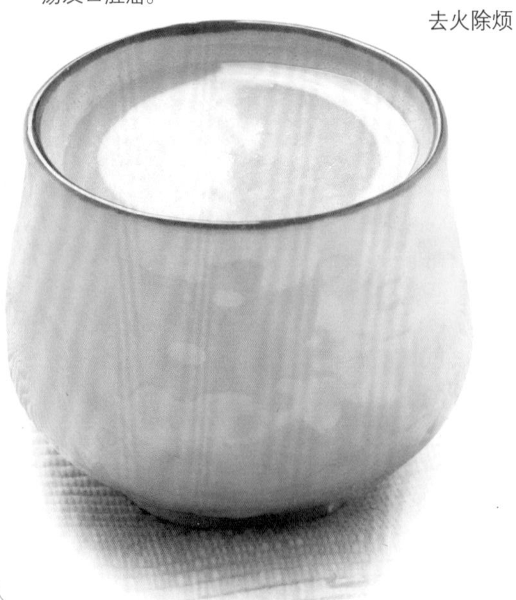

3 金银花麦门冬蒸蛋

材料：金银花、麦门冬各 10 克，香菇、猪肉丝各 100 克，鸡蛋 2 个，香油、盐各适量。

做法：①将金银花、麦门冬切碎；香菇洗净、切丁；鸡蛋取蛋清后打散，猪肉丝加蛋清抓匀；②将上述食材加香油、盐放入鸡蛋液内拌匀，蒸 15 分钟即成。

功效：金银花能宣散风热，缓解咽喉肿痛，对口腔癌患者有益。

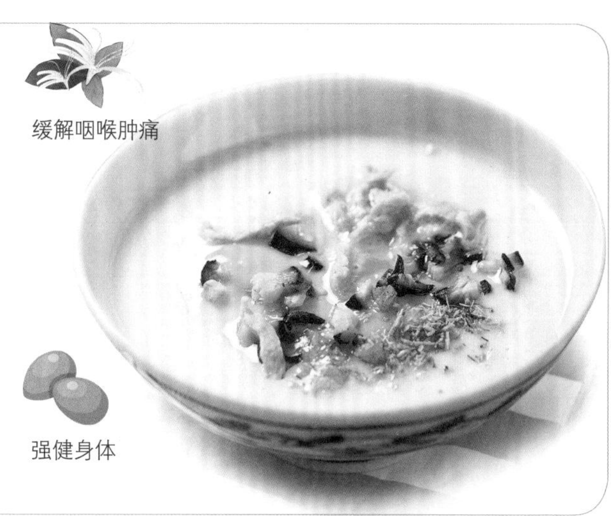

缓解咽喉肿痛

强健身体

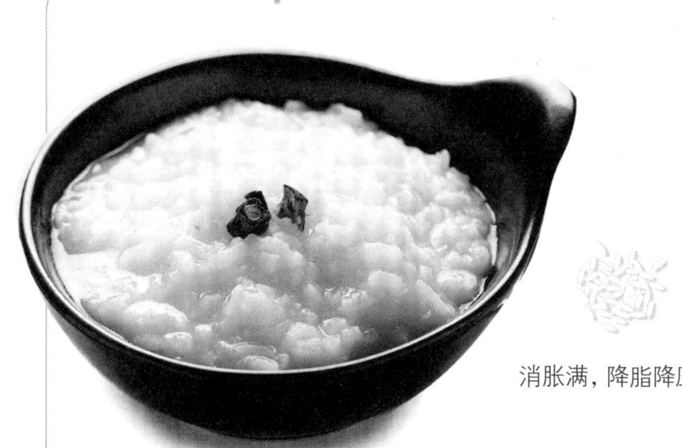

消胀满，降脂降压

4 藿香大米粥

材料：干藿香 15 克，大米 100 克。

做法：①干藿香洗净，放入锅中，加水煎煮，去渣取汁；大米洗净，浸泡 30 分钟。②锅置火上，放入大米和适量水，大火烧沸后改小火，熬煮成粥。③待粥煮熟时，放入藿香汁，略煮片刻即可。

功效：藿香有祛暑解表、化湿和胃的功效，可去口臭。

5 奶油南瓜汤

材料：南瓜 160 克，奶油 30 克，黑胡椒、高汤、盐各适量。

做法：①南瓜洗净，去皮，切块。②豆浆机里放一碗高汤，加一大勺奶油，放入南瓜块，按“米糊”键，直到米糊制作完毕，盛出汤，加盐，加研磨好的黑胡椒搅拌均匀，盛入碗内即可。

功效：南瓜有补中益气的功效。

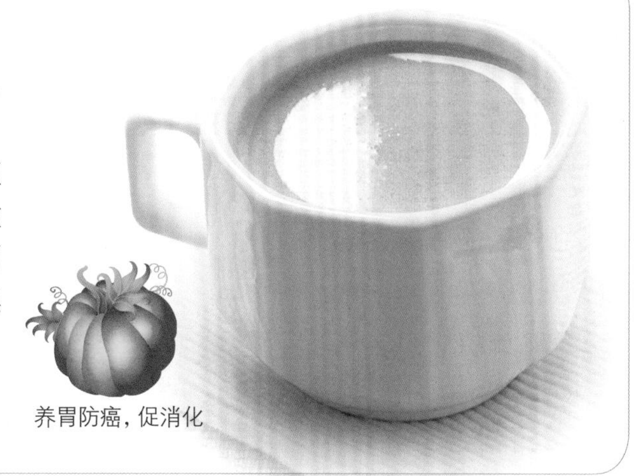

养胃防癌，促消化

乳腺癌

乳腺癌高危人群

1. 患有其他慢性乳房疾病，如伴有乳腺小叶或导管上皮细胞非典型增生的人群。

2. 绝经年龄大于55岁，且在更年期长期服用雌激素的人群。

3. 经常服口服避孕药的人群。

4. 有乳腺癌家族遗传史的人群。

更年期女性是高危人群

女性乳腺癌的发病率在25岁后逐渐上升，50~54岁达到高峰，55岁以后逐渐下降。

从生理方面来看，原因有四：一是女性进入更年期以后，卵巢功能减退或消失，导致内分泌激素失去平衡，引起各种乳腺疾病。二是更年期后，乳房组织萎缩，出现纤维或脂肪组织增生，引发乳房疾病。三是由于卵巢功能衰退，引起体内脂肪代谢紊乱，过量脂肪刺激合成过多的雌激素和催乳素，刺激乳房组织，导致乳腺癌。四是更年期妇女的机体免疫力逐年下降，抗癌因子的免疫功能受到抑制。

推荐饮食

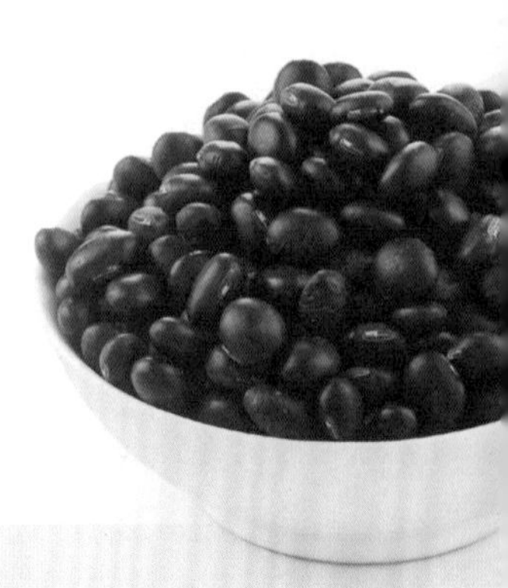

1 五谷杂粮、水果

黄豆、黑豆、绿豆、红小豆、蚕豆、小米、玉米、薏米、糙米、核桃、木瓜、苹果、香蕉、柠檬、柚子、橙子、红枣、杏、西瓜、香瓜、草莓、葡萄

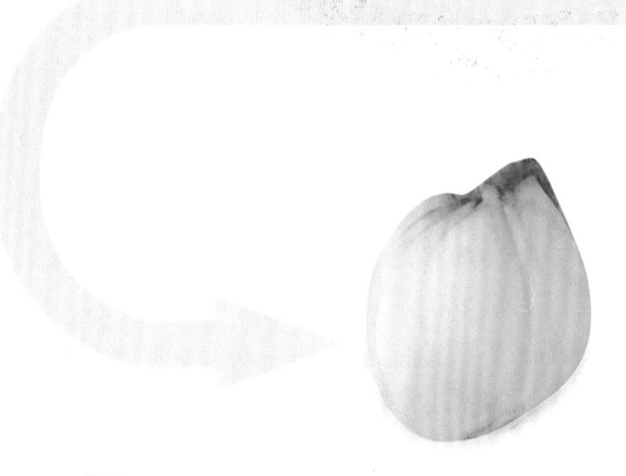

4 手术后

小米、紫米、红薯、土豆、西红柿、芹菜、南瓜、洋葱、山药、梨、枇杷、苹果、杏、红枣、柠檬、鸡肉、鸽肉、海参、鲤鱼、鳕鱼、海带、鸡蛋、牛奶、豆浆、豆腐、莲子、枸杞子、芡实

5 放疗、化疗期间

薏米、小米、黄豆、黑豆、绿豆、西红柿、黄瓜、丝瓜、苦瓜、白萝卜、绿豆芽、百合、苹果、香蕉、橙子、鸡肉、猪瘦肉、鲫鱼、鳝鱼、海带、木耳、银耳、牛奶、豆浆、莲子

2 蔬菜类

芦笋、白萝卜、荸荠、莲子、百合、菜花、西蓝花、大白菜、西红柿、茄子、胡萝卜、洋葱、山药、红薯、土豆、菠菜、油菜、香菇、银耳、木耳

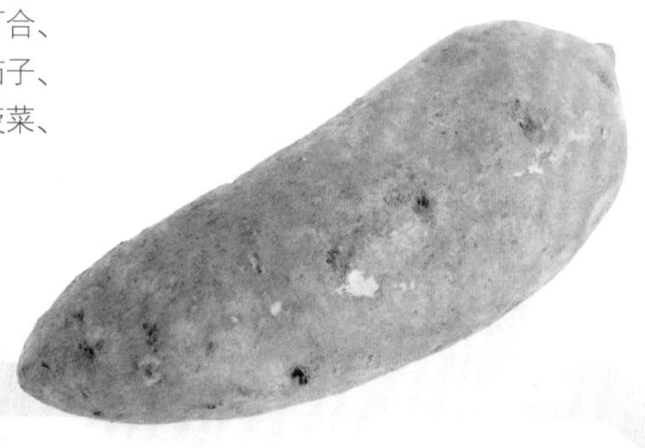

鳕鱼抗癌关键点

鳕鱼能预防心脑血管疾病，其鱼肉中含有丰富的镁元素，对心血管系统有很好的保护作用。

3 水产类、肉蛋类

三文鱼、金枪鱼、鲈鱼、鲳鱼、鲤鱼、鳕鱼、海带、紫菜、鸭肉、鸡肉、鸡蛋

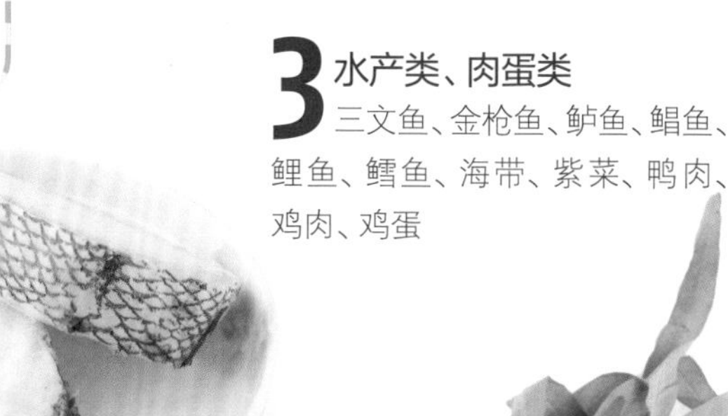

空心菜抗癌关键点

空心菜含有大量的膳食纤维、维生素C和胡萝卜素，有预防便秘、增强体质、防暑解热的功效。

6 放疗、化疗后

小米、紫米、芦笋、西蓝花、菜花、大白菜、油菜、菠菜、山药、南瓜、青椒、空心菜、梨、苹果、柠檬、柚子、鳝鱼、紫菜、三文鱼、鳗鱼、鲈鱼、豆浆、牛奶、蜂蜜

1 淫羊藿丹参茶

材料：淫羊藿 10 克，丹参、生晒参各 5 克。

做法：将淫羊藿、丹参和生晒参共同用水煎，当作茶饮。

功效：淫羊藿所含物质具有调节性腺，活化巨噬细胞、抑制癌细胞的功效，对辅助治疗乳腺癌有益处。丹参和生晒参都有大补元气的功效，丹参还能够促进组织的修复和再生。此茶饮不仅对乳腺癌有益，对卵巢癌、前列腺癌等性腺癌症均有良好的辅助治疗效果。

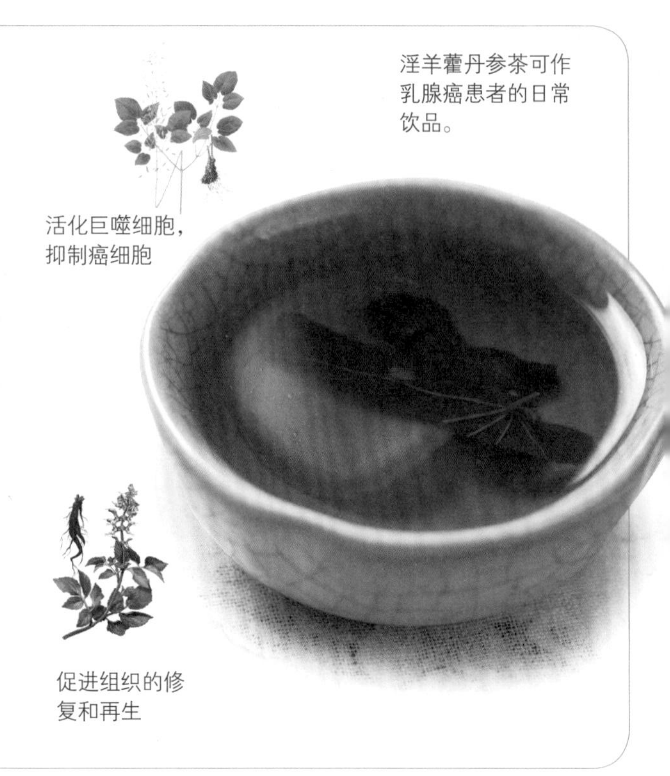

淫羊藿丹参茶可作乳腺癌患者的日常饮品。

活化巨噬细胞，抑制癌细胞

促进组织的修复和再生

2 木瓜哈密瓜奶

材料：木瓜 1/2 个，哈密瓜一大块，牛奶 200 毫升。

做法：①木瓜去皮去瓤，洗净，切小块；哈密瓜去皮去瓤，洗净，切小块。②将木瓜、哈密瓜放入搅拌机，倒入牛奶，搅打成汁后倒入杯中，及时饮用即可。

功效：木瓜对女性乳腺有保护作用，还有活络舒筋的功效，配上哈密瓜和牛奶，能为乳腺癌患者提供充足能量。

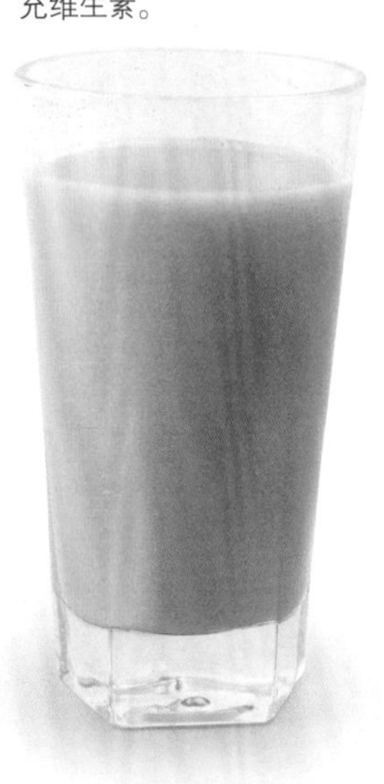

木瓜哈密瓜奶口味酸甜，能提升食欲，补充维生素。

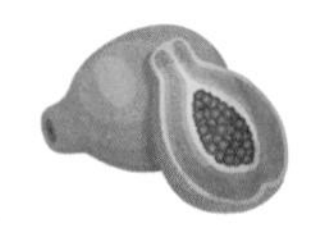

舒筋活络，保护乳腺

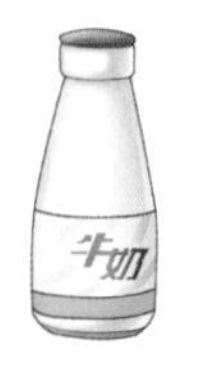

抗衰美容

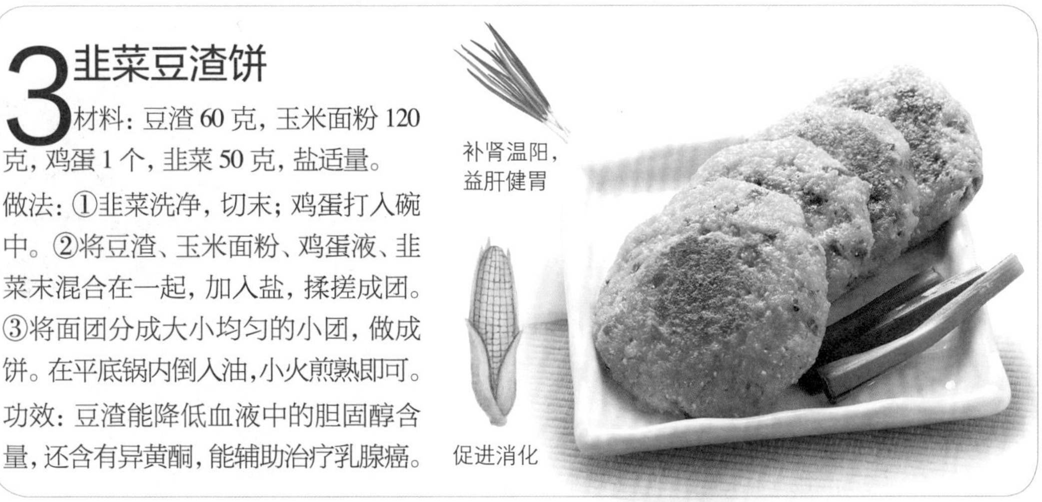

3 韭菜豆渣饼

材料：豆渣 60 克，玉米面粉 120 克，鸡蛋 1 个，韭菜 50 克，盐适量。

做法：①韭菜洗净，切末；鸡蛋打入碗中。②将豆渣、玉米面粉、鸡蛋液、韭菜末混合在一起，加入盐，揉搓成团。③将面团分成大小均匀的小团，做成饼。在平底锅内倒入油，小火煎熟即可。

功效：豆渣能降低血液中的胆固醇含量，还含有异黄酮，能辅助治疗乳腺癌。

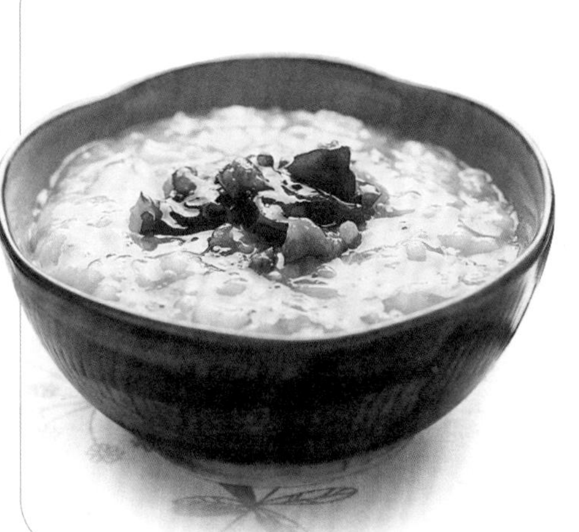

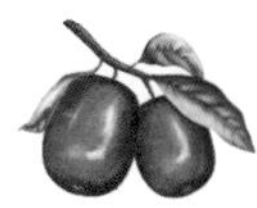

益气补血，
养颜润肤

4 茯苓红枣粥

材料：茯苓粉 25 克，红枣 3 个，大米 80 克，白糖适量。

做法：①红枣去核洗净；大米洗净，浸泡 30 分钟。②锅置火上，放入大米和适量水，大火烧沸后，放入红枣，小火熬煮。③待粥煮熟时，放入茯苓粉，略煮片刻；待粥煮至熟烂时，放入白糖，搅拌均匀即可。

功效：茯苓粉可以健脾宁心。

5 茯苓五味子甘草汤

材料：茯苓 12 克，五味子 10 克，甘草 5 克。

做法：①茯苓、五味子、甘草分别洗净。②将茯苓、五味子、甘草放入砂锅，加入适量水，大火煮沸后转小火煲 30 分钟即可。

功效：茯苓利水化湿，五味子补肾生津，甘草有解毒功效，三者共同做汤，对乳腺癌患者有滋补功效。

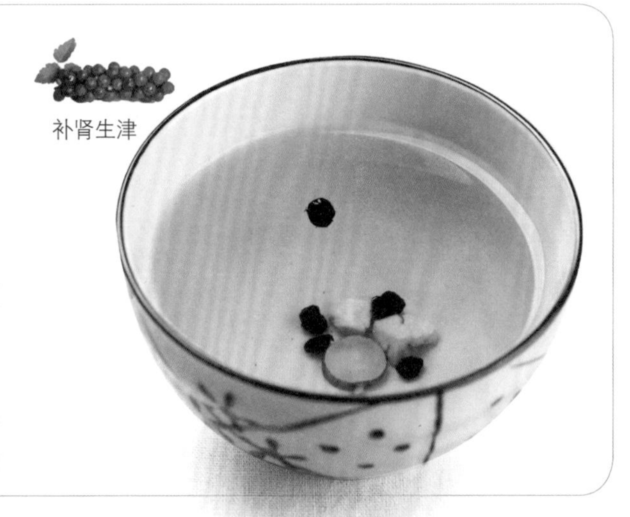

补肾生津

宫颈癌

宫颈癌高危人群

1. 过早发生性行为或有不正常性行为的人群。

2. 外阴部卫生不洁的人群。

3. 有宫颈癌家族遗传史的人群。

避免不正常性行为

宫颈癌的发病原因与早婚、性生活紊乱、过早性生活、早年分娩、密产、多产等因素有关。性生活开始过早的女性，子宫颈和子宫组织细胞尚处于不稳定阶段，对外来刺激相当敏感；性伙伴过多，宫颈受到多次刺激、摩擦，引起宫颈糜烂，有的糜烂严重，这为诱发宫颈癌创造了条件。

定期做宫颈涂片检查

宫颈涂片就是从子宫颈部取少量的细胞样品，放在玻璃片上，然后在显微镜下观察是否异常的一种检查方法，女性朋友定期做宫颈涂片可以预防和尽早发现宫颈癌，从而提高宫颈癌的治愈率。

推荐饮食

1 五谷杂粮、水果

大米、小米、玉米、薏米、糙米、黄豆、黑豆、绿豆、核桃、杏仁、梨、枇杷、苹果、香蕉、柠檬、柚子、橙子、红枣、西瓜、香瓜、草莓、葡萄

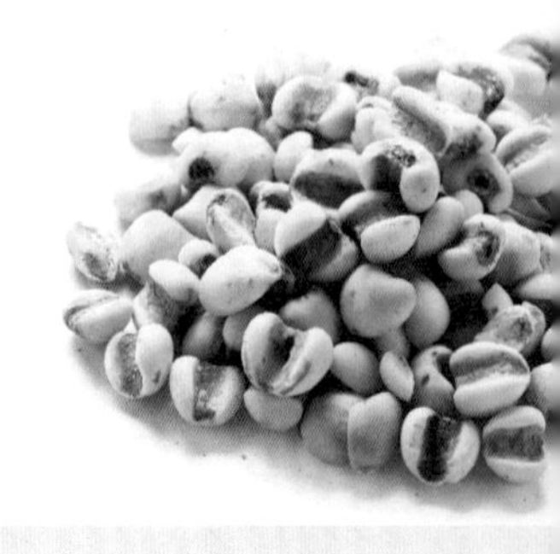

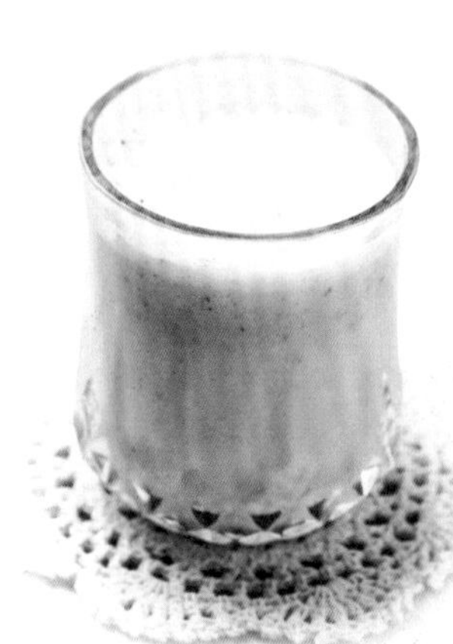

4 手术后

小米、紫米、红薯、土豆、西红柿、芹菜、南瓜、洋葱、山药、梨、枇杷、苹果、杏、红枣、柠檬、鸡肉、鸽肉、海参、鲤鱼、鳕鱼、海带、鸡蛋、牛奶、豆浆、豆腐、莲子、枸杞子、芡实

5 放疗、化疗期间

大米、糙米、薏米、绿豆、西红柿、黄瓜、丝瓜、苦瓜、白萝卜、绿豆芽、百合、苹果、香蕉、橙子、鸡肉、猪瘦肉、鲫鱼、鳝鱼、海带、木耳、银耳、牛奶、豆浆、莲子

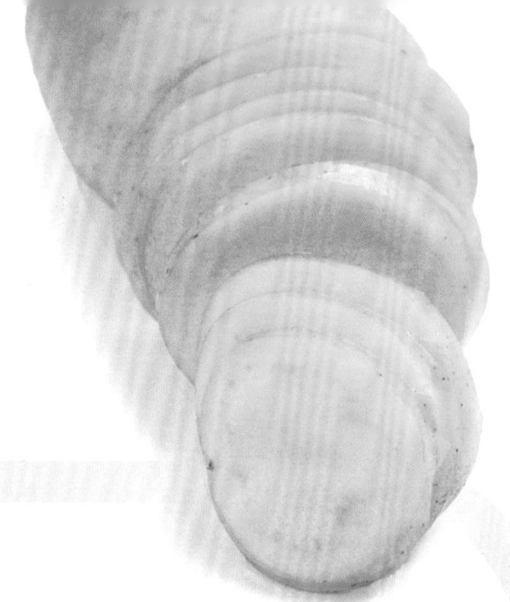

2 蔬菜类

木耳、银耳、白萝卜、莲子、百合、菜花、西蓝花、大白菜、西红柿、茄子、胡萝卜、洋葱、山药、红薯、土豆、菠菜、油菜、香菇、芦笋

鲳鱼抗癌关键点

鲳鱼含有丰富的微量元素硒和镁，对冠状动脉硬化等心血管疾病有预防作用，并能延缓机体衰老，预防癌症的发生。

3 水产类、肉蛋类

三文鱼、金枪鱼、鲈鱼、鲳鱼、鲤鱼、鳕鱼、海带、猪瘦肉、鸭肉、鸡肉、鸡蛋

白萝卜抗癌关键点

白萝卜富含芥子油和可溶性膳食纤维，可延缓食物吸收，降低餐后血糖，并能促进肠蠕动，防治便秘。

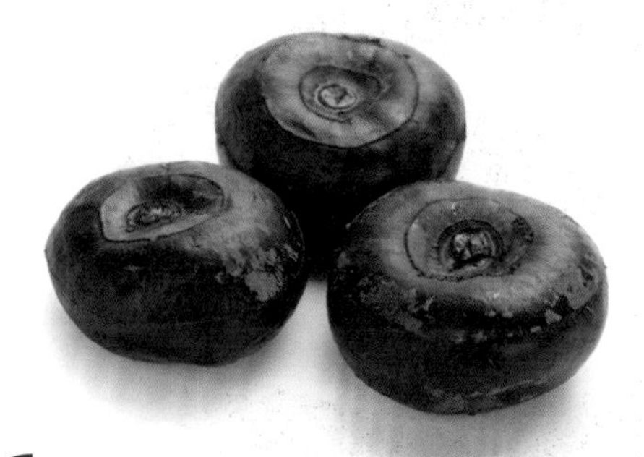

6 放疗、化疗后

小米、紫米、面条、红薯、西蓝花、菜花、大白菜、油菜、菠菜、山药、南瓜、荸荠、梨、苹果、柠檬、柚子、鳝鱼、紫菜、三文鱼、鳗鱼、鲈鱼、豆浆、牛奶、蜂蜜

1 绿豆玉米糊

材料：鲜玉米粒60克，绿豆30克，姜5片。

做法：①将绿豆淘洗干净，用水浸泡10~12小时；将鲜玉米粒、姜片清洗干净。②将所有材料倒入豆浆机中，加水至上下水位线之间，按“米糊”键，至豆浆机提示米糊做好即可。

功效：绿豆有清热解毒、消暑生津的功效，配上玉米食用，可以调中开胃、益肺宁心，帮助宫颈癌患者补充维生素和矿物质。

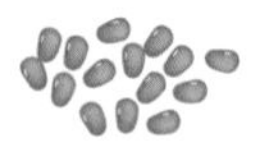

清热解毒，消暑生津

绿豆玉米糊清淡，营养丰富，可作早餐食用。

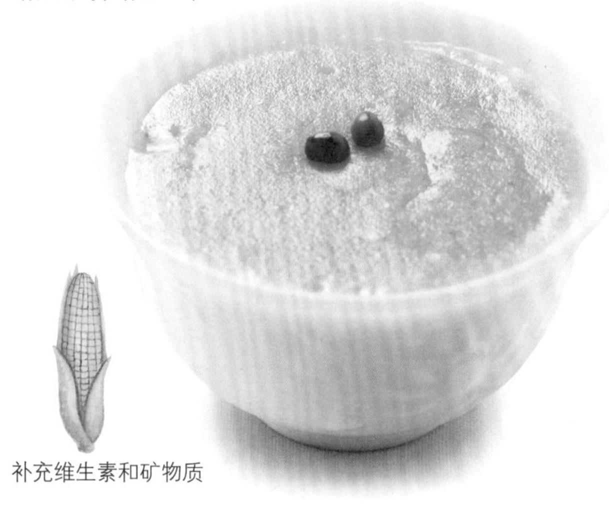

补充维生素和矿物质

2 红枣苹果粥

材料：苹果1个，红枣3个，大米100克，白糖适量。

做法：①苹果去皮去核，切小块；红枣去核，洗净；大米洗净，浸泡30分钟。②锅置火上，放入大米和适量水，大火烧沸后放入红枣。③再次烧沸后改小火，熬煮成粥，再放入苹果；待粥煮熟时，放入白糖，搅拌均匀即可。

功效：苹果能补心润肺、生津解毒、益气和胃；养神养血的红枣，能够益气补中，常食可养血安神，对处于康复期的宫颈癌患者有益。

晚餐吃一点红枣苹果粥，有利于安神助眠。

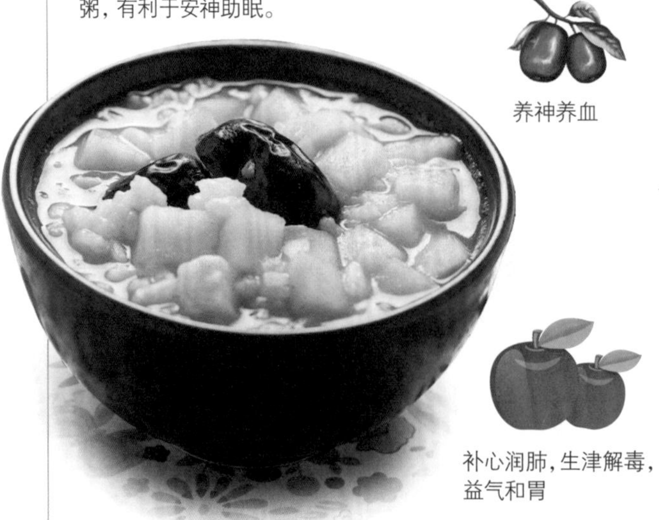

养神养血

补心润肺，生津解毒，益气和胃

3 胡萝卜菠萝柠檬汁

材料：胡萝卜 1 根，菠萝 1 块，柠檬汁适量。

做法：①胡萝卜洗净，热水焯烫后冷却，切小块；菠萝去皮洗净，切小块，用盐水浸泡 20 分钟。②将胡萝卜和菠萝放入榨汁机，搅打成汁后连渣一起倒入杯中，加入适量柠檬汁饮用即可。

功效：胡萝卜富含类胡萝卜素，有助于对抗肿瘤。

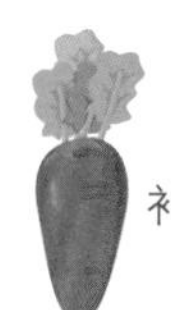

补充维生素 A

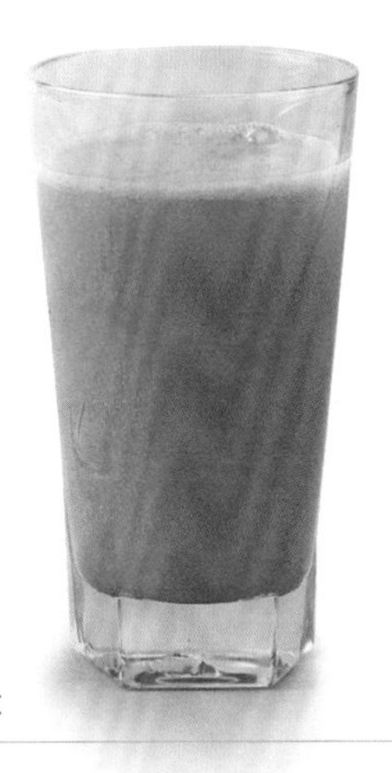

补充维生素 C

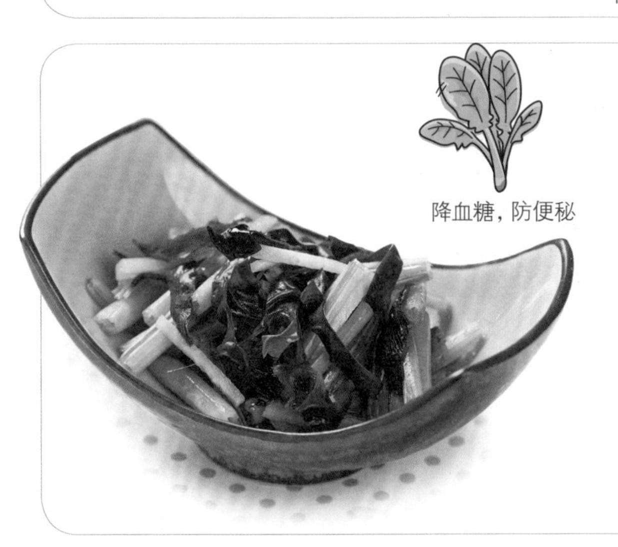

降血糖，防便秘

4 菠菜拌木耳

材料：菠菜 200 克，木耳 50 克，姜丝、盐、香油各适量。

做法：①菠菜去叶取根茎，洗净切段；木耳浸好洗净，切丝。②菠菜茎、木耳稍焯，捞起漂凉，将处理好的菠菜茎、木耳装盘，加入姜丝、盐，淋香油拌匀即成。

功效：菠菜和木耳都是防癌抗癌的上佳食材，能够补充维生素 A 以及铁、钾等微量元素，提高宫颈癌患者的免疫力。

5 冬瓜蛋花汤

材料：冬瓜 150 克，鸡蛋 2 个，盐适量。

做法：①冬瓜去皮，洗净，切片；鸡蛋打入碗内，搅匀。②油锅置火上，下入冬瓜煸炒；加入适量水煮沸，淋入鸡蛋液；再次煮沸，加盐调味即可。

功效：冬瓜是药食两用的食材，利水、消水肿、降压的功效显著。

消水肿

强身健体

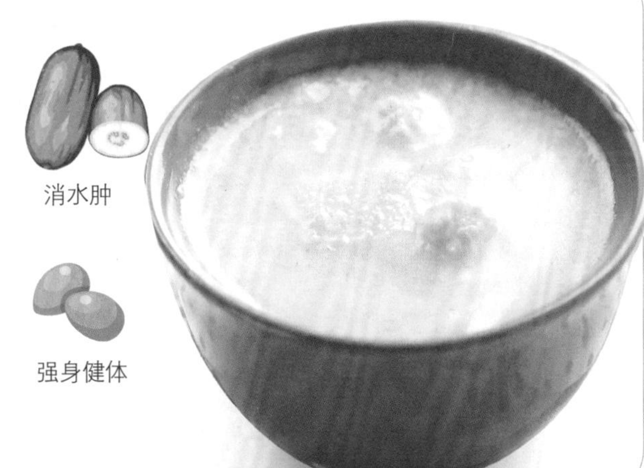

前列腺癌

前列腺癌高危人群

1. 65 岁以上的老年男性。

2. 患有膀胱炎，长期前列腺炎患者。

3. 有前列腺癌家族遗传史的人群。

老年男性更容易患前列腺癌

前列腺癌的成因包括遗传、饮食和生活习惯，激素因素和长期受细菌、病毒感染者，也容易增加罹患前列腺癌的风险。年龄超过 50 岁的男性，应该注意前列腺肥大，甚至前列腺发炎的情形，及早预防。65 岁以上的老年男性是前列腺癌的高发人群，要定期做检查。

养成良好生活习惯

饮食方面适当降低高脂肪、高胆固醇食品的摄入，多吃含有维生素 E、硒、木质素类、异黄酮的食品。

阳光照射与前列腺癌发病率呈负相关，阳光可增加维生素 D 的水平，可能是前列腺的保护因子。

推荐饮食

1 五谷杂粮、水果

黄豆、黑豆、小米、玉米、薏米、糙米、绿豆、核桃、杏仁、苹果、香蕉、柠檬、柚子、橙子、红枣、杏、西瓜、香瓜、草莓、葡萄

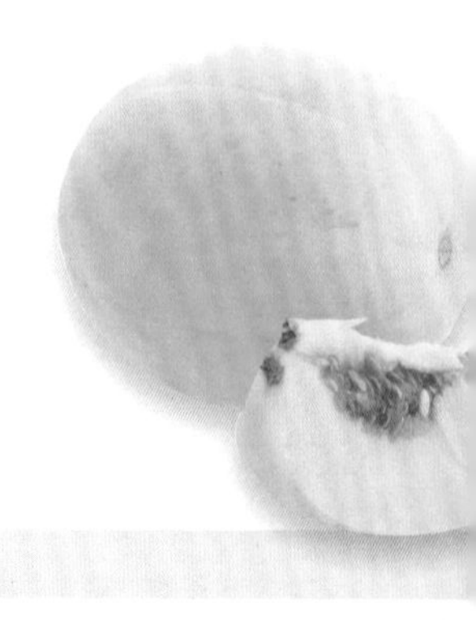

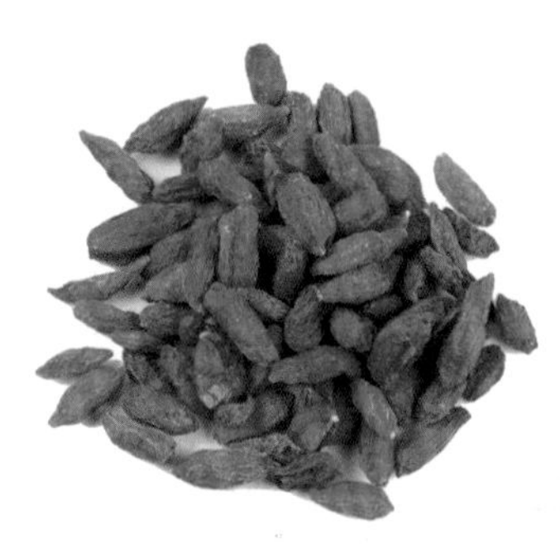

4 手术后

黄豆、黑豆、红薯、西红柿、芹菜、南瓜、洋葱、山药、土豆、苹果、红枣、柠檬、鸡肉、海参、鲤鱼、鳕鱼、海带、鸡蛋、牛奶、豆浆、豆腐、莲子、枸杞子、芡实

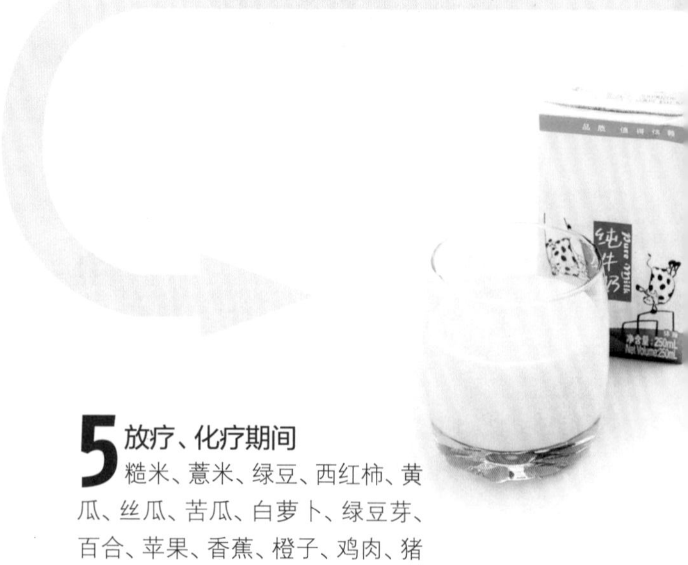

5 放疗、化疗期间

糙米、薏米、绿豆、西红柿、黄瓜、丝瓜、苦瓜、白萝卜、绿豆芽、百合、苹果、香蕉、橙子、鸡肉、猪瘦肉、鲫鱼、鳝鱼、海带、木耳、银耳、牛奶、豆浆、莲子

2 蔬菜类

西红柿、白萝卜、荸荠、莲子、百合、菜花、西蓝花、银耳、木耳、大白菜、茄子、胡萝卜、洋葱、山药、红薯、土豆、菠菜、油菜、香菇

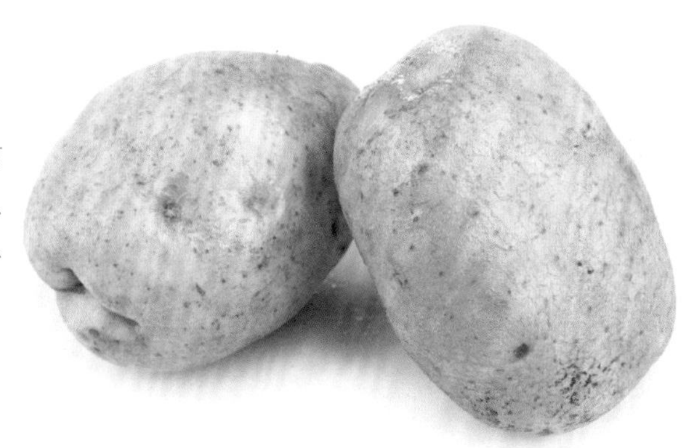

鸡蛋抗癌关键点

鸡蛋所含蛋白质对肝脏组织损伤有修复作用，可促进肝细胞再生，对防治动脉硬化也有很好的效果。还有助于神经系统和身体发育，其所含的胆碱可改善记忆力。

3 水产类、肉蛋类

三文鱼、金枪鱼、鲈鱼、牡蛎、鳕鱼、海带、鸭肉、鸡肉、鸡蛋

大白菜抗癌关键点

大白菜含有丰富的膳食纤维，能刺激肠胃蠕动，帮助消化，所含矿物质具有抗癌效果，同时对高血压患者有益。

6 放疗、化疗后

黑豆、黄豆、面条、红薯、西蓝花、菜花、大白菜、油菜、菠菜、山药、南瓜、青椒、苹果、香蕉、柠檬、柚子、牡蛎、紫菜、三文鱼、鳗鱼、鲈鱼、豆浆、牛奶、蜂蜜

1 田螺粥

材料：田螺15只，大米100克，薏米50克，香油、葱花、姜末、料酒、盐各适量。

做法：①将田螺用清水养1天，勤换水，食用前半天滴数滴香油，除去螺肉污秽物，用针或竹签挑出螺肉，剔除螺尾，切碎，加葱花、姜末、料酒拌匀，剁成田螺泥，加盐搅匀。②大米、薏米淘净后同入砂锅，加适量水，煨煮成黏稠粥。③粥将成时调入田螺泥糊，拌均匀，煨煮片刻即可。

功效：田螺有清热利水、除湿解毒的功效，有助于辅助治疗前列腺炎。

降血脂

田螺要清洗干净，否则其中的细菌会损伤身体。

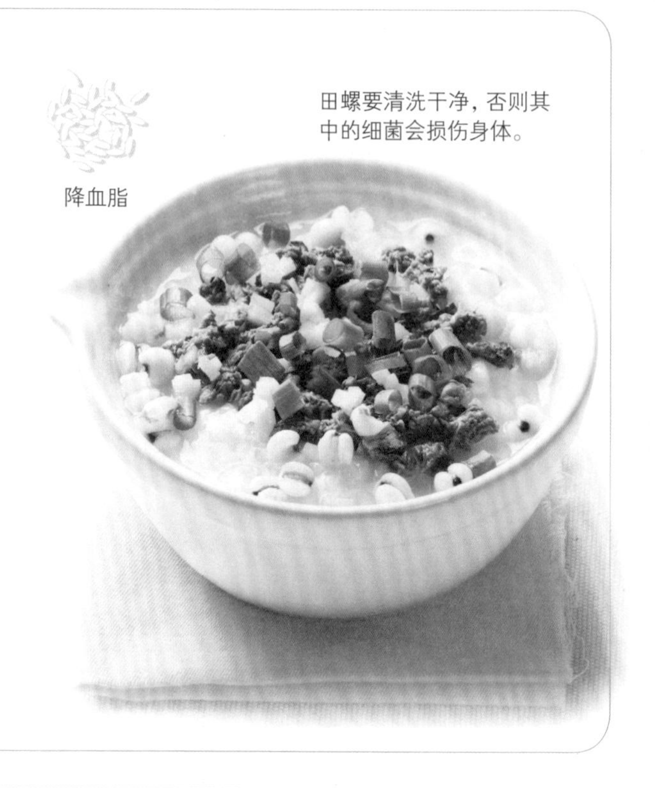

2 黑豆牡蛎粥

材料：鲜牡蛎肉40克，黑豆、大米各50克，葱末、盐、香油各适量。

做法：①牡蛎肉洗净；黑豆、大米分别洗净，黑豆浸泡6小时，大米浸泡30分钟。②锅置火上，放入黑豆、大米和适量水，大火烧沸后改小火，熬煮成粥。③待粥煮熟时，放入牡蛎肉，略煮片刻，加盐调味，撒上葱末，淋上香油即可。

功效：牡蛎含有丰富的锌元素，对性腺有保护作用，能够预防和辅助治疗前列腺癌。

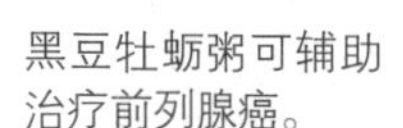

黑豆牡蛎粥可辅助治疗前列腺癌。

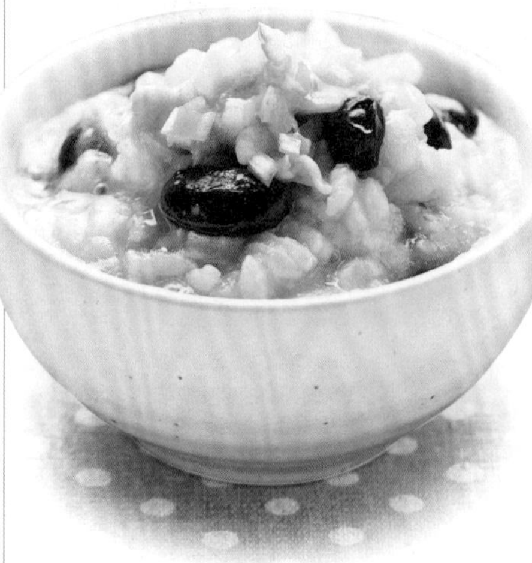

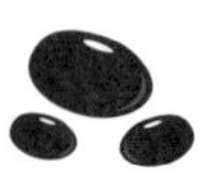

补肾养肾

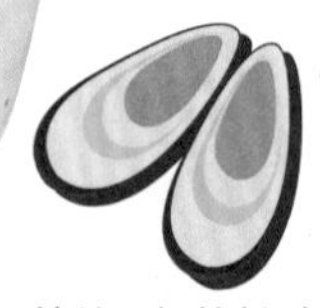

补锌，保护性腺

3 圣女果圆白菜汁

材料：圣女果 10 个，圆白菜菜叶 4 片。

做法：①圣女果洗净，切小块；圆白菜洗净，切小块，热水焯烫。②将圣女果和圆白菜放入榨汁机，搅打成汁后连渣一起倒入杯中，即可饮用。

功效：圣女果和西红柿的营养价值和功效相近，有预防和辅助治疗前列腺癌的作用。

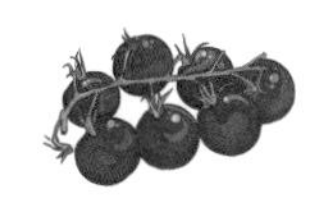

低热量，瘦身减肥

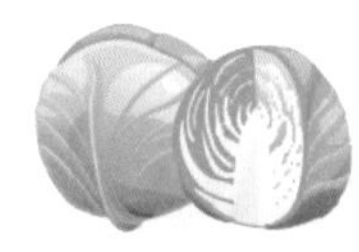

提供膳食纤维

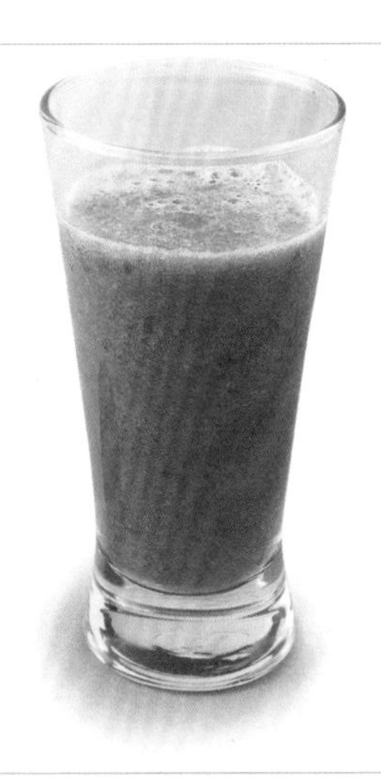

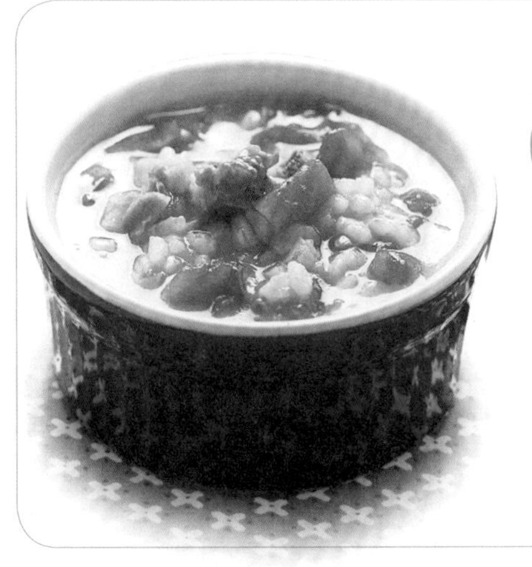

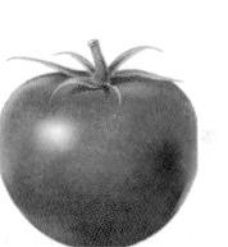

富含番茄红素，抗癌

4 西红柿猪骨粥

材料：西红柿 2 个，猪骨 300 克，大米 120 克，盐适量。

做法：①猪骨剁成块；西红柿洗净，切块；大米洗净，浸泡 30 分钟。②锅置火上，放入猪骨、西红柿和适量水，大火烧沸后改小火熬煮 2 个小时。③放入大米，熬煮成粥，加盐调味即可。

功效：西红柿中有番茄红素，配上猪骨做粥，能够为前列腺癌患者补充能量。

5 红枣黑豆炖鲤鱼

材料：鲤鱼 1 条，黑豆 50 克，红枣 8 个，姜片、料酒、盐、胡椒粉各适量。

做法：①将鲤鱼剖洗干净，用料酒、姜片腌制待用。②把黑豆放入锅中，用小火炒熟。③将鲤鱼、黑豆、红枣一起放入炖盅内，加入适量沸水，用中火隔水炖 3 小时，放入胡椒粉、盐即可。

功效：黑豆、鲤鱼能补脾健胃。

通便排毒

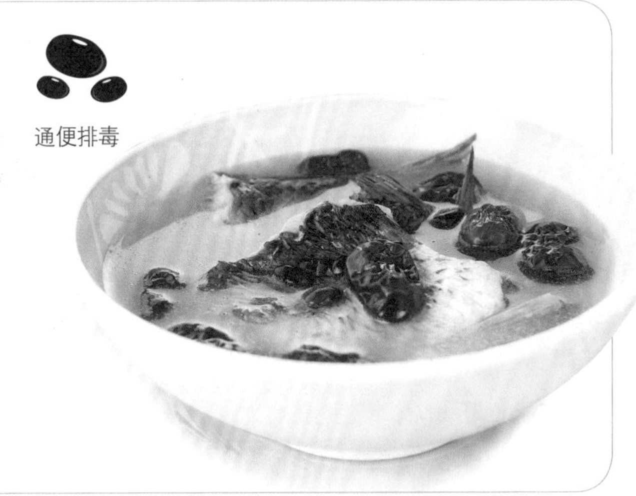

皮肤癌

皮肤癌高危人群

1. 过度日晒的人群。

2. 有皮肤癌家族遗传史的人群。

避免过度日晒

皮肤癌最常见的发病原因是阳光暴晒。强烈的紫外线在没有防护措施下，直接照到皮肤表面，紫外线产生的光化作用改变了细胞DNA的结构，破坏了淋巴细胞表面的活性抗原结构，降低了机体的免疫功能，进而诱发皮肤癌。

怎样避免皮肤癌

1. 在日常生活、工作中，应尽量避免长期接触有害的化学物品，如沥青、焦油、砷化物、苯并芘等。

2. 防止长时间的皮肤暴晒，因为紫外线照射可诱发皮肤癌。

3. 注意电离辐射，这主要是针对放射工作者而言。

4. 涂防晒霜，最好把裸露在外的皮肤一律涂上防晒霜。

5. 饮食预防，维生素C和维生素E能帮助抵抗日晒。

推荐饮食

1 五谷杂粮、水果

大米、小米、玉米、薏米、糙米、黄豆、黑豆、绿豆、蚕豆、西瓜、香瓜、梨、苹果、香蕉、柠檬、柚子、橙子、红枣、草莓、葡萄

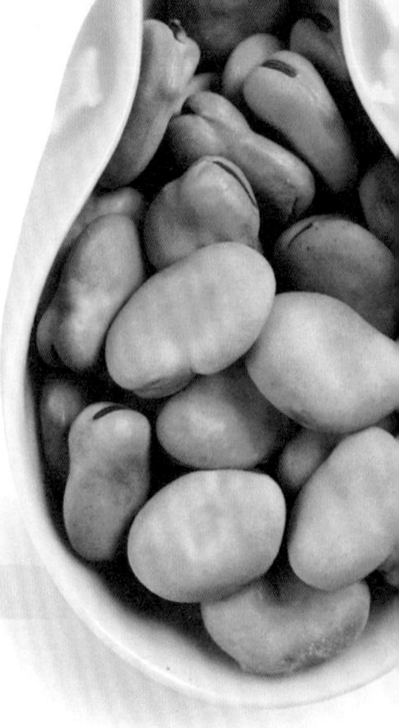

4 手术后

红薯、土豆、西红柿、芹菜、南瓜、洋葱、山药、梨、苹果、红枣、柠檬、鸡肉、海参、鲤鱼、鳕鱼、海带、鸡蛋、牛奶、豆浆、豆腐、莲子、枸杞子

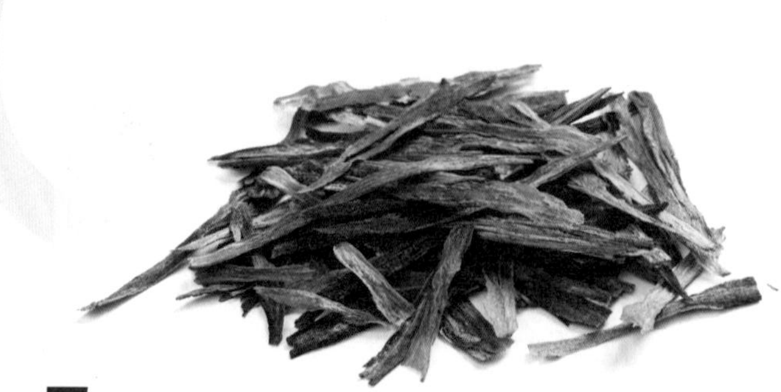

5 放疗、化疗期间

大米、糙米、薏米、绿豆、西红柿、黄瓜、丝瓜、白萝卜、绿豆芽、百合、苹果、香蕉、橙子、鸡肉、猪瘦肉、鲫鱼、鳝鱼、海带、木耳、银耳、牛奶、豆浆、莲子、绿茶

2 蔬菜类

芦笋、银耳、木耳、白萝卜、荸荠、莲子、百合、菜花、西蓝花、大白菜、西红柿、茄子、胡萝卜、洋葱、山药、红薯、土豆、菠菜、油菜、香菇

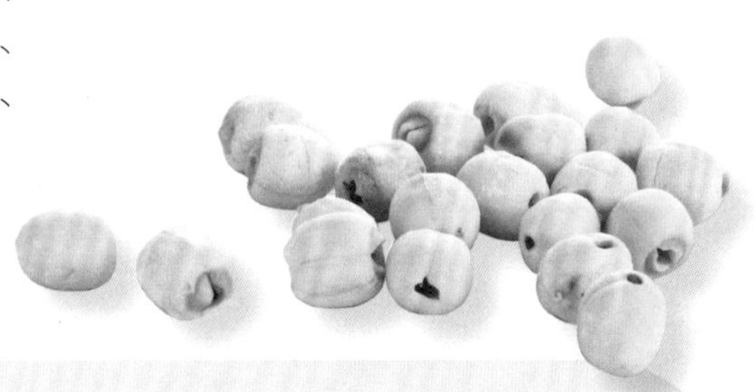

鸭肉抗癌关键点

鸭肉富含维生素 E，有很强的抗氧化作用，可延缓衰老，润泽肌肤。此外鸭肉营养丰富，能及时补充蛋白质、维生素和矿物质，强身健体。

3 水产类、肉蛋类

三文鱼、金枪鱼、鲈鱼、鲳鱼、鲤鱼、鳕鱼、海带、鸭肉、鸡肉、鸡蛋

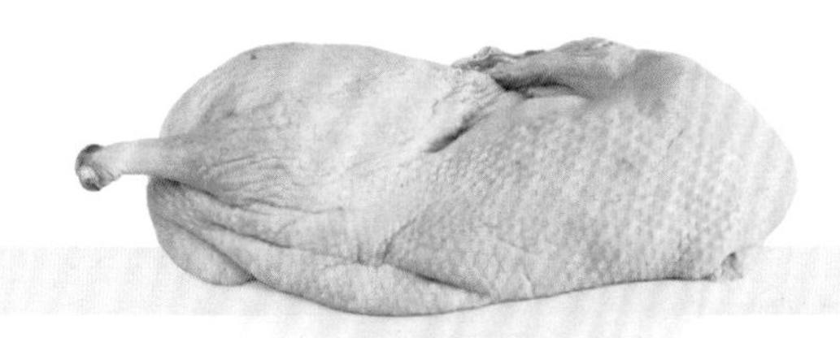

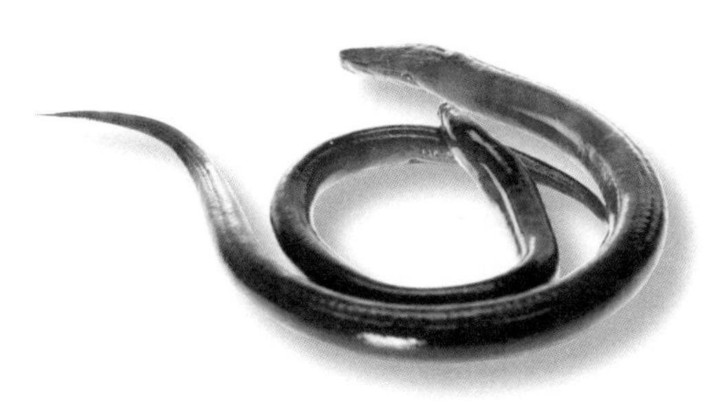

鳝鱼抗癌关键点

鳝鱼富含 DHA 和卵磷脂，可增强肝功能，预防脂肪肝，所含的“鳝鱼素”，有助于降低和调节血糖。

6 放疗、化疗后

黄豆、黑豆、红薯、西蓝花、菜花、大白菜、油菜、菠菜、山药、南瓜、青椒、梨、苹果、柠檬、柚子、鳝鱼、紫菜、三文鱼、鳗鱼、鲈鱼、豆浆、牛奶、蜂蜜、绿茶

1 银耳樱桃粥

材料：银耳 50 克，樱桃 30 克，大米 80 克，桂花糖、冰糖各适量。

做法：①银耳泡发，去蒂洗净；樱桃洗净；大米洗净，浸泡 30 分钟。②锅置火上，放大米和适量水，大火烧沸后放冰糖，改小火，熬煮成粥。③待粥煮熟时，放入银耳，略煮片刻，放入樱桃；待粥煮至熟烂时，放入桂花糖，搅拌均匀即可。

功效：银耳樱桃粥有滋补功效，适用于处于放疗、化疗后康复期的癌症患者食用。

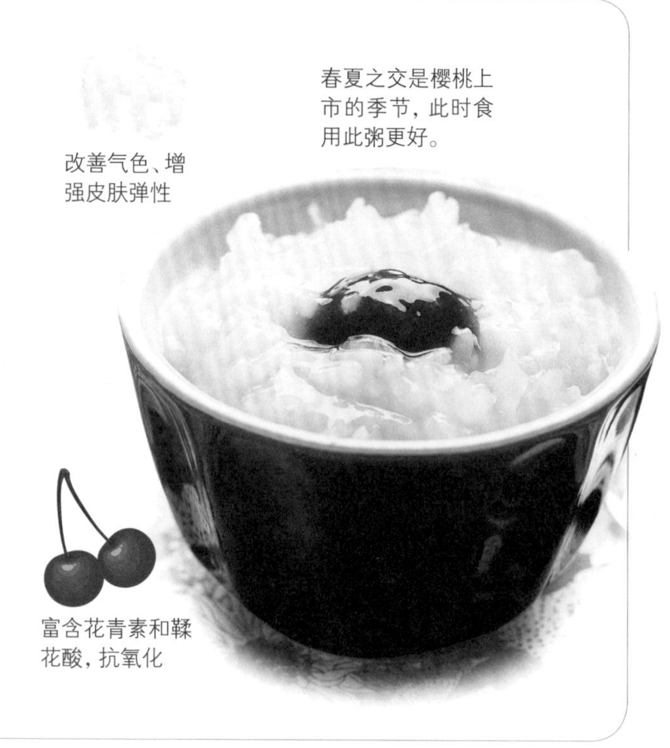
春夏之交是樱桃上市的季节，此时食用此粥更好。
改善气色、增强皮肤弹性
富含花青素和鞣花酸，抗氧化

2 西红柿菠菜玉米汤

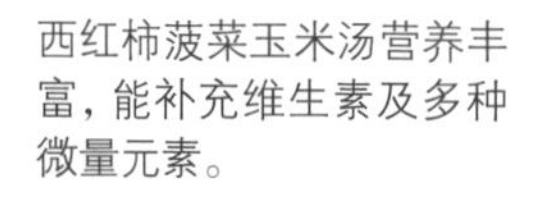
西红柿菠菜玉米汤营养丰富，能补充维生素及多种微量元素。

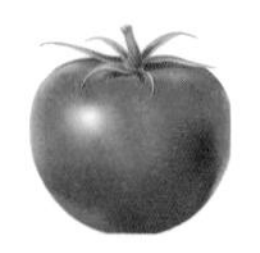
提供番茄红素和胡萝卜素

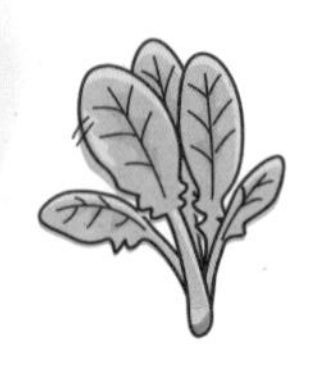
预防贫血

材料：西红柿 1 个，菠菜、玉米粒各 100 克，香油、盐各适量。

做法：①西红柿用开水烫一下，去皮，切块；菠菜洗净。②西红柿和玉米粒放入汤锅中，加入适量水，大火煮沸后转小火煲 30 分钟；接着放入菠菜煮熟，加盐，最后淋上香油即可。

功效：西红柿含番茄红素及胡萝卜素，对于抵抗皮肤癌有利，同时对预防乳腺癌和前列腺癌也有效。

3 胡萝卜西瓜汁

材料：胡萝卜 1 根，西瓜 1 块。

做法：①胡萝卜洗净，热水焯烫后冷却，切小块；西瓜去皮去子，切小块。②将胡萝卜和西瓜放入榨汁机，搅打成汁后连渣一起倒入杯中，饮用即可。

功效：胡萝卜富含类胡萝卜素，能够预防和辅助治疗皮肤癌。

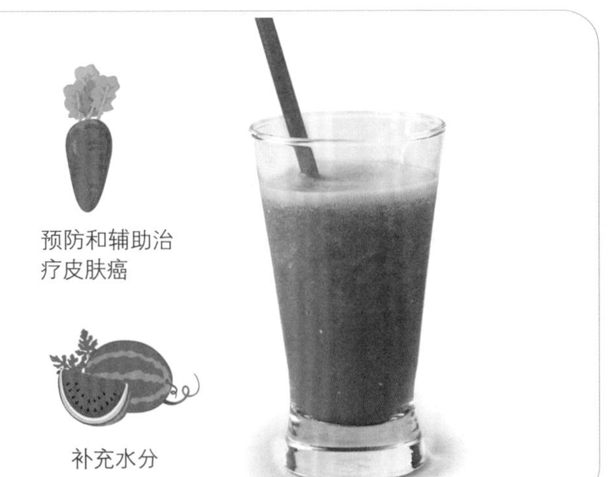
预防和辅助治疗皮肤癌
补充水分

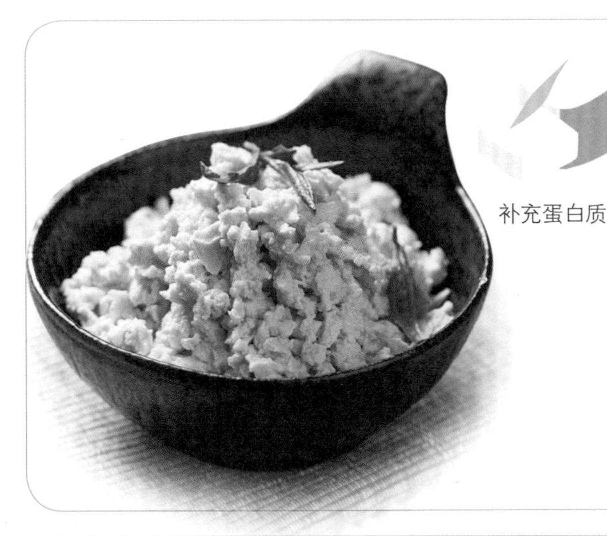

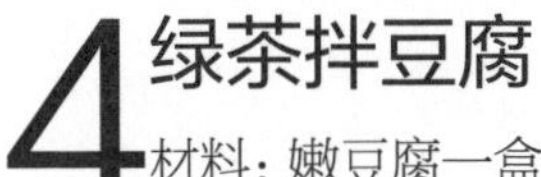

补充蛋白质

4 绿茶拌豆腐

材料：嫩豆腐一盒，泡过的龙井茶叶、盐、香油各适量。

做法：①嫩豆腐加水，用小火在锅里炖 5 分钟后捞出待用。②给豆腐拌上盐、香油，然后放入冲泡过 2 次的茶叶，搅拌之后即可食用。

功效：绿茶中的儿茶酚能够辅助治疗皮肤癌，配上豆腐拌作凉菜，对皮肤癌患者有益。

5 当归红枣小米糊

材料：当归 15 克，小米 60 克，红枣 2 个。

做法：①小米洗净，浸泡 2 小时；当归用开水浸泡 15 分钟后，煎取汁液；红枣洗净，去核，切碎。②将以上食材放入豆浆机中，加入水至上下水位线之间，按下“米糊”键，至米糊做好即可。

功效：当归能显著促进机体造血功能，升高红细胞、白细胞和血红蛋白含量。

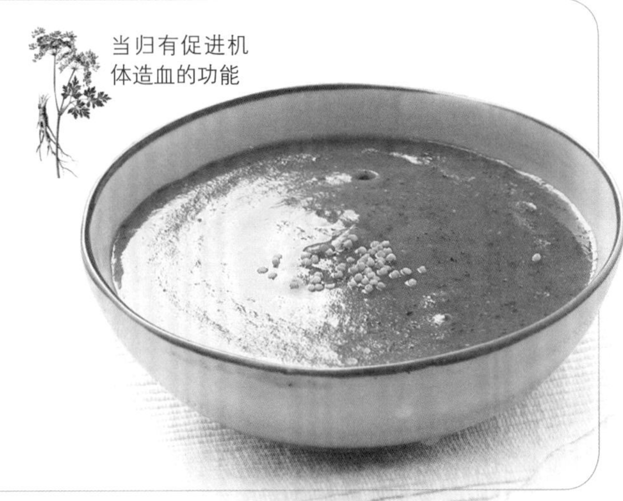
当归有促进机体造血的功能

白血病

白血病高危人群

1. 长期接触特殊化学物质、放射线、电磁场的人群。

2. 有白血病家族遗传史的人群。

如何预防白血病

1. 合理饮食：饮食上避免高脂高糖食品，少食油炸肥腻的食物和腌菜，以及熏烤的鱼、肉等。

2. 坚持锻炼：长期、规律的锻炼，如跑步、游泳、打太极拳等，能显著增强人体各脏器的功能，并可改善情绪、消除烦恼，保持乐观的性格，提高机体免疫力。

3. 不接触特殊化学物质：苯、二甲苯、甲醛、油漆可致白血病早已得到证实，所以，从事相关工作的工人一定要加强劳动防护。

4. 远离电磁场：从事放射线工作和暴露于电磁场的工作者的白血病发病率都很高，所以上述人群应特别注意加强个人防护。

推荐饮食

1 五谷杂粮、水果

大米、小米、玉米、薏米、糙米、黄豆、黑豆、绿豆、核桃、杏仁、苹果、香蕉、柠檬、柚子、橙子、红枣、杏、西瓜、香瓜、草莓、葡萄

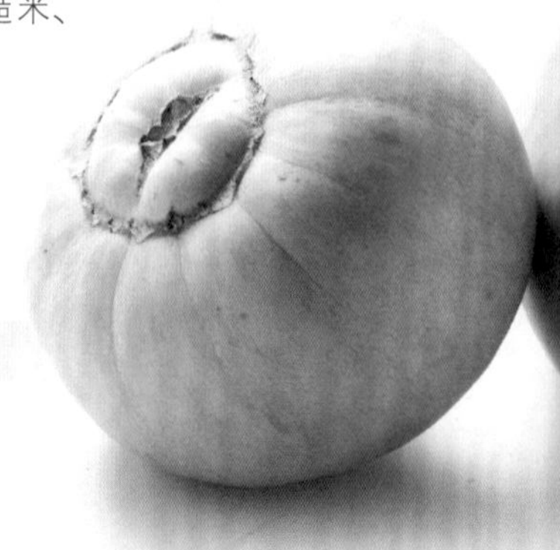

4 手术后

小米、紫米、红薯、土豆、西红柿、芹菜、南瓜、洋葱、山药、梨、枇杷、苹果、杏、红枣、柠檬、鸡肉、鸽肉、海参、鲤鱼、鳕鱼、海带、鸡蛋、牛奶、豆浆、豆腐、莲子、枸杞子、芡实

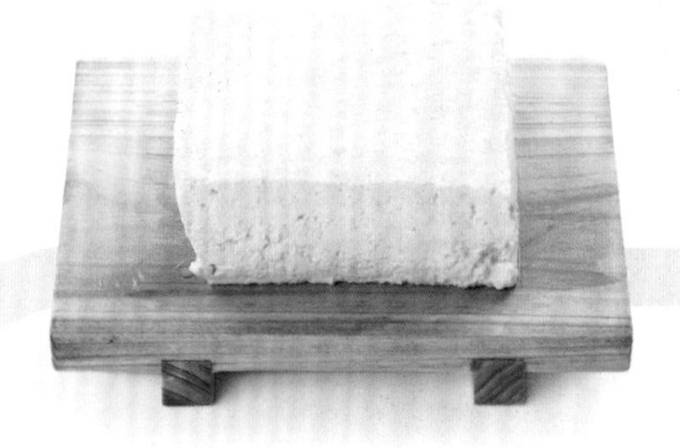

5 放疗、化疗期间

小米、薏米、黄豆、绿豆、西红柿、黄瓜、冬瓜、白萝卜、绿豆芽、百合、苹果、香蕉、橙子、鸡肉、猪瘦肉、海带、木耳、银耳、牛奶、豆浆、莲子

2 蔬菜类

白萝卜、荸荠、银耳、木耳、莲子、百合、菜花、西蓝花、芦笋、大白菜、西红柿、茄子、胡萝卜、洋葱、山药、红薯、土豆、菠菜、油菜、香菇

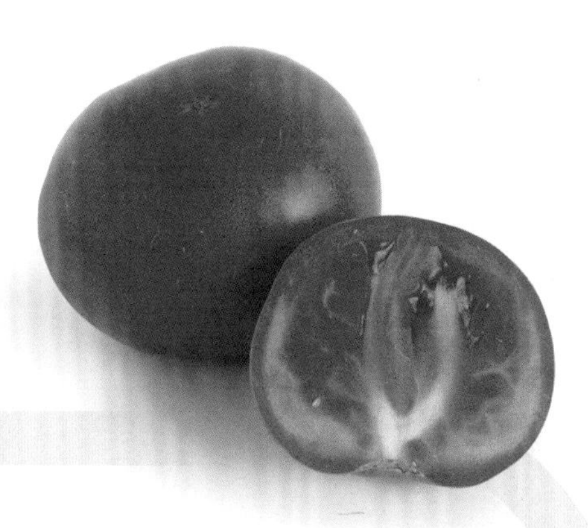

鸡肉抗癌关键点

鸡肉很容易被人体吸收利用，可以增强体力，提高免疫力。

3 水产类、肉蛋类

三文鱼、金枪鱼、鲈鱼、鲳鱼、鲤鱼、鳕鱼、海带、鸭肉、鸡肉、鸡蛋

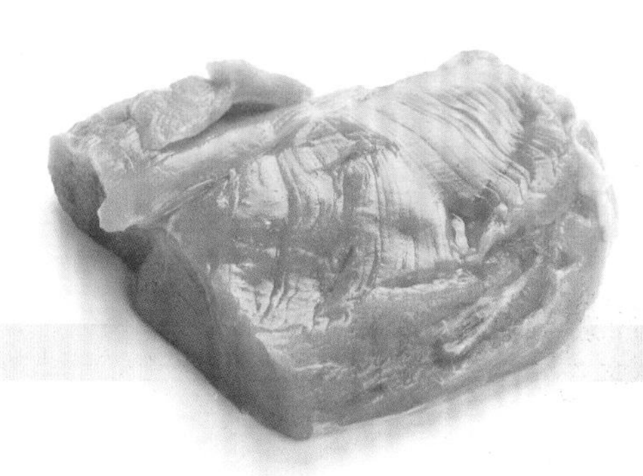

冬瓜抗癌关键点

冬瓜钾含量高，钠含量较低，有助于预防高血压、肾脏病、水肿等，常吃冬瓜可保持皮肤洁白、润泽光滑。

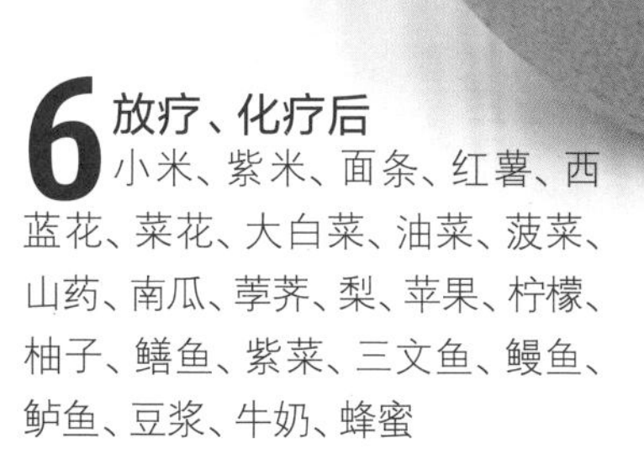

6 放疗、化疗后

小米、紫米、面条、红薯、西蓝花、菜花、大白菜、油菜、菠菜、山药、南瓜、荸荠、梨、苹果、柠檬、柚子、鳝鱼、紫菜、三文鱼、鳗鱼、鲈鱼、豆浆、牛奶、蜂蜜

1 木瓜芒果汁

材料：木瓜 1/2 个，中等大小芒果 1 个。

做法：①木瓜去皮去瓤，洗净，切小块；芒果对切，去核，在切面切十字花刀，去皮取肉。②将木瓜和芒果放入榨汁机，搅打成汁后连渣一起倒入杯中，及时饮用即可。

功效：木瓜中的凝乳酶有通乳作用，番木瓜碱具有抗淋巴性白血病的功效。

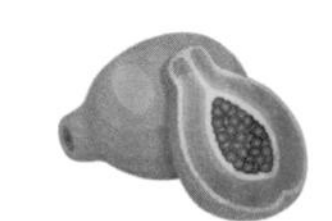
抑制癌细胞生长

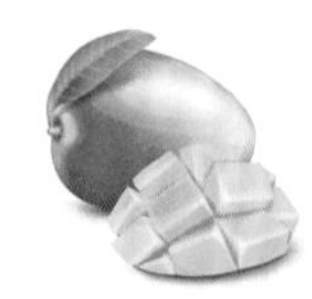
抗淋巴性白血病

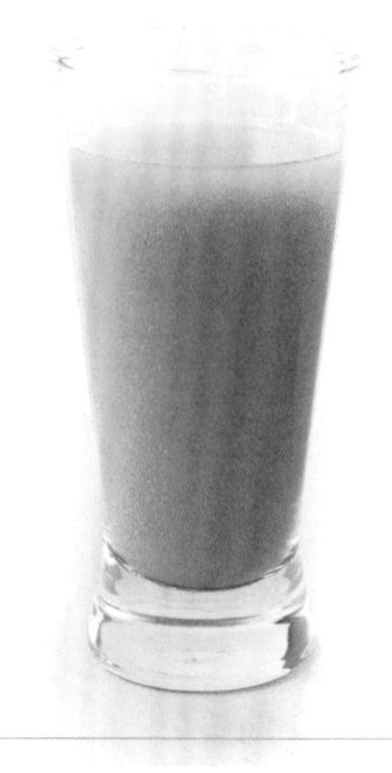

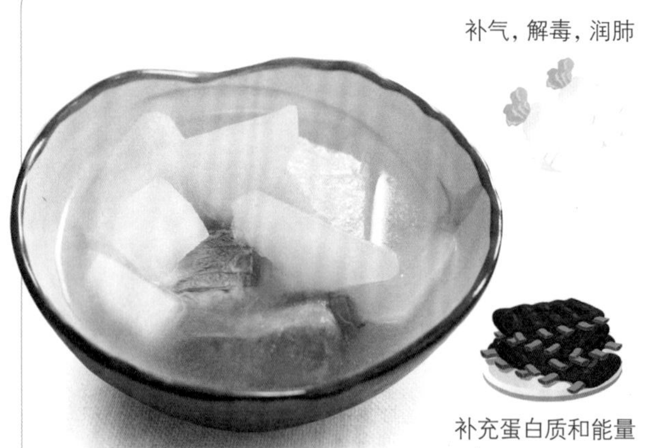
补气，解毒，润肺

补充蛋白质和能量

2 白萝卜排骨汤

材料：白萝卜、排骨各 500 克，姜、盐各适量。

做法：①白萝卜洗净，切块；姜洗净，切片；排骨洗净，切块，用开水汆 5 分钟，去血水，捞出洗净。②排骨和姜片放入砂锅中，加入适量水，大火煮沸后转小火煲 2 小时；再放入白萝卜煮熟，加盐调味即可。

功效：适当吃排骨，可补充蛋白质。

3 荸荠豆浆饮

材料：荸荠 100 克，豆浆、白糖各适量。

做法：①荸荠洗净，去皮，榨汁。②将豆浆放入锅中，小火煮沸，加入荸荠汁液，煮沸，调入白糖，搅匀即可。

功效：荸荠含有一种抗菌成分，能缓解体内毒性。

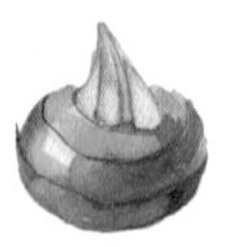
缓解体内毒性

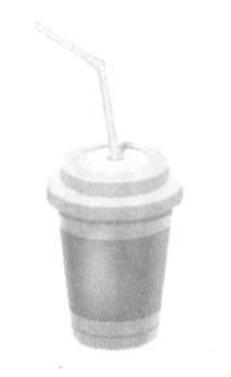
降压降糖

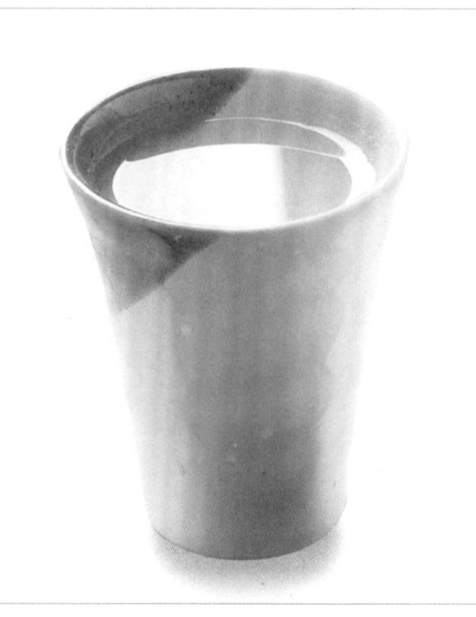